心肌梗死的康复之路

XINJIGENGSI DE KANGFU ZHILU

高博　高望宗　编著

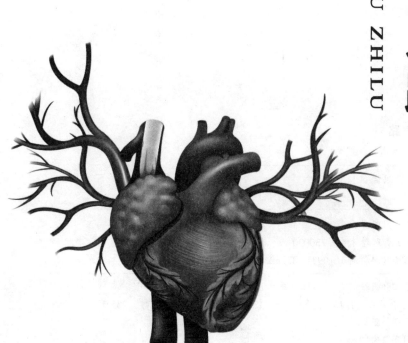

甘肃科学技术出版社

（甘肃·兰州）

图书在版编目（CIP）数据

心肌梗死的康复之路 / 高博，高望宗编著 . -- 兰州：
甘肃科学技术出版社，2017.10（2023.12重印）
ISBN 978-7-5424-2484-6

Ⅰ.①心… Ⅱ.①高… ②高… Ⅲ.①心肌梗塞－防
治 Ⅳ.①R542.2

中国版本图书馆CIP数据核字（2017）第305493号

心肌梗死的康复之路

高　博　高望宗　编著

责任编辑　李叶维　黄培武
封面设计　魏士杰

出　版　甘肃科学技术出版社
社　址　兰州市城关区曹家巷1号　730030
电　话　0931-2131575（编辑部）　0931-8773237（发行部）

发　行　甘肃科学技术出版社　　印　刷　三河市铭诚印务有限公司
开　本　787毫米×1092毫米　1/16　印　张　15.75　插　页1　字　数　235千
版　次　2017年12月第1版
印　次　2023年12月第2次印刷
印　数　501~1550
书　号　ISBN 978-7-5424-2484-6　　定　价　135.00元

前　言

　　心肌梗死是冠心病的最严重类型,90%以上的心肌梗死源于一些病因引起的冠状动脉粥样硬化、狭窄和闭塞。另有其他一些原因导致的心肌梗死。急性心肌梗死常在冠心病的基础上因诱因引起冠状动脉粥样硬化斑块破裂脱落、血黏度增高形成血栓、冠状动脉痉挛等造成冠状动脉的一些分支血管阻塞而发生,常见的诱因有过度劳累、烟酒过量、饱餐、气候突变、情绪激动、便秘、应激反应等。

　　随着国民经济持续发展,人民生活水平普遍提高,人的平均寿命明显延长,在我国冠心病已成为常见病,心肌梗死也呈高发生率、高死亡率、高复发率的特点,而且呈低龄化倾向,成为国内人口死亡的主要原因之一。心肌梗死在给病人带来极大痛苦的同时,也给家庭和社会带来了沉重的负担。调查表明,心肌梗死的发生率男性高于女性,城市高于农村,但死亡率农村高于城市。前种现象与男性对自身的健康重视程度不及女性,日常生活中不良形为较多,精神上承受的压力大有关。后种现象与农村人口受教育程度低,医学科普知识少,自我保健意识差,不良生活习惯多,对相关疾病治疗控制不够,使一些危险因素得不到有效干预有关。

　　对于冠心病,预防是最值得做的事。尽管冠心病主要是中老年人患病,但预防冠心病,不单是中老年人的事,每个家庭和全社会都有责任,而且应从儿童抓起,预防的核心是提倡健康的生活方式。健康生活方式就是世界卫生组织维多利亚宣言所倡导的合理膳食,适量运动,戒烟限酒,心理平衡。对于已患冠心病或已发生了心肌梗死的病人,政府要教育,医疗机构要指导,家属要强制,患者要自觉,共同做好改变病人不良生活行为的工作,同时应用二级预防中的有效药物,治疗控制高危因素,使血压、血脂、血糖、

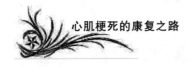

体重指数达标。

目前,国内外治疗急性心肌梗死的手段很多,方法越来越先进,技术越来越成熟,冠状动脉内介入、冠状动脉内搭桥、溶栓、抗凝、抗血小板药物的应用,让众多的病人死里逃生。但临床上常见到一些心肌梗死患者在手术或药物治疗取得成功后,由于自我保健跟不上,致使一些病人发生心肌再梗死,这在农村病人中多见,主要原因是缺乏医学科普知识,不知道科学饮食,什么是有氧运动,如何平衡心理,使许多病人不能很好地自我保健和预防,家属也不知道如何规范病人的生活行为,导致很多患者处在高危状态之中,使生命质量明显下降,寿命显著缩短。这就需要各级政府,卫生行政主管部门,医疗机构要共同加强医学科普知识在农村的宣传教育,提高人们预防冠心病,心肌梗死和心肌再梗死的意识和知识。

影响心肌梗死康复的因素很多,除冠心病的高危因素(高血压、高血脂、高血糖、肥胖等)及日常不良生活行为(吸烟、饮酒、饱餐、熬夜、情绪波动、运动过量等)外,像气候、环境、教育、医疗、睡眠、住宅、穿衣、性活动、卫生及伴患的一些慢性病都是影响心肌梗死康复的重要因素,可以说,心肌梗死的康复是一项系统工程。在与疾病斗争的漫长岁月里,病人的主观能动性是战胜疾病的决定因素,只要管住嘴,用《中国营养学会居民膳食指南》(2016年版)指导饮食;迈开腿,坚持有氧运动;常微笑,保持情绪稳定;勤复查,坚持治疗,定期复查,让医生根据病情变化调整治疗方案,多注意,注意对伴患慢性疾病的治疗及相关易诱发因素防范,就一定能提高生命质量,带病延年。

本书分四编,心脏与心肌梗死,急性心肌梗死救急,心肌梗死Ⅱ期康复,心肌再梗死预防。在急性心肌梗死救急一编里,笔者通过总结经验,提出了抢救急性心肌梗死,时间就是生命,宜忌决定生死,细节关乎安危的临床观点,愿基层医护人员能够从中获益。在心肌梗死Ⅱ期康复一编里,以较多的篇幅介绍了影响康复的原因及防护宜忌。在心肌再梗死预防一编里,既介绍了冠心病心肌再梗死的预防,又对目前已知的能诱发心肌再梗死的非冠心病因素及日常生活中易诱发心肌再梗死的相关原因作了介绍,希望患者,读者能从中受益。编写这本书的目的是希望通过简明、易懂、通俗的医学理论,让完全没有医学基础知识的人们了解心脏与心肌梗死,了解影响心肌梗死康复的因素,再了解心肌再梗死的原因及预防措施,用以指导病人的生活行为和二级预防,提高冠心病人预防心肌梗死及心肌再梗死的意识和能力。也为基层医护人员抢救、治疗、护理、指导病人康复提供临床经验借鉴,同时也为国家推动的健康中国建设作点贡献。

本书专业性强,内容涉及面广,具科学性、实用性、可操作性,希望能成为冠心病人的良师益友。由于编者水平有限,错误难免,望批评指正。

高　博　高望宗

2017 年 1 月

目　　录

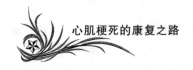

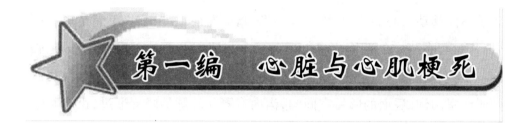

第一章　心脏血管的基本常识

一、心脏在人体中的位置

　　心脏位于人体的胸腔内,介于胸骨和脊柱之间。心脏自胚胎期开始的发育过程中沿倾斜长轴旋转,使心脏的左半部分偏右,右半部分靠前,至成年时三分之二位于正中线左侧,三分之一在正中线右侧,从左前方看到的大部分是右心室,左心室只看到一小部分。正常心脏左缘不超过本人左侧乳头的位置,右缘靠近胸骨的右边缘。心脏的长轴由上后方向左前下方倾斜,上界不越过第二肋骨的上缘,下界不越过第五肋骨的下缘。心脏的前面靠近胸骨和肋骨,后面贴近食管、血管和脊柱。心脏的两边是左右肺叶,由心包膜和胸膜将两者隔开。心脏处在周围组织和器官很好地保护之中。人的心脏持续跳动,在机体较瘦弱者的左前胸既可以看到,也可以用手触到,人将耳朵贴于该处时还可以听到心脏的跳动。

二、心脏的构造

　　心脏呈前后略扁的椎体形,形象地说像一个鸭梨,大小和本人的拳头

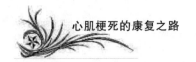

差不多，重约260g。心脏的底部宽阔，朝向右后上方，该处有人体重要的多条大血管相连，（主动脉、上下腔静脉、肺动脉和肺静脉）将心脏底部固定得几乎不能移动。心尖朝下，略呈圆钝形，指向左前下方，前缘不超过第五肋骨间隙，可在一定的范围内自由搏动。心脏的右上部是心房，左下部是心室，心房与心室之间的表面有一环形沟，叫冠状沟，向下延伸到心尖，前面的叫前室间沟，后面的叫后室间沟，沟内有冠状动脉的降支通过，由脂肪组织充填固定。

心脏是个中空的肌性器官，心内有四个腔，分别称右房、右室、左房和左室；正常情况下由隔膜将左右房室完全分隔，互不交通，称为房室瓣，此瓣有阻止血液逆流的作用；左心房与左心室间的瓣膜由两片组成，叫二尖瓣；右心房与右心室间的瓣膜由三片组成，叫三尖瓣；右心房与上下腔静脉连接，右心室发出肺动脉；左心房与肺静脉相连接，左心室发出主动脉；发出肺动脉和主动脉的地方各有一瓣口，叫肺动脉瓣和主动脉瓣。

心脏的外面包有两层很薄的膜，叫心包膜，心包膜有限制心脏过度扩张和摆动的作用，两层心包膜之间的腔隙相当微小，其中含有少量的液体，称为心包液，大约20ml，起润滑作用，能减少心脏跳动时的摩擦和阻力。

三、心脏跳动的意义

人的心脏和血管组成一个密封的系统管道，血液在其中按一定的方向流动，周而复始，这就是血液循环。机体要保证血液按一定的方向流动，就需要一个泵制造一定的压力，这个泵就是人的心脏。心脏持续地跳动维持泵血，泵的动力是心脏的收缩和舒张。

心脏每收缩和舒张一次，构成一个机械活动周期，称为心动周期，心动周期的持续时间与心脏跳动的次数相关，正常成年人平均每分钟跳动75次。在一个心动周期中，心房和心室各自按一定的时间进行收缩和舒张交替活动，而心房与心室的活动又依一定的次序先后进行，但左右两侧心房和心室的活动几乎同步进行。无论心房和心室，收缩期均短于舒张期，这就保证了在一个心动周期后心脏有足够的时间休息。如心率增快，一个心动周期时间缩短,收缩期和舒张期相应缩短,但舒张期缩短的比例较大,由此看出,心率增快时,心肌工作的时间相应延长,休息时间缩短,这对心脏维持泵血极为不利。

心脏泵出的血离开心脏流向血管远端的为动脉血管,收集血液回到心脏内的血管为静脉血管,动脉连接心室,静脉连接心房,心脏收缩和舒张产生的正压和负压推动血液在血管内流动,这就是我们感觉到的心脏跳动。心脏跳动时随血流压力自动开启和关闭瓣膜,瓣膜控制着血流朝一个单方向流动。正常情况下,全身的静脉血经上下腔静脉回流到右心房,在心室舒张时经三尖瓣进入右心室,右心室将其泵入肺动脉,在肺内完成氧气交换后经肺静脉回流入左心房,在左心室舒张时经二尖瓣进入左心室,通过左心室收缩将动脉血泵入主动脉,流向全身器官组织,供给氧气和营养物质,同时排出代谢废物,以适应机体生长、发育、新陈代谢需要。

四、心脏的工作量

人的心脏从胚胎两周开始跳动一直到生命终结为止,如果心脏一旦停止跳动,血液循环就不复存在,意味着生命即将结束。

心脏在人体器官中工作强度最大,工作量十分惊人。新生儿心脏每分钟跳动约 180 次,到 6 岁时接近成年人,每分钟约 100 次。正常成年人每分钟心跳 60~80 次,平均约 75 次。据测定,健康成年人在安静状态下心脏每搏动一次,泵出血液约 60~80ml,以每分钟平均心跳 75 次计算,每分钟泵出的血量接近全身血液的总量,约 4500~6000ml。由此看出,心脏每分钟能把体内的血液全部环流一遍,按此计算,正常情况下健康成年人的心脏每 24 小时要跳动约 108000 次,泵出血液约 6000000~8000000ml,如果一个人活到 80 岁,心跳总数约 30 亿次,泵出血液约 20 多万吨,如在活动或剧烈运动时心脏泵出的血量较正常情况下增加 3~6 倍,表明心脏泵出血量平时不是最大,心脏能随机体的需要成倍的增加泵出量,证明心脏有很大的贮备力。需要指出的是,女性比同体重的男性每分钟搏出量约少 10%,老年人的心输出量较青年人为低。

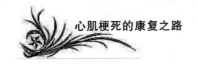

五、心脏跳动受神经控制

人类在长期的进化过程中发展完善了完整的神经调节机制,对心脏血管活动进行调节,使循环功能适应不同生理情况下的新陈代谢。

心脏跳动是由心肌收缩和舒张引起,组成心肌的基本组织是心肌细胞,解剖生理学研究证实,心肌细胞外有一层细胞膜,膜内带有正电离子,膜外带有负电离子,当膜内外的正负电离子流动时便产生生物电流(细胞除极)引起心肌细胞收缩,当生物电流消失时(细胞复极)心肌细胞就舒张,当所有的心肌细胞收缩时心脏就收缩,所有的心肌细胞舒张时心脏就舒张。解剖生理学研究表明,调节心脏收缩和舒张频率的是位于右心房上腔静脉的入口处,具有特殊功能的窦房结组织,由它发出的电流冲动按一定的通路传导至整个心脏,激起心脏的收缩和舒张,从而完成一次心脏跳动。

正常情况下,心脏生物电流传导通路是,窦房结发出的生物电流冲动经结间束到达房室结,再经房室结传导至房室束,然后由房室束分出的左右两束支将冲动传导至左右束支,再下传于不断分出的遍布于心肌内的分支,这些相互交织成网状的传导通路称浦肯野纤维,浦肯野纤维通过协调,有秩序、完整地接纳由窦房结发出的生物电流,并传导至心室肌细胞,心室肌将兴奋由心脏的内膜侧向外膜侧扩散,使整个心室肌产生兴奋,此时便产生了心跳。

窦房结发出的电冲动频率受神经系统的控制,支配心脏活动的植物神经(交感神经、副交感神经)主要是通过调节心肌细胞膜上的离子通道(K^+、Ca^{2+}离子转运)来实现。交感神经兴奋时心跳加快、传导加速、心肌收缩力加强。副交感神经兴奋时心率减慢、传导减缓、心肌收缩力减弱,这种相互制约的动态平衡使心脏按照机体的需要,有规律地跳动。

六、心脏本身的血液供给

心脏的工作强度非常大,高强度的劳作依靠血液中丰富的氧和营养物质支撑,那么,心脏本身的氧和营养物质是如何供给的呢?解剖学研究证明，给心脏供血的血管是一套特殊而又比较独立的管道系统，称冠状动脉系统。冠状动脉系统由冠状动脉和毛细血管及冠状静脉组成。

　　冠状动脉是从主动脉根部分出的第一对分支，即左右冠状动脉，是供给心脏血液的营养性血管。当心脏泵血时，血液进入主动脉，主动脉的高压力将部分血液挤压入第一对分支，血液即进入冠状动脉开始循环，通过以下途径实现自身的供应，右冠状动脉经右心耳与肺动脉起始部之间进入冠状沟，沿此沟向右后方入室间沟到达心尖，途中发出的分支分布于心壁后面及心脏右半部分。左冠状动脉比右冠状动脉粗，经左心耳与肺动脉起始部之间向左前方走行，这一小段称主干，在此处分为两支，一支叫旋支，沿冠状沟左进，在冠状沟后部与右冠状动脉吻合；另一支叫降支，沿前室间沟下降到心尖与左冠状动脉吻合，左冠状动脉降支和旋支沿途分发出的分支主要分布于心壁的左半部分并进入心肌，形成丰富的毛细血管网，向心肌细胞供应血液。当血液在毛细血管网中完成氧和营养物质交换后流入冠状静脉，并逐级汇集，最后由冠状静脉窦回流至右心房，这样就完成了一次冠状动脉循环，实现了心脏本身的氧和营养物质的供给。

　　冠状动脉较细小，最粗的左冠状动脉主干也只有几毫米，最细的地方约0.5mm，管道虽很细小，但却承担着很大的血液循环流量。据测定，心脏耗氧量约占全身的12%，因此，心脏必须得到足够的血液供应。测定表明，通过冠状动脉循环的血量可达到心脏总排血量的5%。心脏在应激反应和机体剧烈活动时需要更多的血液，冠状动脉循环的血量能随着人体劳作和休息而增多或减少，由此看出，冠状动脉是"名副其实"的心脏生命线。

七、心脏侧支循环的意义

　　冠状动脉各分支之间存在着细小而又丰富的小血管，一端始于主干，另一端又吻合于主干，这就是侧支。侧支中的一部分是一种潜在的管道，在冠状动脉供血良好时无血液流通，当冠状动脉主干或主要分支发生狭窄时，侧支血管的两端出现压力差，导致一些潜在通道开放，血液便由压力高的一端流向压力低的一侧，直至到达血管远端的心肌（绕过狭窄或堵塞的部

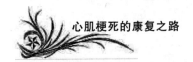

位）。如果冠状动脉的主干血流障碍逐渐加重，出现严重狭窄和阻塞时，侧支血管开放逐渐增多，管内压力逐渐升高，管径逐渐变粗，通过的血量逐渐增多，进而取代狭窄或阻塞的血管以维持对心肌的供血，于是就建立起了侧支循环。侧支循环的建立需要一个发展成熟的较长时间，冠状动脉侧支循环的存在，对恢复缺血部位的血液供应具有十分重要的意义，但不是说，有了侧支循环心脏就安全，因为吻合支间的血流量小，只能维持心脏正常状态下的血液供应，当心脏应激或高强度劳作时，侧支循环的供血量就不足以保护心脏。

第二章　心肌梗死

一、动脉粥样硬化与冠心病

洪昭光教授讲:"动脉粥样硬化源于少年,根植于青年,发展于中年,发病于老年[1]。"

研究表明,动脉粥样硬化的发病机制十分复杂,目前认为它是一种与遗传有关的多因素疾病,病变累及全身动脉。构成正常动脉血管内壁的是一层薄而光滑的细胞,称内皮细胞。动脉血管内壁非常光滑,保证了血液在血管内能够畅通流动,当某种原因造成血管内皮损伤或体内脂类物质代谢紊乱时,血液中脂类物质便向动脉血管内膜下沉积,随着病变的发展,沉积于血管内膜下的脂肪越来越多,导致动脉中层的平滑肌细胞增生,使动脉血管内壁纤维组织逐渐增多,管壁因此增厚并逐渐变硬,以至失去弹性。形成的粥样斑块向血管腔内凸入,使动脉血管腔径缩小,致使血流通过受阻,至此,动脉粥样硬化完全形成,这时病变一般不能逆转。血管内增生的纤维组织覆盖在斑块表面形成纤维帽,纤维帽既可以出现钙化,也很容易破裂,一旦破裂,血液进入斑块与脂质及其他组织接触形成血栓,使局部动脉管腔缩小甚至完全堵塞,血流不能通过,导致该动脉血管供血的组织发生缺血性改变,如发生在冠状动脉,就称冠状动脉粥样硬化。

冠状动脉是给心脏供血的血管,当冠状动脉发生粥样硬化,引起管腔狭窄或堵塞,使冠状动脉血流减少或中断,导致该支血管供血区域心肌因缺血发生的心脏病,称冠状动脉粥样硬化性心脏病,简称冠心病。冠心病包含了病因(动脉粥样硬化)、解剖(心脏的冠状动脉)、病理生理(心肌供血不

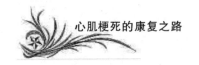
足）三个方面的含义，一些书籍、文献、刊物、资料上经常提到的动脉粥样硬化性心脏病、冠状动脉病、冠状动脉性心脏病、缺血性心脏病、冠状动脉粥样硬化性心脏病，它们和冠心病其实是一回事。冠心病这一病名早在1972年全国防治心血管病会议上正式采用，但含义不够确切，因为没有表明这个病是由冠状动脉粥样硬化所引起。

冠状动脉是整个心脏的"生命线"，血管很细小，如同一条小溪，但却要承担很大很多的船舶通过，因而极易造成堵塞发生，堵塞使冠状动脉血流量减少或中断，引起心肌缺血，甚至发生坏死，进而影响整个心脏正常功能。由于冠状动脉存在着侧支，缓慢进展的冠状动脉粥样硬化促使部分侧支开放，侧支循环的存在使冠心病在早期没有症状或症状轻微，直到冠状动脉出现严重狭窄或堵塞时才出现较为明显的症状，这时往往已失去最佳治疗时机。

冠心病古已有之，伴随着人类社会的发展，冠心病的发病率明显增加，其病因主要由高脂血症、高血压、肥胖、糖尿病、吸烟等造成。目前，我国冠心病引起的心脑血管疾病（包括心肌梗死、脑卒中）致死率很高，给社会、家庭、个人造成巨大的经济负担和精神压力，因此，预防冠心病刻不容缓。

二、急性心肌梗死

急性心肌梗死是在冠状动脉粥样硬化病变基础上发生的血管闭塞，使血流急剧减少或中断，造成部分相应心肌出现严重而持久的缺血性坏死，是冠心病的最严重阶段。

心肌梗死的病因绝大多数与冠状动脉粥样硬化有关，发病是在冠状动脉粥样硬化的基础上发生粥样斑块破裂、出血，血管内血栓形成，引起冠状动脉主干或分支迅速出现完全持久的闭塞所致，也有一些心肌梗死是由冠状动脉栓塞、炎症、痉挛、畸形或心外性疾病所致。

研究表明，冠状动脉粥样硬化斑块使管腔狭窄，在某种诱因下，发生心排血量急剧减少（如休克、出血、脱水、严重心律失常）或左心室负担剧增（过重的体力劳动、情绪过分激动、血压急剧升高、屏气用力排便）或因饱餐

（高脂肪餐）引起血脂迅速增高，血黏稠度增加，血小板聚集性增强形成血栓，或夜间睡眠时迷走神经张力增加，使冠状动脉痉挛，或介入治疗损伤血管，使该支血管供血的心肌缺血达1小时以上时即可发生心肌坏死。

过去一直认为，心肌梗死是一种老年病。近年调查表明，心肌梗死的发病率和死亡率呈低龄化和上升趋势。有报道称，世界卫生组织对一万名年轻的心肌梗死患者进行为期一年的随访和严密观察发现，发病年龄最低者20岁，80%的患者年龄在30岁以下，在猝死的病例中，年轻人的心肌梗死占了一半[2]。

急性心肌梗死的临床表现差异很大，有的症状典型，有的症状不典型，有的症状极为严重，有的症状很轻微，典型的急性心肌梗死常表现三大症状。

1. 疼痛。疼痛是急性心肌梗死最常见，最早期的症状，表现为胸骨后压榨性或窒息性疼痛，非常剧烈，有濒临死亡的感觉，持续时间多在1小时以上，伴烦躁、出汗、上腹胀痛、恶心、呕吐，含服硝酸甘油片往往无效。

2. 发热。多出现在心肌梗死后的2~3天，持续一周左右，体温多不超过39℃。

3. 晕厥。多见于急性下壁心肌梗死的早期。有些急性心肌梗死会出现严重的心律失常、心源性休克、心力衰竭等并发症，后果非常严重。

临床研究表明，低年龄人的急性心肌梗死和老年人的急性心肌梗死有许多不同之处，表现有三个特点：①平日健康、无服药史，睡觉前无异常，但在夜间睡眠中突然死亡；②发生了急性心肌梗死的低年龄人，冠状动脉造影正常，死检也看不到像老年人冠状动脉粥样硬化的病理改变；③危险因素多种多样，调查显示，超量吸烟是第一危险因素，应激反应、过劳、酗酒、性生活过度是重要诱发因素。

认识急性心肌梗死的症状，特别是早期症状，可以及时发现并积极治疗，挽救梗死的心肌，挽救病人的生命。

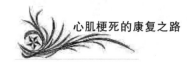

三、不典型心肌梗死

近年来文献报道的不典型心肌梗死病例呈不断增加的趋势,以老年人为多见,多表现为无痛性心肌梗死,常以并发症为主要表现,研究人员认为这可能与老年人的冠状动脉病变时间长,侧支循环建立丰富,病变多发生在冠状动脉血管的小分支及高龄病人对疼痛的敏感性降低有关。

临床研究发现,不典型心肌梗死主要有三个方面变化:1. 左室舒张末压升高。左室舒张末压升高直接导致肺淤血和间质性肺水肿,病人出现明显地咳嗽、咯痰、气喘、不能平卧,临床上易误诊为支气管炎、慢性阻塞性肺病、哮喘等。因此,对冠心病人突然发生的咳嗽、气喘、胸闷或原有慢性肺疾病出现咳嗽、气喘突然加重,检查肺部体征与肺淤血症状不相符的患者,要格外警惕是否已发生了不典型的心肌梗死,这时心电图、心肌酶检查有助于确立诊断;2. 上腹痛,恶心,呕吐症状常见。这些症状又易与消化系统疾病相混淆,尤其是老年人,对疼痛不敏感,分辨能力差,加之内脏性疼痛定位不精确,常出现与不典型心肌梗死易混淆的症状与体征,临床医生如果遇到病人消化道症状与饮食无关而又与体征不符,对治疗又无效时要高度怀疑不典型心肌梗死。不典型心肌梗死之所以出现类似消化道疾病的症状,是因为人体的迷走神经几乎都位于心脏下壁的表面,当冠状动脉供血不足,心肌缺血缺氧时,迷走神经先受到坏死心肌物的刺激,因邻近膈面,因而常出现消化系统的症状。对冠心病人突然发生的胃炎、胆囊炎、胆石症、胰腺炎等急腹症状,要想到不典型心肌梗死的可能,应立即送医院检查心电图、心肌酶谱帮助做出明确的诊断。值得注意的是,有胆道疾病的冠心病人可能会因胆系疾病诱发不典型心肌梗死;3. 植物神经功能减退。老年人多因植物神经功能减退,对疼痛的敏感性和反应性降低,发生急性心肌梗死时常表现为异位性局部疼痛,如胸背痛、偏头痛、牙痛、咽喉痛等。对老年冠心病人的胸外疼痛千万不可忽视,要及时去医院检查,以明确诊断,及时准确治疗。

临床上怀疑不典型心肌梗死时,宜反复多次查心电图、心肌酶,尽早确立诊断,只有早治疗,才有可能降低病死率。

四、无痛性心肌梗死

无痛性心肌梗死是指冠心病人发生了急性心肌梗死,心电图、心肌酶改变也符合心肌梗死的诊断,但却无胸痛症状。

传统观念一直认为,冠心病发生急性心肌梗死时一定会出现胸痛或心前区疼痛。近年的研究表明,这种认识不符合实际。事实上,相当一部分老年人发生急性心肌梗死时并不出现典型的胸痛,仅表现出一些非心脏病症状,出现这种情况与下列因素有关。

1. 年龄。临床研究揭示,急性心肌梗死有无胸痛常与年龄有关,老年人发生无胸痛心肌梗死的发病率明显高于中年人,多表现为类似中风的症状,如神志模糊、半身麻木等,这与老年人心脏自主神经有不同程度的退化,对疼痛不敏感,以及对刺激的敏感性和反应性降低有关。

2. 吸烟。统计表明,长期吸烟的冠心病人发生心肌梗死时无胸痛者占58.8%。[3]

3. 冠状动脉堵塞不完全。冠状动脉粥样硬化持续发展,使管腔变得狭窄,长时间供血不足导致冠状动脉血管上的疼痛感觉神经纤维被破坏或建立了足够的侧支循环或梗死区域在已丧失痛觉的神经纤维区域内(如心肌纤维化)。

4. 脑循环障碍。有些冠心病人同时患有动脉硬化或椎动脉供血不足,常有乏力、精神萎靡、头晕、恶心,甚至意识障碍、感觉迟钝、对疼痛刺激无反应或反应降低,发生急性心肌梗死时不痛。

5. 糖尿病。糖尿病患者发生心肌梗死时约40%的病人无疼痛症状,其原因是糖尿病病人的高血糖使神经纤维变性,甚至断裂,造成感觉迟钝或冲动传导阻滞。

6. 症状被掩盖。冠心病人突然出现气急,不能平卧,晕厥及咳大量泡沫痰时,疼痛症状被上述急性表象所掩盖,造成无痛的假象。

凡高龄冠心病人,突然出现一些非心脏病症状或出现原因不明的晕

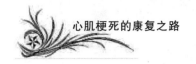

厥、抽搐时,首先要想到发生了无痛心肌梗死的可能。

五、糖尿病心肌梗死

美国糖尿病协会一项经过 20 年的研究表明,在患有糖尿病 5 年以上的人群中,近 70%会出现心血管疾病,尤为常见的是冠心病,由此提出了糖尿病就是冠心病的新观点。

糖尿病心肌梗死,是指持续地高血糖损伤心脏冠状动脉的各级血管,使主干或微血管出现阻塞性或灶性坏死,高血糖同时损伤神经末梢,引起痛阈升高,使糖尿病心肌梗死在不知不觉中发生。糖尿病时的高血糖引起血黏度增高,导致血流缓慢,血小板被激活,且易形成血栓。糖代谢异常往往伴有血脂升高,而高脂血症是造成和加速动脉粥样硬化的首发因素。机体为调节异常高的血糖,胰岛 β 细胞分泌较平时高出几倍甚至几十倍的胰岛素,使机体形成高胰岛素血症。研究表明,高胰岛素血症使动脉血管发生粥样硬化,使已形成的粥样硬化加速发展。由于异常糖代谢使各级动脉血管都发生了粥样硬化,表现在冠状动脉上从主干到微血管都有病变存在,而且易反复发生小灶性或较大血管阻塞性坏死,与此同时,持续的高血糖使内脏神经末梢受损,加之老年人各器官功能退化,感觉迟钝,在发生急性心肌梗死时常无症状或症状轻微,但后果较冠心病心肌梗死更为严重。

研究证实,糖尿病患者心肌梗死的发生率较非糖尿病患者心肌梗死发生率高出 2~3 倍,心肌梗死后又易合并心力衰竭、心律失常、休克,死亡率也明显高于非糖尿病心肌梗死患者,因此,中老年糖尿病人一旦发生胸闷、气短、心悸等不适,就要及时去医院检查,警惕可能发生的糖尿病心肌梗死。

六、复发性心肌梗死

复发性心肌梗死是指急性心肌梗死 4 周后再次发生的新心肌梗死,也称再梗死。当心肌梗死患者在治疗中突然发生再胸痛,又迅速出现心律失常、心力衰竭或心源性休克时很可能是发生了心肌再梗死。再梗死的发生率约占 10%~20%，是心肌梗死病人出现高死亡率的重要原因。临床研究表明，复发性心肌梗死有以下特征。

1. 冠状动脉造影有多支血管病变者易发生再梗死。

2. 左冠状动脉主干有病变者，再梗死的发生率 3 倍于冠状动脉其他分支血管病变者。

3. 急性心肌梗死后反复发作心绞痛者，发生再梗死的危险是心肌梗死后无心绞痛者的 7.5 倍。

4. 有冠心病家族史，且合并高脂血症、糖尿病者易发生再梗死。

5. 有吸烟史者较无吸烟史者易发生再梗死。

6. 女性心肌梗死患者较男性心肌梗死患者易发生再梗死。

7. 急性心肌梗死后半年内进行麻醉手术时再梗死的发生率明显升高。

8. 再梗死周围有残存缺血者及梗死后合并有其他部位心肌缺血者易发生再梗死。

9. 再梗死易发生在初次梗死的部位。

10. 再梗死发生后与原梗死时间相距越短病死率越高，再梗死并发症越多，越易发生猝死；再梗死的次数越多，猝死的可能性越大。

再梗死与梗死延展的鉴别

患者的病史、临床症状、心电图、心肌酶谱是诊断心肌再梗死的可靠指标。一般来讲，再梗死发生在首次梗死后 4 周，心电图变化较大，既有陈旧性心肌梗死的改变，又有新发生的心肌梗死的心电图特征。而梗死延展发生在急性心肌梗死后 4 周内，多发生在急性心肌梗死后第 1~17 天，约一半以上发生在最初 10 天内，发生率约占 15%。临床上表现为胸痛再发生，并持续加重，心电图示原梗死图形范围扩大，迅速出现心力衰竭、休克、心律失常或原心力衰竭、休克、心律失常加重，病死率很高。心肌梗死延展本质上是原心肌梗死病情加重，不同于再梗死。

（本编编写：高博）

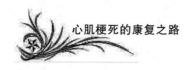

第二编　急性心肌梗死救急

第一章　时间就是生命

对急性心肌梗死病人来说,时间就是生命,尽快得到积极恰当的治疗,是挽救生命,降低病死率的关键。

急性心肌梗死多发生在医院外的公共场所或家中,多死在送往医院的途中。发生急性心肌梗死时,患者多因剧烈的胸痛出现濒临死亡的感觉,这时支配心脏活动的植物神经功能出现明显异常,导致一些内分泌激素大量释放,作用于心脏血管系统,引起冠状动脉痉挛,使血压上升、心率增快、心肌耗氧增加、心脏负荷增大、心室顺应性降低,极易引发心律失常、休克、心力衰竭,甚至猝死。持续剧烈的胸痛使患者惊恐不安,精神高度紧张,家属也不知所措,寄一切希望于医生,这时,接诊的医护人员就是第一责任人,要沉着果断、快速反应,立即组织抢救。

一般来说,临床医生能够根据病史、症状、体征、心电图迅速做出诊断,关键是要争分夺秒地做好以下工作。

1. 急性心肌梗死系危重症,医护人员千万不要让病人做什么,切忌随意搬动病人,要尽快地将病人整体平稳的护送到病房,安排住在向阳、安静、空气清新、室内整洁、具有心电、血氧监护的监护病室。

2. 立即用简洁的语言、肯定的语气，恰当地将病情告诉病人及家属，嘱咐病人要绝对卧床休息，不要精神紧张，家属也不要慌乱，让病人的心先平静下来，因为静心是心肌梗死病人最好的休息。

3. 止痛镇静。急性心肌梗死的疼痛非常剧烈，病人常难以忍受，烦躁使心肌耗氧进一步增加，极易引发一些严重并发症，果断的给予止痛和镇静药物，是降低死亡率的有效措施之一，可供临床应用的有吗啡、杜冷丁、硝酸甘油等。

4. 卧床休息。心肌对缺氧十分敏感，即使一些轻微的活动也能使心肌耗氧量增加，住院后立即嘱咐病人卧床休息，一切日常活动在病床上由家属或护理人员协助完成（如翻身、坐起、洗漱、进食、解手等），同时要保持室内安静，减少探视，杜绝不良刺激，直到病人度过危险期。

5. 情志护理。发生急性心肌梗死后病人多有恐惧心理或焦虑不安的情绪，惊恐焦虑能导致心肌耗氧增加，使心肌梗死延展，引发休克、心律失常等并发症，增加死亡率。医生要鼓励病人坚定意志，树立战胜疾病的信心，同时要以精湛的医术让病人尽快感觉到症状减轻的效果。护理人员要从治疗、护理、休息、饮食、睡觉、排便等方面提供安全舒适的服务，通过医护人员无微不至的关怀和妙手施术，让患者保持情志舒畅，改善气血流通，促进病情好转。

6. 监护。要迅速建立心电、血氧监测，这些监测既可以及时发现患者心跳速率、血压、呼吸、血氧饱和度的变化及可能出现的心律失常、休克、心力衰竭、低氧血症等并发症，为临床医生恰当处理提供科学依据，又可以有效地限制病人在床上辗转不安，降低心肌耗氧。关键是护理人员要及时操作到位，同时严密观察机器运转，认真记录各项数据，这些工作要在悄无声息中进行，以利病人能够安静休息。

7. 吸氧。让病人迅速地吸上氧，能直接改善心肌氧的供给，减轻心肌细胞的变性坏死，对消除疼痛、缓解烦躁、减轻呼吸困难、挽救心肌、预防并发症十分有益。对轻症病人可用鼻导管吸氧，每分钟 4~6L 为宜，待疼痛、烦躁、呼吸困难明显缓解后将氧流量降至每分钟 2~4L 维持，有严重左心衰竭

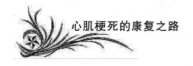

伴低氧血症者应面罩加压给氧或进行气管插管并机械通气。

8. 禁食。禁食有利于减轻心脏负担,降低心肌耗氧,禁食要从入院后开始直到疼痛消失。

9. 加强营养补给。疼痛消失后要立即加强营养供给,以高维生素碳水化合物为主,辅以优质蛋白,从品种多样的流食到半流食物,逐渐过渡到普食,同时限盐、限糖、限高脂肪类食物,忌辛辣、油腻、浓茶、咖啡、可乐及碳酸类饮料。

10. 通便。保证心肌梗死病人的大便顺畅排出,是降低死亡风险的重要措施之一,有便秘者要尽早干预,根据便秘的程度,口服缓泻剂或灌肠治疗。

11. 输液。静脉输液是急性心肌梗死病人给药的主要途径,要尽快建立输液通道,根据心功能情况和有无糖尿病选择液体性质,将选定的治疗药物根据配伍禁忌配制,按病情程度和有无并发症确立输液次序、输液速度和输液量。静脉输液易引起心脏负荷增大,要密切观察及时处理。

12. 溶栓治疗。临床实践证明,溶栓是治疗急性心肌梗死最积极有效的方法之一,溶栓可以挽救濒临死亡的心肌及缩小梗死面积,可使 60%~80% 的心肌梗死患者闭塞的血管再通,恢复供血[4]。只要没有禁忌证,溶栓越早越好。

13. 介入治疗。冠状动脉内植入支架是挽救急性心肌梗死成功率最高的重要措施,能起到即刻畅通循环,挽救病人生命的目的,但基层医院不能开展,如遇到急性心肌梗死病人情况较好,可就近将病人转送到有条件的医院进行介入治疗。

14. 预防并发症。急性心肌梗死常发生严重并发症,如心源性休克、心律失常、栓塞、心脏破裂等,是导致死亡的重要原因。前面提到的都是预防并发症的重要方面,关键是要在积极认真做好预防的同时严密观察病情变化,及时发现新情况,恰当地处理新问题。

15. 猝死的急救。导致急性心肌梗死猝死的主要原因是恶性心律失常,约占 90%[5]。研究表明,心跳、呼吸停止后 4 分钟是急救的关键时段,这段时间内大脑的能量尚未耗尽,给予及时抢救,完全可以起死回生,如果超过 4

分钟,生还的可能性则大大降低,即使抢救过来,也多是植物人。抢救的主要措施有胸外心脏按压、人工口对口呼吸等,最要紧的是医护人员要立即投入,密切配合,迅速而有秩序的展开急救工作。

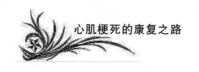

第二章 宜忌决定生死

一、急性心肌梗死的基本治疗

1. 吸氧

吸氧有助于减轻急性心肌梗死时的疼痛和烦躁,改善心肌缺血。

临床上常用鼻导管或面罩法给病人吸氧,鼻导管法给氧最为简单有效。从理论上讲,面罩法给氧确实有效,但事实上密闭式面罩给氧,老年清醒病人多不耐受。置于病人口鼻附近的漏斗法吸氧实际上达不到给氧的目的,低流量时尤其如此。传统的水泡式湿化器给氧因其产生的水泡少,尤其是当湿化瓶内水温低于40℃时不再产生水蒸气,所以达不到湿化给氧的目的。干氧对呼吸道有刺激,在氧浓度高、流量大时使气道黏膜干燥,痰液因此变稠而不易咳出,使得病人烦躁不安,增加心肌耗氧。临床上常因鼻导管插的深度不够或对面罩法给氧不耐受或因漏斗距病人口鼻较远使吸氧达不到预期效果,影响对心肌梗死的抢救。

一般来说,神志清楚,身体状况较好的病人,用鼻导管吸氧最为适宜,但要求插管的深度必须是从鼻尖到外耳道口距离的长度,以每分钟2~4L的流量吸入。需要注意的是,要每4小时清洗鼻导管一次,同时清洁鼻前庭,防止分泌物堵塞鼻导管开口使吸氧大打折扣。对神志不清,缺氧明显者,应给予面罩法吸氧,以每分钟4~6L的流量吸入,待疼痛和烦躁消失,呼吸困难明显缓解后将氧流量减半(每分钟2~3L)维持,直到病情完全稳定方可解除吸氧。高龄、神志清楚的病人,适宜用漏斗法吸氧,漏斗要尽可能地靠近患者的口鼻。用湿化器给氧时,宜在湿化瓶内加60~80ml热水,并随时更换,以保持水温在 60℃以上,方可达到湿化给氧的目的。对急性心衰及伴有慢性阻塞性呼吸道疾病的患者,最适宜面罩加压给氧,但同时要在湿化瓶内加 75%的乙醇,让病人吸入经乙醇和水混合湿化的氧气,能有效祛除泡沫痰表面的张力,有利于改善通气,但带有乙醇的混合气体对呼吸道有刺激,初吸入时流量要小,每分钟 2~3L 为妥,10 余分钟后呼吸道黏膜适应吸入这种气体后,流量可增至每分钟 6L。持续的面罩加压给氧易引起肺泡内压过高,影响右心室的排出量,使病情加重,要密切观察,一旦出现肺泡内压增高迹象,要立即改为间断吸氧,每吸 2 小时,中间停 10~20 分钟。气管插管式或气管切开的正压给氧,技术要求高,对病人的体质亦有一定的要求,不适宜高龄及伴发病较多的病人。

2. 止痛

急性心肌梗死病人绝大多数会出现胸痛,有些患者的疼痛十分剧烈,以至无法忍受。剧烈胸痛引起交感神经兴奋过度,导致心率明显增快、心肌耗氧剧增、血压波动、心脏负荷骤升,使梗死范围扩大,极易引发心律失常、休克、心力衰竭或猝死。由此看出,急性心肌梗死时止痛是非常必要的,止痛能缓解胸痛,消除恐惧,减轻烦躁,还有助于防止并发症的发生与发展,因此,临床医生不能把止痛看作是单纯的对症治疗。

临床医生担心的是,胸痛是心绞痛,还是心肌梗死或是其他胸腹急症所引起,怕用止痛药掩盖症状,造成不可挽回的损失。实际上在多数情况下,临床医生通过病史、症状、体征、心电图就能得出比较明确的诊断,一时难以确立诊断的,可在急查心肌酶的同时舌下含服硝酸甘油 1 片,等待心肌标志物帮助确立,如心肌酶异常,就应立即用止痛剂,常用的有吗啡、杜冷丁。吗啡和杜冷丁既有强大的止痛作用,又有明显的镇静作用,非常适宜在急性心肌梗死时应用。吗啡的作用强于杜冷丁,胸痛较轻者用吗啡 10mg 皮下注射,皮下注射吸收慢,合并休克者尤其如此,对胸痛剧烈伴有休克的病人要静脉注射,将 5mg 吗啡加入 5%葡萄糖 10ml 中 3 分钟内注射完毕,观察 10 分钟,如疼痛无缓解且无呼吸抑制现象者 15 分钟后可重复应用。一次用量大或频繁应用,易出现恶心、呕吐、低血压,最严重的副作用是

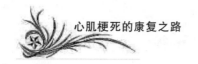

抑制呼吸，要注意防范。病人有下列情况者忌用吗啡：（1）高龄（80岁以上）伴患慢性阻塞性肺病者；（2）呼吸次数少于每分钟14次者；（3）严重低血压（收缩压在80mmHg以下）；（4）严重心跳过缓（每分钟低于45次），此时可联合应用阿托品。

杜冷丁的作用较吗啡弱，但不良反应少，一般急性心肌梗死病人都可应用，尤其对下壁心肌梗死伴恶心呕吐者适宜，常以50mg肌注或加入5%葡萄糖液20ml中缓慢静注，2小时后疼痛不缓解者可重复应用。

3. 镇静

急性心肌梗死病人出现烦躁不安时宜用镇静剂，使用镇静剂的目的是让病人处于安静状态，因为烦躁能增加心肌耗氧，使梗死延展，引发并发症。

急性心肌梗死的烦躁源于心肌缺血缺氧引起的剧烈疼痛和对濒死的恐惧，显而易见，治疗的根本不在于镇静剂的使用，但烦躁能增加心肌耗氧和心脏负荷，如能立即给躁动不安的心肌梗死患者应用镇静剂，除能减轻或消除烦躁、缓解胸痛、减少心肌耗氧和减轻心脏负荷外，还能预防心律失常、休克等并发症发生。

心肌梗死患者以中老年人居多，老年人多伴有呼吸道疾病，镇静剂使用不当会抑制咳嗽反射中枢，加重痰液潴留，有时可能还会引起呼吸中枢抑制，甚至导致死亡。因此，镇静药物只能在病人躁动不安时作为临时应急措施采用，而且要选用对呼吸中枢影响最小、作用迅速、维持时间短暂的药物。吗啡有很好的镇静作用，但吗啡有抑制呼吸中枢，引发恶心、呕吐的副反应，伴有慢性阻塞性肺病的急性心肌梗死患者要禁用。杜冷丁的镇静效果不及吗啡，但引起恶心呕吐和周围血管虚脱的副反应少，躁动轻者可用。临床实践证实，传统老药异丙嗪、氯丙嗪除有镇静、保护中枢神经、降低新陈代谢作用外，还具有解除支气管痉挛的作用，适宜神志清楚的急性心肌梗死患者在躁动不安时使用，剂量宜小，伴有低血压者禁用。笔者的体会是用水合氯醛灌肠最为安全有效，每次10~15ml，保留灌肠一次即可。

4. 溶栓

20 世纪 80 年代后期,心血管病基础研究和临床冠状动脉造影证实,冠状动脉内血栓形成,导致管腔闭塞是引起急性心肌梗死的主因,基于这一事实,临床医生用激活体内纤溶酶原的方法达到迅速溶解冠状动脉内血栓,实现闭塞血管再通,使治疗心肌梗死由过去被动处理并发症向积极挽救心肌转化。早期溶栓还有利于预防和治疗休克,所以,临床医生掌握溶栓指征宜宽。当然,也不是所有的心肌梗死患者都适宜溶栓,溶栓治疗宜忌必须明确。

宜:

(1)急性 ST 段抬高型心肌梗死的诊断一经确立(有典型症状、心电图、心肌酶支持),宜溶栓治疗,非 ST 段抬高型心肌梗死不宜溶栓治疗。

(2)发病时间在 12 小时以内的急性心肌梗死都宜溶栓治疗,即使发病时间超过 12 小时,心电图提示有持续性心肌缺血者仍可溶栓。

(3)溶栓治疗越早越好,诊断一旦确立,要立即评估溶栓治疗的宜忌(包括化验血小板计数、凝血酶原时间、血型及交叉配血、详细询问病史等),如无禁忌证,要立即展开,发病 3 小时内是溶栓治疗的最佳时机。

忌:

(1)近半年内有过出血性脑卒中史,近 3 个月内患过缺血性脑卒中者。

(2)近 3 个月内有过闭合性颅脑创伤史,现有凝血机制障碍者。

(3)已明确颅内有原发性或继发性肿瘤者。

(4)已知颅内有动静脉血管畸形。

(5)已明确患有主动脉夹层。

(6)已明确诊断的各种血液病及有出血倾向者。

(7)对尿激酶过敏。

(8)患有胃肠道活动性消化性溃疡。

(9)近 4 周内有过心肺复苏或外科较大手术者。

(10)正在使用抗凝血药物者。

(11)同时患有亚急性心内膜炎、心房纤颤、严重二尖瓣狭窄、视网膜

炎、糖尿病、严重心律失常，血压大于 180/100mmHg，高龄病人（大于 80岁），体重少于 60kg 者。

注意：

（1）溶栓治疗中，要严密观察病人的 T、P、R、BP、胃肠道、呼吸道、泌尿道、颅内、牙龈、鼻腔、穿刺部位可能出现的出血情况。

（2）溶栓治疗 24 小时内出现神经系统症状者要停药。

（3）静脉穿刺注射简单、易成功、给药迅速、疗效可靠，应作为首选，但要确保穿刺一次成功，以防穿刺部位出血或穿刺局部形成血栓。

（4）动脉穿刺注射对施术者要求较高，且易造成穿刺部位出血，药液注射完毕后，对穿刺部位要加压包扎 30 分钟以上。

（5）冠状动脉口注射法技术要求高，基层医院不宜开展。

（6）尿激酶不具抗原性，可直接静脉注射，常用量 100 万~150 万 u，加入生理盐水 100ml 内，30 分钟注射完毕。

（7）链激酶具有抗原性，使用前要先做皮肤过敏试验，静滴前宜先肌注抗过敏药，静滴时最好加地塞米松 5mg 以防出现过敏，常用量 150 万 u 加入 5% 葡萄糖 100ml 内，于 1 小时内完成静滴。

（8）重组组织型纤溶酶原激活剂通过基因技术生产，具有选择性强的特点，不影响血液循环纤溶系统，安全性好，初剂量用 15mg 静注，半小时内按每千克体重 0.75mg 计算量静脉滴注（单次用量不能超过 50mg），然后再以每千克体重 0.5mg 计算（一次量不可超过 35mg），该药一日总量不宜超过 100mg。

5. 抗凝

病理解剖学研究证实，急性心肌梗死时与梗死区相关的冠状动脉内有新鲜血栓形成，这一现象是导致急性心肌梗死的原因还是后果[6]，认识有争议，但近年来临床应用溶栓治疗有效的事实表明主要是原因。由此看出，急性心肌梗死时采用抗凝治疗是适宜的，能预防冠状动脉再形成血栓及微血管内凝血。

急性心肌梗死多发病于中老年人，有些病人可能患有其他一些显性或隐性出血性疾病,临床医生担心的是采用抗凝治疗会引起出血而危及病人的生命。事实上现在常用的低分子肝素,分子量小,平均约 4000~6500,在降低心血管事件方面安全有效,最大的优点是用药期间不需要实验室监测,在同等抗栓作用强度下,低分子肝素引起出血的危险仅为普通肝素的 1/6,所以,老年急性心肌梗死病人只要没有活动性出血,应首选低分子肝素,可供选择的药物有依诺肝素、那曲肝素、达肝素,但有下列疾患者要禁用抗凝治疗。

（1）对肝素过敏者。

（2）继往有脑出血史。

（3）现有皮肤、牙龈、鼻出血倾向。

（4）已明确患有胃十二指肠溃疡。

（5）亚急性细菌性心内膜炎。

（6）慢性肝病。

（7）血压大于 180/100mmHg。

（8）机体有未愈合的创口。

（9）实验室检查血小板减少明显,凝血时间、凝血酶原时间延长者。

二、急性并发症处理宜忌

1. 休克

约 20% 的急性心肌梗死患者易发生休克[7],死亡率高达 50%~80%[8],大部分心源性休克是由于大面积心肌坏死或缺血(少数由心肌梗死后并发症引起)所致,导致心肌收缩力明显减弱,心输出量急剧减少,周围血管代偿能力降低。任何一位临床医生都知道,急性心肌梗死并发休克的诊断一旦确立,纠正休克便是当务之急,但临床上一些医生常单独以血压作为判定休克的依据,导致失去最佳纠正时机。实际上,心率增快、脉搏细弱、脉压变小,是休克在心血管方面的最早期表现,此时是纠正休克的最佳时机,当急性心肌梗死病人的收缩血压下降至 80mmHg 时, 患者可能已经面色苍白、皮肤湿冷、肢端发绀、大汗淋漓、尿量减少、全身软弱、反应迟钝、神志模糊,

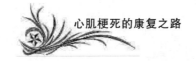

表明休克已进入晚期,此时已很难将其纠正。单纯以血压判定休克,不利于早期识别和治疗,易造成不可挽回的损失。笔者认为,急性心肌梗死患者出现烦躁、脉搏细弱、面色苍白、呼吸快时,即收缩血压在90mmHg以上,也应按休克处理。

过去对心源性休克的治疗主要是针对发病机理中的某些环节采取措施,而对病因治疗放在次要位置,近年的研究表明,急性心肌梗死面积在40%以上时极易发生休克,休克发生后能否被纠正,能纠正到什么程度,主要看对原发病治疗得如何。当然,休克发生后,病理、生理变化多端,且呈动态演变过程,只有抓住突出影响生命体征的主要矛盾,方能纠正休克。

(1)预防

发生急性心肌梗死,意味着可能发生休克,临床医生在诊治急性心肌梗死时,首先要有预防休克发生的意识。祖国医学认为,安静、舒适、整洁的环境有利于改善病人的情志,增强治疗效果,这和现代医学要求危重病人的病室光线和温湿度要宜人的要求相一致,因此,给急性心肌梗死病人创造一个优越的环境十分重要,要特别注意以下几点:①安排住向阳、安静、整洁、空气质量清新,温湿度宜人,有监护设施,周边无噪声的病室;②嘱咐病人绝对卧床休息;③迅速止痛,有烦躁者同时镇静;④心理支持,用通俗的语言,肯定的语气,鼓励病人坚定意志,树立战胜疾病的信心;⑤迅速建立血流动力学监测,密切观察体温、脉搏、呼吸、血压、尿量、中心静脉压,心肺肝肾功能及血液酸碱性变化,以上措施能有效降低病人的心肌耗氧,稳定梗死面积,减少休克的发生,并能准确地反映实时变化,便于医师及时作相应调整。

(2)升压

过去抢救心源性休克,相当注重升压药物的使用,有统计表明,急性心肌梗死并休克经使用升压药物后,死亡率由80%降低至52%,效果显而易见。近年的研究发现,心源性休克时会出现微循环障碍,而使用升压药物能加重微循环障碍,有引起心肌收缩无力,诱发心律失常的可能。目前,多数临床专家认为,急性心肌梗死病人收缩血压低于80mmHg或原有高血压的病人收缩压在 100mmHg 以下时都应升压。同时,应用改善微循环的药物收效会更好。应用升压药物时,必须注意以下几个问题:①大剂量升压药能引起心脏、肝脏、肾脏组织坏死,对高龄病人尤其有害,应从小剂量用起。②应用升压药物后,血压稳定持续在 6 小时以上时方可减量,宜先减慢滴速,4 小时后血压不往下掉者再减少剂量;③停用升压药后宜继续静滴适量液体,8 小时后血压稳定者可停止输液。

（3）补液

急性心肌梗死并休克,是否需要补充血容量,临床上意见并非一致,根据休克发生后血液瘀滞在内脏及皮肤区域微循环中的事实,理论上讲,补液是适宜的,但实际上心肌梗死的面积决定能否补液和补多少液体,因为心肌梗死的面积越大,心脏机能障碍越严重,补液越受到限制,越易影响对心脏本身病变的治疗。补液多,易诱发心力衰竭;补液少,休克得不到纠正,做到补液量恰如其分不容易。作者的体会是,抢救急性心肌梗死并休克,不能急于求成,补液宜少不宜多,让心脏进行充分代偿,液体量宜按病人每千克体重 10ml 计算,这样既安全又有疗效。当然最好的办法是随时测量中心静脉压,使补充的液体能将中心静脉压稳定在 8~12 厘米水柱。临床实践证实,抢救急性心肌梗死并休克,老药低分子右旋醣酐能发挥很好的作用,不仅能补充血容量,而且还能疏通微循环,防止微血栓形成,但目前已很少使用。

2. 心律失常

急性心肌梗死极易引起心跳速率、节律和传导发生改变,表现形式多样,房性早搏、室性早搏、短阵房速、房扑、房颤、室扑、室颤及各种房室传导阻滞都可出现。经典理论认为,轻度的心律失常,如偶发房早或室早,对血流动力学几乎无影响,但频发早搏,尤其是频发室性早搏能使冠状动脉血流减少 20%~25%[9],导致心肌代谢减慢,收缩力减弱,诱发心力衰竭。严重的房室传导阻滞引起心房、心室肌收缩不协调,使心脏无法进行正常的收缩,造成心输出量显著减少而引发休克。急性心肌梗死引发的心律失常完全不同于无器质性心脏病时的心律失常,临床医生不可掉以轻心,要积极

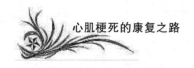

恰当的处理。

（1）控制心率

急性心肌梗死引起的心率过快易导致休克，据测定，显著的室性心动过速能使冠状动脉的血流减少60%[10]，极易引发室颤。临床上对急性心肌梗死引起的心率过速处理意见不一，传统的认识是对每分钟不超过110次的心动过速可不急于处理，近年来多数临床专家认为，尽早判定心率过速对血流动力学影响的程度，轻者可不特殊处理，但要预防心率进行性增快。我们认为，心跳越快，心肌耗氧越多，越不利于对濒临死亡心肌细胞的挽救，应把心率控制在接近成年人正常心率的高限，即每分钟100次左右。急性心肌梗死时出现室上型心动过速，表明心肌病变严重，和无器质性心脏病的室上型心动过速截然不同，因此，物理性兴奋迷走神经的方法属禁忌之列，可选用β受体阻滞剂或胺碘酮或进行人工心脏起搏。

急性心肌梗死时有些患者会出现显著的窦性心动过缓，传统的临床用药效果不确实，如阿托品、异丙肾上腺素、克分子乳酸钠、烟酰胺等。近年的研究认为，阿托品在引起心率增快的同时使心肌耗氧增加，诱发恶性心律失常[11]，要避免使用。如所遇患者情况较好，可转送到有条件的医院安装临时或永久的心脏起搏器。

（2）纠正心律失常

虽说单个房性或室性早搏对血流动力学几无影响，但据作者观察，急性心肌梗死时出现的早搏，不论房性还是室性，极易趋向发展，最易形成二联律或短阵心动过速，这可能与心肌梗死时疼痛刺激、精神紧张、情绪波动，使心肌耗氧持续增加有关，使心律失常变得复杂而难以纠正。因此，当患者出现早搏时，即便是单个早搏，也应在积极心理干预、迅速止痛镇静、吸氧的前提下用药物阻止早搏，首选β受体阻滞剂，如倍他乐克，不但可抑制早搏，还可改善患者的预后。对频发室性早搏，应首选利多卡因100mg静脉推注，无效者10分钟后可重复应用。心律失常控制后，继续以最小有效剂量静滴维持48小时，一日总量不宜超过300mg，量大可引起谵妄或抽搐，有房室传导阻滞者慎用。一旦发生心室颤动，要立即进行直流电复律(电击的时间越早越好),需一次成功(电击的次数越少越易成功),无电除颤设备的即刻胸外心脏按压、口对口人工呼吸,不要轻易放弃抢救。

3. 心力衰竭

急性心肌梗死引起的心力衰竭主要是左心衰,发生率约占 20%~48%[12]。心肌梗死后心肌收缩无力和心室顺应性降低是发生左心衰的主因,临床表现主要有急性肺水肿、休克、心脏骤停。急性心肌梗死一旦出现心脏骤停,医生多无回天之力,少数出现休克的病人也多于短时期内死亡。临床实践证明,对急性心肌梗死如能及时、果断、恰当处置,多能预防肺水肿发生。有效的吸氧、迅速止痛镇静、保暖、有力地心理干预、静心休息,能显著减少左心衰竭的发生,对已经发生的急性肺水肿如能在关键时段准确用药,多能起死回生。

(1)扩血管

血管扩张剂能迅速减少静脉回心血量,降低肺楔嵌压,具代表性的药物是硝酸甘油,非常适宜在急性肺水肿时应用,但急性左心衰竭的程度差异很大,病人对硝酸甘油的敏感性不同,用量要因人而异。一般来说,轻度左心衰宜舌下含服给药,首次 0.3mg,无效时 5 分钟后可再增加一次,忌一日内含服超过 3 次。中重度左心衰宜静脉用药,用 5~10mg 硝酸甘油加入 10%葡萄糖 100ml 中缓慢静滴,直至症状完全缓解,收到预期效果后应继续以最小有效剂量维持,避免反跳,当病人收缩血压降至 90mmHg 时要停药。舌下含药宜取坐位或半卧位,静脉给药宜取半卧位,不论舌下含服还是静脉用药初剂量宜小。

(2)利尿

利尿剂能有效地减少急性肺水肿时的泡沫痰,从而缓解呼吸困难,通过扩张静脉系统血管降低左心室压而起作用。急性心肌梗死并发肺水肿时只要病人的收缩血压在 90mmHg 以上,就适宜用利尿剂。关键是早期应用,不要等到出现泡沫痰时才用,最佳的应用时机是在病人出现端坐呼吸,短阵咳喘,但肺部尚未出现水泡音时。最常应用的是呋塞米,常以 40mg 呋塞

米加入生理盐水 20ml 内快速静脉推注,用药后 10 分钟即见尿量增加,60 分钟达高峰。需要注意的是首次剂量宜小,无效时可追加,一日总量不宜超过 100mg,以防利尿过度促发休克。伴有休克或有严重肾功能障碍者禁用。

（3）静脉穿刺放血

急性心肌梗死并左心衰经一般性治疗无效者文献称可静脉穿刺放血 300~500ml,能迅速缓解症状[13]。理论上讲,静脉穿刺放血是适宜的,但实际上,心肌梗死患者多为中老年人,时好时坏的冠心病情使病人精神疲惫,身体衰弱,有些病人可能伴患其他一些慢性疾病,发生急性心肌梗死后多惊恐不安,生命体征不稳,此时如再给病人进行静脉穿刺放血,极易引起情绪剧变,引发冠状动脉痉挛,使梗死范围扩展,导致猝死。

4. 酸中毒

发生急性心肌梗死,尤其是并发心源性休克者,由于全身组织缺氧,无氧酵解增加,使血液 pH 值、二氧化碳、碳酸氢根的含量降低,引起体内乳酸、丙酮酸大量增加,导致机体出现代谢性酸中毒,而代谢性酸中毒一方面促使血压进一步降低,心肌因有效灌注不足出现梗死延展;另一方面使升压药物的效应降低,使治疗休克变得更为困难,因此,急性心肌梗死并发代谢性酸中毒时必须积极地予以纠正。

常用的药物有碳酸氢钠、乳酸钠、三羟甲基氨基甲烷等。乳酸钠进入人体后,经肝内代谢产生碳酸氢根才起作用,药效维持的时间也短,该药还能引起血清胆红素浓度增加,用量大时易加重酸血症,老年病人又多有肝功能损害,所以不宜应用。三羟甲基氨基甲烷 pH 值为 10,静滴时对血管有刺激,需稀释后应用,需用的液体多,使血容量增多,增加心脏负荷,易诱发心力衰竭,伴休克者可作为首选,该药能抑制呼吸中枢,伴有慢性阻塞性肺病者忌用。碳酸氢钠进入机体后能迅速离解出碳酸氢根以中和酸根,使血液 pH 值较快升高,纠正代谢性酸中毒的作用确实可靠。应用该药前需先测定二氧化碳结合率,根据测定值计算碳酸氢钠的用量,需要注意的是计算所得的量不可一次补入,宜先补入量,4 小时后根据病情酌情决定。该药能使血清钙离子减少,而老年病人又多有低钙血症,应用过程中有诱发手足抽搐的可能,要谨慎使用。

三、介入治疗宜忌

1. 冠状动脉内支架植入

冠状动脉内支架植入是冠状动脉介入治疗中最常应用的一种方法,先通过冠状动脉造影明确病变血管部位,然后将一根尖端带有球囊的导管插入到患者狭窄或阻塞的血管处,让膨胀的球囊撑开支架,支架展开使血管腔扩大,从而解除狭窄或阻塞,恢复供血功能,因其创伤小、疗效高,受到病人广泛欢迎。

目前应用于临床的支架主要有金属裸支架和药物涂层支架。临床实践证实,药物涂层支架优于金属裸支架,植入后造成安置支架部位再狭窄的比例明显低于金属裸支架,但药物涂层支架能影响支架植入部位病变的愈合,还易形成局部动脉瘤。不论是金属裸支架还是药物涂层支架,植入后都会引起一些并发症,如因支架刺激,使受损伤的血管内皮出现修复反应,诱发平滑肌过度增生,引起管腔狭窄,或因机械刺激引起各种心律失常,或因操作问题引起植入支架局部出现夹层分离,甚至血管穿孔形成心包填塞,还可能因局部血小板聚积性增强形成血栓。

支架植入虽能救命,但基层医院尚不能开展,对发生在广大农村地区的心肌梗死病人,基层医院的医护人员要立足实际,运用综合治疗措施组织抢救,对病情较轻,体质较好,伴发病较少,距上级医院较近的病人可转送到大医院进行支架植入治疗。在植入支架前,临床医生要认真评估病人的情况,选择适合的病人,还要细致地向患者及家属交代支架植入后的后续治疗及注意事项,让病人做好术后药物及生活形为治疗的思想准备,只有这样,才有支架植入的长远意义。

一般来说,急性心肌梗死经紧急冠状动脉造影证实有一支或多支血管病变者,狭窄或闭塞大于50%,血管壁没有钙化,病变不累及冠状动脉主干,心功能良好者都适宜进行支架植入。有下列情况者忌支架介入治疗。

(1)冠状动脉造影有左主干病变,狭窄或闭塞大于50%。

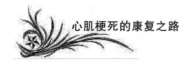

（2）冠状动脉造影有 3 支以上血管狭窄或闭塞。

（3）冠状动脉造影证实单支血管狭窄或闭塞，但合并有二尖瓣及主动脉瓣膜病变者。

2. 冠状动脉搭桥

临床统计表明，冠心病人的冠状动脉狭窄一般呈节段性分布，发生急性心肌梗死时闭塞的血管多在冠状动脉的近中段及远端。

急性心肌梗死病人经冠状动脉造影证实有冠状动脉主干及分支多支闭塞，尚无并发症，或急性心肌梗死经急诊 PTCA 未成功者适宜进行冠状动脉搭桥术。所谓冠状动脉搭桥，就是临床医生通过取患者自身的一段大隐静脉或乳内动脉，或桡动脉，或胃网膜右动脉，或腹壁下动脉血管，将一端移植到主动脉或锁骨下动脉，另一端跨越狭窄或闭塞的冠状动脉主干或分支接到病变血管的远端，架起一条能使血液从主动脉或锁骨下动脉通过"桥血管"流到冠状动脉直至远端的血管桥，从而建立起畅通的冠状动脉循环。

临床实践表明，用大隐静脉搭桥，手术创伤小，操作简单，但远期效果差，10 年的畅通率只有 60%~70%。用乳内动脉或胃网膜右动脉血管搭桥，手术损伤大，操作难度大，对技术的要求高，但远期效果好，畅通率一般都在 10 年以上。由此看出，年龄较大者宜搭静脉桥，年龄较轻者宜搭动脉桥。从目前国人的平均寿命看，70 岁以上的病人宜搭静脉桥，70 岁以下的患者宜搭动脉桥。搭桥手术效果好，但需全身麻醉，气管插管，体外循环，手术时间长，技术要求高，住院时间长，医疗费用也大，在国内只有三甲医院开展，绝大多数农村病人被高昂的医疗费用、遥远的路程所阻止。

搭桥虽能救命和提高生命质量，但不是所有的急性心肌梗死病人都适宜搭桥。通常认为搭桥的适应证是：（1）心肌梗死患者经冠状动脉造影证实，存在冠状动脉主干或分支多支闭塞，尚无并发症；（2）急性心肌梗死经冠状动脉内支架植入未成功者。合并下列并发症者禁搭桥：（1）合并糖尿病；（2）心功能在Ⅲ级以上；（3）伴患严重的慢性阻塞性肺病；（4）合并慢性肾功能衰竭（尿毒症）；（5）血压大于 180/100mmHg；（6）年龄大于 80 岁。

四、猝死的急救

一般来说,由急性心肌梗死导致的猝死大部分是可逆的,关键是能否及时准确的进行心脏复苏。理论上讲,心跳停止后的 4 分钟内是复苏的关键,这时大脑内的葡萄糖尚未耗尽,及时有效的救治可使猝死者起死回生,如果超过 4 分钟,大脑细胞因严重缺氧而坏死,失去生还的能力,即便抢救过来,也多为植物人,但在现代医学临床实践史上,确有心跳停止时间较长仍被抢救成功,成为正常人的实例。当临床医生发现心肌梗死病人出现意识丧失,大动脉搏动消失时千万不要按常规去听心音,确定有无心跳,而应即刻按心脏骤停处理,否则会浪费宝贵的时间,因为心跳停止后,心脏复苏的时间越早,复跳的可能性越大。医护人员要争分夺秒、沉着、果断、有序地将病人全身平稳地移到硬板床上置于仰卧位,让头偏向一侧,躯干平直,双上肢置于躯干的两侧,立即展开以下措施。

1. 捶击胸前

实验表明,在心跳停止后的两分钟内,心肌的应激反应是增强的。据测定,在胸壁上用拳头以中等力量击打一次能产生 5 瓦秒的电能,可引发有应激反应的心脏复跳(类似电除颤器电击复律)。当急性心肌梗死病人丧失意识时,现场急救人员用自己的拳头在病人的胸骨中下处连续快速的用中等力量击打 2~3 次,同时仔细观察大动脉有无搏动,若有搏动,表明击打复苏成功,反之,立即放弃改为心脏按压。

2. 按压心脏

胸外按压能使心脏被动跳动,泵出血液,让流动的血液把肺部的氧气送到大脑和心脏,以维持生命。胸外心脏按压时,病人的体位,按压的部位和按压的方法准确与否决定成败。正确的体位,部位和方法是:病人的躯干要平直,头、心脏、足在同一水平位,背部要有硬物支撑。医生站立或跪在病人的右边,左手掌根置于患者的胸骨中下段,右手掌根重叠于左手背上,两臂绷直,以腰部的力量,有节奏,冲击式地向患者脊柱方向垂直下压,然后迅速地抬起,让胸骨复位,以便心脏舒张。这里再强调一下,按压的位置必

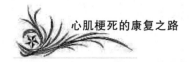

须是胸骨中下处,用中等力量。如位置不准确,用力过大易造成肋骨骨折,形成气胸或血气胸,甚至心包出血。用力过小,达不到挤压心脏泵出血液的目的,不仅无效,还浪费宝贵的时间。需要施术者注意的还有,初按压的2~3次用力要小,以探索胸骨的弹性,以后的按压用力要均匀,快慢要一致,每分钟约100~120次。

3. 呼吸复苏的步骤

(1)打开气道。丧失意识的病人舌根通常向后坠,不同程度地堵塞气道,导致气体进出不畅。因此,进行心肺复苏前必须先充分打开气道,以利空气进出自由。方法是,施术者站在病人的左侧,将左手掌置于患者的前额,右手的拇食两指分开呈八字形置于患者的下颌,在左手往下压前额的同时,右手往上举下颌,使病人的头后仰口张开。

(2)人工呼吸。人工呼吸的方法有多种,但以口对口呼吸效果最为明显,不仅能提供较多的空气量,使肺泡内压迅速提高,还便于识别通气情况及呼吸道有无阻塞。首先,施术者用左手拇食两指捏闭患者的鼻孔,用右手拇、食两指分别置于病人的两颊向内捏,使病人口张开。其次是施术者先深吸气后屏气,再将自己的口对准患者的口(力求口唇边缘尽量密闭),用力向病人的口内吹气。

近年来,美国的研究人员认为,传统的心肺复苏中口对口的人工呼吸阻碍胸外心脏按压的持续进行,不利于对猝死者的抢救,他们认为,对心脏骤停者及时有效地连续胸外心脏按压能引起心脏复跳,恢复血液供应,但病人神志模糊的时间较长,表明大脑缺氧不能及时改善。我们主张,对住院病人,最好还是在胸外心脏按压的同时进行口对口人工呼吸,如在院外遇到心脏骤停患者,又只有施救者一人时,宜进行持续地心脏胸外按压(可不进行人工呼吸),在口对口人工呼吸时,要特别注意呼吸道是否通畅,如有痰液等分泌物,要随时彻底清除,才能保证人工呼吸有效。遇到带有假牙的老年病人时,义齿不必取出,有利于口对口密合(但假牙不固定者要取出),如果病人的牙关紧闭,可口对鼻吹气。初行口对口吹气时,宜快速连续吹气3~5次,这样才能维持呼吸道内正压,以后每按压5次,吹气一次,每次吹气的时间要均匀(大约 4 秒钟),每分钟吹气 16~20 次。吹气易引起胃肠胀气,使横膈肌抬高,肺容量变小,还可导致胃内容物反流,要根据病人胸部起伏程度调整吹气。口对口人工呼吸的有效标准是病人的胸部随吹气起伏,用听诊器在病人的胸部可听到呼吸音。

心肺复苏必须连续进行,切忌随意停止,有效持续 40 分钟以上的心肺复苏无心跳恢复迹象者,方可终止抢救。

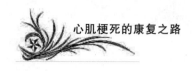

第三章　细节关乎安危

一、输液

输液是将药液直接注入静脉血管,不经过胃肠道吸收,因而起效快,生物利用度高,是抢救急性心肌梗死给药的最佳途径。但是,静脉输液危险性大,有可能引起严重的不良反应。

近年,网上曾传播一条信息,称输液等于自杀。该信息称:用电镜观察人用静脉输液剂发现每瓶液体中大约有 30 万个直径在 10~30μm 的玻璃碎屑和橡胶微粒,而人体的毛细血管直径只有 10μm,这些肉眼看不见的微粒进入人体后沉淀在肺泡,导致肺功能下降。该信息使得人们对国产人用静脉液体质量产生怀疑,实际上"中国药典"规定,每 100ml 或 100ml 以上的大容量输液剂,每毫升大于 10μm 的微粒不得超过 25 个,大于 25μm 的微粒不得超过 3 个。据权威部门检测,国内生产的人用静脉输液剂,一般都符合要求。另据生产输液器具的厂家介绍,输液管距离针头 20cm 的地方有特制的滤膜,滤膜的孔径为 20μm,液体中的绝大多数微粒都能被阻隔,输液一般不会出现风险。但有报道称,在因用药引起的死亡病例中,以注射方式给药导致死亡的构成比最高,占 67.74%,而口服给药只占 25.8%,在抢救急性心肌梗死时因输液不当造成心脏负荷增加,引发心律失常、心力衰竭的病例屡见不鲜[14]。临床实践表明,静脉输液引起的不良反应,常见的有发热、过敏反应、空气栓塞、静脉炎、增加心肝肾负荷等。尽管静脉输液存在风险,但临床医生不能因噎废食,如果给急性心肌梗死患者以比较安全的口服方式给药的话,那无疑会将病人送上不归之路。

急性心肌梗死属危重症,许多病人年老体弱,还可能伴患其他慢性疾病,输液要小心谨慎,医生应根据病情,有无并发症,输液的目的,决定输液量和输液速度。护理人员要密切观察输液过程中的病情变化,及时恰当处理出现的不良反应。一般来说,给急性心肌梗死病人输液的原则是:①及时,一旦病人入院,诊断确立,要立即建立静脉通道,越快越好;②液体性质宜等渗糖(血糖高者用等渗盐);③液体总量宜少,因液体量多增加心脏负荷,引发心力衰竭,冬春季不超过 1000ml,夏秋季可增加到 1200ml;④药液浓度要小,药液浓度必须调配在该药要求配制浓度范围内,以防对血管造成刺激,引起病人不适和影响以后的输液治疗;⑤输液速度要慢,一般病人输液速度宜控制在 60 滴内(每分钟约 4ml),大面积心肌梗死病人伴心力衰竭者每分钟输液量不应超过 30 滴(约 2ml);⑥组药要分明,按梗死程度和有无并发症区别轻重缓急,决定输液次序;⑦滴速恒定,不可忽快忽慢,滴速快了,短时间内大量液体进入体内,加重心脏负担,引起心力衰竭,还因血药浓度增加过快,超过安全范围,出现药物不良反应。滴速慢,进入体内的有效剂量不足,延误对病情的控制。

保证输液安全顺利,是降低病死率的重要保证,护理人员必须做好以下几点:①选好穿刺点,穿刺点最好选在手背,其次是上肢的前臂,再次是足背,好的穿刺点有利于穿刺一次成功;②无菌操作,配制药液要用一次性注射器具,做到一人一针一管,一次完成,穿刺部位要用 2% 的碘伏和 75% 酒精两次消毒,防止消毒不严引起发热反应;③固定好针头,牢固的固定能防止针头滑出血管,保证输液畅通,否则,反复穿刺会给病人带来精神及躯体两方面的不良刺激,影响病人休息,还使输液中断,影响抢救治疗。必要时可用硬物或夹板等进行保护性固定。

二、情绪

古人认为:"于病之最深者,莫如七情。"[15]急性心肌梗死时的剧痛,使病人有死期将至的感觉,因而惊恐不安。现代医学研究表明,惊恐能使大脑神经系统支配心脏的迷走神经功能出现异常,导致冠状动脉痉挛,使心肌

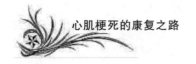

供血出现雪上加霜的情况,引起梗死延展,甚至导致猝死。

近年来的研究表明,七情既可致病,又能调整气血运行,促进疾病康复。对急性心肌梗死病人,如能在早期进行情志干预,让患者的心平静下来,就能提高自身抵御疾病的能力,有效降低病死率。在濒临死亡之时,病人最想知道的是生命能否延续,这时,医生如能用肯定的语气,通俗的语言,恰当地解释病情,让患者了解和认识这种疾病,再通过精湛的医术,在较短时间内让病人感觉到症状减轻的效果,就可避免精神紧张、思想负担过重,从而稳定病人的情绪。其次是护理人员要根据病人来自不同地区、民族、性别、年龄、职业、学历,按照他们的语言习俗、宗教信仰、性格爱好的不同,在不违背社会公德、医院制度的前提下投其所好,巧妙地交代医院的制度,科室的纪律及病人休息、饮食、洗漱、睡觉、穿衣、排便等方面的禁忌。在病人清醒时向患者轻声讲述一些经抢救成功,现继续奋发有为的心肌梗死病人的实例,让患者振奋精神,看到希望,或让病人听一些赏心悦耳的轻音乐,以转移注意力。只要病人情绪稳定,坚强自信,树立起战胜疾病的信心,愉快地接受治疗,体内就能产生强大的正能量,最终战胜疾病,获得新生。

三、护理

急性心肌梗死病例处于不同地区、民族、性别、年龄、职业及学历的人群中,他们的语言习俗不同,宗教信仰各异,性格爱好有别,住院后对地域性气候、人文地理、饮食结构等改变适应能力不同,常因医院的制度、设施、饮食、医生的服务态度或是对治疗的要求产生不满,进而影响疾病的康复。

医院应以病人为本,对急性心肌梗死这样的急危重症应给予专护,选配有一定心理学知识、年龄较大、责任心强、服务态度好、护理技术精的护士担任,再依据病人的族别、习俗、信仰、性别、职业、学历、爱好展开个性化服务,尊重他们的宗教信仰、民族习俗,保护病人的隐私,细心的掌握患者的心理状态,有针对性地疏导病人的心理,根据医嘱,积极有序地做好每一日的治疗及检查,完整记录患者的生命体征(呼吸、脉搏、血压、体温)、肢端皮肤颜色、温度、有无出汗、呼吸是否正常、有无咳喘、每日所进食水量和二便情况,收集整理有关检查单据,及时准确地向医生报告,做好以上工作,能预防或减少并发症,降低病死率。

四、饮食

急性心肌梗死时的剧疼、烦躁、发热,消耗了机体大量的热能,梗死后心肌的修复需要较多的热能,解除禁食后应增加营养、增进抵抗力,促进病情好转。

中医学认为食药同源,许多食物同药物一样具有一定治疗疾病和补益机体的作用。张仲景在《金匮要略》中说:"所有食物的气味,有与病相宜,有与身为害,若得宜,则益体,害则成疾。"现代医学与营养学研究表明,食物进入人体,经消化、吸收、代谢、释出能量,为机体生长发育,新陈代谢及受损伤组织修复提供热能,一些代谢废物排出体外,而另一些成分则聚集,如甘油三酯、总胆固醇,当超过一定量时便对机体产生危害。

现代医学研究表明,饮食不当,能增加心脏负荷,引发心律失常。发生急性心肌梗死时病人的胃肠功能减弱,所食食物的性味与量易影响机体内在环境,稍有不慎,会对患者的气血及脏腑功能造成伤害,因此,给急性心肌梗死病人配膳,必须了解以下原则。

1. 在疼痛未解除前要禁食,禁食有利于减轻病人的心脏负荷,减少并发症发生。

2. 初恢复进食时量要少,量多易引起腹胀,使膈肌上抬,增加心脏负担,每餐八分饱最适宜。

3. 质稀味淡的食物有利于消化吸收,降低代谢率,减轻心脏负荷,初进食时应给流质或半流质食物,逐渐过渡到普食。

4. 盐能增加水潴留,增加血液循环量,加重心脏负担,每日盐的摄入量应少于5.0g,有心力衰竭者要控制在3.0g以内。

5. 优质蛋白要足,足量的优质蛋白有利于促进受损伤心肌的修复,维

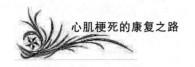

持心肌细胞的正常代谢。鱼、牛奶、大豆被称为优质蛋白，其氨基酸的模式与人体氨基酸模式接近，利用程度高，每日摄入蛋白质总量不应少于一个鸡蛋的蛋白质总量。

6. 维生素不可缺，维生素有增加心脏机能的作用，还可提高机体的免疫力，B 族维生素在新鲜蔬菜中的含量丰富，宜适当多吃。

7. 饮水不可少，急性心肌梗死时机体代谢增强，呼吸增快，发热以及禁食易引起机体水分丢失，使血液黏稠度增大，加重心脏负担，所以，保证体内水平衡十分重要。补水要根据病人的体态、季节、有无呼吸增快、发热、进食干稀、心功能好坏、是否用利尿剂确定一日饮水量，心功能良好者每日的饮水量不应少于 1500ml，伴有心力衰竭者每日饮水量宜控制在 800ml 以内。白开水为最佳饮用水，小口慢饮是最好的饮水方式。

8. 忌油腻、油炸、甜食及生冷食物。忌饮浓茶、咖啡、可乐及碳酸类饮料。

五、二便

1. 大便

急性心肌梗死多发生于中老年人群中，中老年人常因结肠功能减弱及肛周疾病而便秘。心肌梗死时又因使用止痛剂使胃肠功能受抑，还因情志改变，增加骨盆肌群紧张过度造成便秘。便秘是心肌梗死病人的潜在危险，临床上常因医生集中精力抢救病人而忽视患者的排便情况，导致一些病人因腹胀而躁动不安或因屏气用力排便诱发心律失常、栓塞或心脏破裂造成猝死。不论患者的病情有多危险，医生有多忙碌，对心肌梗死病人的排便绝不可忽视，要详细询问病史，了解平时大便情况，如平日就有便秘，已知便秘是非器质性疾病所致，应尽早给予缓泻剂，选作用温和、对肠管没有刺激、不引起腹泻、效果显著的西药或中药。临床实践证明，单种中药火麻仁在干预功能性便秘方面有很好地效果，火麻仁含脂肪约 30%，其成分主要是大黄酚，在肠道里遇碱性物质时产生脂肪酸，刺激和润滑肠壁，产生通便作用。服用方法为取火麻仁 10g，加水 200ml，煎 20 分钟，分两次温服。对神志不清的病人，医生要认真及时地检查腹部及肛周，如在右下腹触及硬性包块,一般都是干结的粪便,要及时灌肠,液体量不宜超过 400ml,水温在37℃左右。方法是先将病人置于左侧卧位,插管动作要轻,灌后臀部抬高30°,使药液在肠内保持较长时间。如因肛周疾病(痔疮等)引起便秘者,就宜局部用药(如开塞露),同时要注意保护肛周皮肤黏膜,避免给病人带来新的痛苦。

2. 小便

老年人常因膀胱逼尿肌张力减弱或前列腺增生肥大而排尿不畅,当发生急性心肌梗死时常因疼痛和恐惧引起植物神经功能异常,导致尿潴留。据监测,成年人膀胱充盈量达 500ml 时会感到小腹发胀,随着膀胱继续充盈,交感神经兴奋性增加,引起心肌耗氧增大,可能诱发心肌梗死延展。临床专家告诫,老年人膀胱过度充盈时突然排尿会引起迷走神经过于兴奋使心率减慢,血压下降,大脑因供血不足发生晕厥。所以,对心肌梗死病人,医护及家属都要关注排尿情况,嘱咐病人不可憋尿,对有尿潴留的患者要及时导尿,导尿时不可将膀胱完全排空。

六、环境

患急性心肌梗死时病人的生理功能降低,免疫力差,抵抗力弱,精神疲惫,情绪低落,需要一个良好的环境来调身养神。现代医学研究发现,优越的环境能提高病人精神和心血管系统的生理效应,改善情绪,促进代谢,增强免疫力,提高抵抗力。因此,给急性心肌梗死患者住的病室,条件必须优越。

1. 病室要宽敞。急性心肌梗死系危重症,需住抢救设施齐全的病室,病房宜宽大。一般来说,抢救室不能小于 30m²,如抢救室小,各种抢救设施占去一定空间,留下狭小的地方既不利于医护展开抢救工作,又使病人感到压抑,影响患者的气血运行,妨碍改善气滞血淤的病机。

2. 空气要清新。新鲜空气富含氧气,所含尘埃及病原微生物少,吸入新鲜空气有利于改善急性心肌梗死病人的缺氧情况,缓解烦躁,降低心肌耗氧,如室内空气污浊,氧含量少,较多的细颗粒物及病原微生物被吸入气

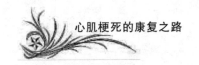

道,引起气管、支气管、肺泡发炎,产生黏液,堵塞气道,影响肺组织的通气和换气,加重心肌缺氧,造成心肌梗死延展。

3. 病室要向阳。向阳的房间日照时间长,自然光线充足,温湿度稳定,病人住进去后感觉舒适,心情也易平静,有利于降低心肌耗氧。近年美国克利天兰医学院护理学院的一项研究结果表明,采光充足的病室能促进疾病的康复。

4. 温湿度要宜人。急性心肌梗死病人对温湿度的适应能力差,室内温湿度变化大时,易影响机体代谢,诱发心律失常等并发症。研究表明,最适合心肌梗死患者稳定机体内环境的温度是18℃~20℃,湿度是40%~60%。我国地域辽阔,南北温湿度差异大,病人跨地域住院时适应能力有别,所在地区医院的医护人员应根据季节和来自不同地区的病人调整病室的温湿度,使之有利于病人的体内代谢。调查表明,夏秋季室内温度在23℃~28℃,湿度在50%~60%,冬春季室内温度在20℃~23℃,湿度在40%~50%,病人一般都能耐受。装有空调的病房,宜将温度调控在20℃~25℃,湿度在40%~50%。

5. 室内照明要足。急性心肌梗死多发生于中老年人群中,老年人多有视物障碍,室内照明不足时易产生灰色心理,使体内一些激素释放受抑,影响体表气血流通,如光线过于明亮,易引起患者情绪激动,使病人烦躁,引起心肌耗氧增加,还使病人难于入睡或进入深度睡眠。

6. 室内色泽宜单调。颜色能影响人的情绪及气血运行,如大红色、黑色或色泽纷杂时易使人焦躁,烦躁引起心率增快、心肌耗氧增加,导致心肌梗死病情加重。因此,给心肌梗死病人安排病床时宜选择颜色柔和单一的病室。现代医院建筑内墙及使用的床单被套一般都是白色,适合病人的视觉感受。影响病人视觉的主要是窗帘及室内挂图,护理人员应根据季节调换窗帘,减少病室内耀眼夺目的彩色挂图。一般来说,夏秋季节宜用冷色调,冬春季节宜用暖色调。用能阻隔噪音的材质做窗帘,选择吸湿性好、不易产生静电的纯棉质被套及床单。避免将室内色泽弄得纷杂刺眼。

7. 病室要洁净。患心肌梗死后病人的抵抗力降低,易继发细菌或病毒性感染。室内空气不良是引起病人呼吸道感染的主要因素,要定期开窗通风和对室内空气进行紫外线消毒。由于医护、家属、亲友在诊疗、护理、探视中出入走动,使地面及使用设备成为污染较重的地方,要定期用来苏尔或84液进行消毒。对抢救设施,如心电监护仪、吸氧装置等随时用干净的湿抹布擦拭。调查表明,目前国内二甲以上医院的病室大多带有卫生间,有报道称,卫生间污染的程度是病室内其他地方的 2~3 倍,尤其是夏秋高温潮湿季节,卫生间里的病毒、细菌极易滋生繁殖,随着病人及陪员的使用,卫生间里的细菌、病毒也随着人的出入而"串门",对病人构成潜在危险。所以,保持卫生间的卫生十分重要,关键是要及时科学的清理,首先是要每天清洁卫生间,先从相对干净的门口向污染较重的深处清洁,再由高处向低处清洁;二是用专用抹布;三是定期用消毒剂消毒;四是病人及陪员出入卫生间应换穿脱鞋。

8. 被窝温度。据测定,被窝温度在 32℃~34℃时人体表的血液循环最为畅通,也易入睡。急性心肌梗死患者常因烦躁、疼痛而睡卧不安,使被窝的温度难于保持稳定,影响体表气血流通,也使入睡变得困难。在室内温湿度基本稳定的情况下, 影响被窝温度的主要因素是病人情绪的稳定程度及体质和被子的材质,医护人员要积极地给病人止痛、镇静、调理病人的情绪并为被窝增温或降温,让病人在温暖舒适的被窝里睡觉,以保证气血运行畅通。

七、休息与康复训练

急性心肌梗死发病三日内,原则上要绝对卧床休息,一切日常事务(如翻身、坐起、穿衣、洗漱、服药、进食、排便)均在病床上由护工或家人协助完成。

急性心肌梗死的程度差异很大,有些病人自感症状轻微,往往不遵守医嘱,不安心静养,坐在病床上和陪员闲谈,有的甚至下床活动,这在心肌梗死的早期是非常危险的做法, 有可能导致梗死范围扩大或造成猝死,医护人员应坚决制止。对不伴有并发症的病人,康复训练宜早进行,因为活动能促进血液循环,有利于改善心肌缺血,促进康复。从住院第 4 日起即可在

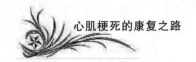

病床上进行少量活动，此为Ⅰ期康复，主要活动部位是各关节。训练开始前，护士令患者在病床上仰卧，然后自己做示范，再让病人按示范要求依次做腕、肘、肩、踝、膝关节屈伸活动，每个关节活动1分钟，每日2次。自主完成在床上的坐起、穿衣、洗漱、服药、吃饭、排便等活动，连续3天无不适者，从第2周起，早晚下床，先在床边站立，继之屈伸下肢，再在室内走动10分钟，每日2次，连续1周无不良反应者，表明心脏的储备力和耐力能够适应再大一些的活动量。从第15天起，让病人到室外散步（不可做其他动作）每次15分钟，每日2次。第1天散步后无心悸、气短、胸闷，翌日又无头晕、乏力感觉者，以后的散步时间每次可延长2分钟，但每天散步延长的总时间不宜超过5分钟，至一次散步30分钟无任何不适时便可出院。

对大面积心肌梗死伴有并发症（如心律失常、休克、心力衰竭、栓塞等）的病人，卧床休息的时间应直到危险期过后，生命体征（T、P、R、BP）正常后方可进行康复训练。初期进行康复训练时，宜从被动活动病人的各关节开始，由护士指导病人家属或护工做病人的腕、肘、肩、踝、膝关节屈伸活动，每个关节活动1分钟，每日2次，连续3天被动活动后虽有心跳增快，但每分钟不超过110次，又不出现早搏者（由护士观察、测试并记录），以后可让病人主动活动各关节，时间与被动活动时间相同。一周后由主管医生评估患者的心脏功能，先测定1分钟安静时心率数，再让病人自主完成上述关节活动后，即刻测1分钟心率，若自主活动后1分钟心率数较安静时1分钟心率数增加10~20次，提示心脏能耐受像穿衣、洗漱、解手这样的一般性活动，以后可在床上自由活动。若床上自主活动后即刻1分钟心率超过20次以上或有早搏者，表明心脏的储备力和耐力还不能适应像下床走动这样的一般性活动，应继续卧床休息，待过一段时间后（5~7天），再用上述方法评估心脏能否增加活动量。床上自由活动一周无任何不适的病人，可下床自理生活。国际上衡量老人生活自理能力的指标有6项，包括吃饭、穿衣、上下床、上厕所、洗澡、室内活动。室内走动的时间每次10分钟，每日2次，以后每一次走动增加1分钟时间，直到每次室内走动15分钟无胸闷、气短、心悸、出汗及早搏者可让病人去室外活动，主要是散步，每次15分钟，每日 2 次。以后每次增加 1 分钟散步时间,直到每次散步 30 分钟不出现心慌气短,头晕出汗,且无早搏者便可以出院,转入 Ⅱ 期康复。

八、防静电伤害

日常生活中,人们常常会遇到这些现象,脱衣服时听到"嘛啪"响的声音,并且看见蓝光。手拉门把手、开水龙头、开关金属门窗、按压电灯开关时既看到火花,又感觉到触电,这就是发生在人体的静电。测定表明,当人体感觉到触电时,体表上的静电电压已超过 2000V,看到放电火花时,体表上的静电电压超过 3000V,听到放电的"嘛啪"声时静电电压已达 2000~8000V。

老年人的皮肤干燥,容易产生静电,当遇静电时,会产生一种难于言表的不适,有的会出现发麻、刺痛感。急性心肌梗死多发生于中老年人,由于心肌的变性坏死和老化退化,使心脏自主神经抗干扰能力减弱,在遇静电时会出现较一般老年人且多又重的症状,如心悸、胸闷、烦躁、失眠、甚至出现早搏或使原有的心律失常变得复杂而难于纠正。

冬春季节人体最易产生静电,静电又易在摩擦时发生,对静电伤害主要是预防,以下措施能显著减少或消除静电。①保持室内湿度在 50% 左右,室内过于干燥时可向地面洒水或用湿墩布反复拖地,也可养水仙花,最好是使用加湿器;②穿柔软光滑的棉质内衣,用纯棉质床单被套,因化纤面料易产生静电;③脱衣服前先用手触摸墙壁,将静电释放出去;④用热毛巾擦身或勤换衣服能减少静电产生;⑤用木质梳子梳头,如用塑料梳子时可先将梳子放于水中片刻,捞出再用便不会产生静电;⑥室内地面铺有地毯时,下床走动宜赤足;⑦忌用手触摸金属床头及边缘;⑧忌用金属及塑料便盆。

(本编编写:高博)

第三编　心肌梗死的Ⅱ期康复

第一章　基本常识篇

一、服药忌改变用药途径

一些心肌梗死康复病人时有心绞痛发生,当疼痛发作时,便急速吞下硝酸甘油片等需舌下含服的药物,他们自以为吞下的药片直接进入胃内,胃黏膜面积大,吸收快,能迅速发挥作用。实际上,要求舌下含服的药片,它的特点是能被舌下丰富的毛细血管迅速吸收,仅2~3分钟就能到达心脏起到作用,而口服后不但胃黏膜吸收慢,而且药物还需经肝内代谢,使血药浓度降低,疗效仅为舌下给药的十分之一。因此,使用心血管类药物的病人,应详细阅读药品说明书或向医生认真询问用法或严格按医嘱服药,不可随意改变用药途径。

二、服药忌改变剂型

心肌梗死康复病人多为中老年人群,中老年人咽肌功能减退,吞咽能力弱,服药时常感到整粒药片难于咽下,于是就将药片切割成小块服,或许是他们不知道,肠衣片只能在肠内溶解吸收才能发挥作用,药片一旦破裂,就失去了特定的隔离保护作用,如肠溶阿司匹林,切割打破了外包衣,让片芯外漏服下,在胃中遇到胃酸被溶解失去药效,还增加了对胃黏膜的刺激,服后常出现上腹部不适、恶心、呕吐,时间一长,胃黏膜会出现糜烂,甚至形成溃疡,引起上消化道出血。所以,包衣片忌切割或咬破服用。

有些病人同时患有咽部疾病,经常咽干疼痛,吞咽困难,服用胶囊药物感到困难,一些病人便将胶囊中的药粉倒出用水冲服,这样虽然易于咽下,但药粉失去了胶囊的保护和遮味作用,遇到胃酸即被破坏,在很大的程度上降低了药效,同时增加了药物对胃黏膜的刺激,有时还会被呛入气管引起剧咳,诱发心绞痛。因此,忌将胶囊中的药粉倒出用水冲服。

许多病人同时患有慢性胃病,喜欢服用中成药,以减轻对胃黏膜的影响,为了便于咽下和加快药物的吸收,他们常将中药丸放入水中,用火煮溶成汤剂后再服,药丸经过再次高温水煮,药效大为降低,对疾病的治疗作用大打折扣。如果一些病人因咽肌无力对中药丸确实难于咽下,又因慢性胃病不宜服西药,自己坚持服中成药者可将药丸放入温水中用竹筷反复搅动,直至完全溶解后再服,这虽费时,但药效能够得到保证。

三、缓释剂、控释剂要整粒吞服

有相当一部分心肌梗死康复病人不理解缓释剂与控释剂的含义,又由于年老体弱,咽肌松弛和伴患慢性咽部疾病而吞咽困难,服药时为便于将药物咽下,常将一些缓释或控释剂药粒切割或从胶囊中倒出药粉用水冲服,这样,缓释与控释的药物失去了本来面目,使药效大为降低,服后还易出现一些本不该出现的副反应,既影响对原发病的治疗,又增加新的不适。

所谓缓释剂,指的是这类药物口服后药物分子在规定的释放介质中按要求缓慢非恒速的从制剂中释出,给机体提供比较平稳地血药浓度。而控释剂是指该类药物口服后,药物分子在规定的释放介质中在预定的时间内按一定的速度从剂型中释出,作用于靶器官。与普通剂型相比较,缓释剂、控释剂最大的优点是药物在肠胃中释出缓慢,血药浓度峰谷波动小,药效持久,避免了普通剂型口服次数多,可能发生血药浓度超过人体耐受程度

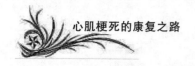

的毒副作用,在很大的程度上提高了用药的有效性和安全性。因此,在服用缓释剂、控释剂这类药物时,无论是片或胶囊都要整粒吞服。

四、口服胶囊药应低头吞咽

在空心胶囊内装入药物粉末或微粒制成的药物称为胶囊类药物,药粉或微粒之所以要装入胶囊,是因为这些药物粉末或微粒遇到胃酸会被分解破坏失去药效,还对胃黏膜产生刺激,造成新的不适。

胶囊药有硬胶囊和软胶囊之分,就拿用于心脑血管疾病的胶囊来说,通心络胶囊是硬胶囊,心脑清胶囊属软胶囊。不管是硬胶囊还是软胶囊都是用骨明胶或猪皮胶制成,特点是易溶于胃液,对人体无害。一些老年人反映,胶囊药在口服时难于咽下。调查表明,胶囊药难于咽下的主要原因是老年人咽肌无力所致,有些则是因热水服药引起。实验显示,胶囊的外壳在35℃以上的热水中很易软化破裂,如用热水服药,碎裂的胶囊外皮易粘在咽壁或食道上端的黏膜上,以致咳不出,咽不下,非常难受,引发老人恐惧,诱发心绞痛。

胶囊药的外壳十分光滑,既使患有慢性咽痛和咽肌无力的老人也易咽下。据作者观察,许多老人对胶囊药咽下困难是因服药方法不妥所致,服药时先将药粒放入口内,然后喝水,再仰头咽下,严格地说,这种服药方法适用于服片剂,服胶囊药则不对,因为胶囊的比重小于水,先吃药,后喝水,再仰头咽时胶囊便漂浮在水面上,吞咽时水被咽下去了,而胶囊仍留在口中。正确的服胶囊药的方法是病人取站位或坐位,先将胶囊放入口中,然后喝水,再低头吞咽,光滑的胶囊顺着吞咽力和水的冲力很易进入胃内。另外,用凉开水服胶囊药较热水服胶囊更容易咽下,建议老年病人用经室内自然冷却的开水服药(水温一般在 15℃~20℃之间)不会对胃黏膜造成不适。

五、常用口服药宜忌

1. 硝酸甘油

有些心肌梗死患者会出现梗死后心绞痛,有些进入Ⅱ期康复的患者常因一些诱因引发心绞痛,需服用硝酸甘油来缓解,硝酸甘油虽是缓解心绞痛最有效的药物,但该药的药效受许多因素的影响,服用时必须掌握好宜忌。

(1)取坐位服药。硝酸甘油有很强的扩张血管的作用,站立位含药时易发生脑供血不足的现象,出现晕厥;卧位含药时回心血量增多,加重心脏负荷,易诱发心力衰竭;正确的含药应取坐位,最好是靠坐在沙发上或宽大的靠背椅上,或背靠被子坐在床上。

(2)舌下含服。发生心绞痛时,要立即将硝酸甘油片含于舌下。舌下毛细血管丰富,吸收迅速,药效发生快,从舌下黏膜吸收到发挥作用仅需30秒钟左右的时间,而吞服的硝酸甘油片在吸收之前需先经肝脏代谢,大部分被灭活,药效在很大程度上被降低。实验表明,含服比吞服起效快10~20倍。

(3)从小剂量用起。硝酸甘油首次用量宜小,用量大或对硝酸甘油敏感的人会出现面色潮红、头胀痛、心悸、眩晕等不适。对硝酸甘油敏感者应以成人口服剂量的1/2给药为妥。

(4)老年人口腔内唾液少,口腔黏膜干燥,含服时因药物的溶解性和吸收性缓慢而影响药效,老年病人含服硝酸甘油片时可先将药片咬碎再含于舌下,以促进药物的溶解,加快吸收速度。

(5)宜预防性服药。心绞痛发作频繁的病人,可在进餐前、活动前、大便前、性生活前或有发作预感时预防性地含服硝酸甘油片。

(6)宜交替用药。同一途径使用硝酸甘油或长时间使用者易产生耐药性,经常用该药的病人宜交替使用。硝酸甘油有不同的制剂,除口服的片剂及针剂外,还有喷雾剂和皮肤贴膜。

(7)宜联合用药。长期服用硝酸甘油片易产生"零点现象"或耐药情况,临床实践证实,联用β受体阻滞剂或血管紧张素受体拮抗剂或在睡觉前加

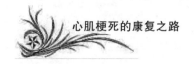

服非硝酸基类血管扩张剂,如地尔硫卓、氨氯地平可减少零点现象或耐药情况的发生。新近研究报告称,长期服用硝酸甘油片的病人补充叶酸可防止耐药情况的发生。

(8)避光保存。家中储备的硝酸甘油制剂要放在阴凉干燥处,避免阳光照射。硝酸甘油片一旦含在舌下无麻刺、烧灼感或头胀痛时,提示该药已经失效,不可再用。

(9)忌频繁用药。心绞痛发作时,立即舌下含服硝酸甘油片1片,如不见效,5分钟后可再含服1片。研究表明,含服比吞服药效维持时间短,可连续用药,但一般不得超过3次,如短时间内连续频繁用药,会引起交感神经兴奋,使心率增快、心肌耗氧增加,加剧心绞痛或引发心肌再梗死。含服硝酸甘油片症状不缓解,病人又伴有大汗、面色苍白、烦躁不安、四肢厥冷者可能已发生了心肌再梗死,要立即送往医院或拨打“120”电话求救。

(10)忌骤减药量。长期服用硝酸甘油片者忌骤减药量,否则会引起另一种形式的心绞痛,这是因为长期用药,使血管平滑肌对硝酸甘油产生依赖性所致,更不可突然停药,突然停药会引发严重的冠状动脉痉挛,导致心肌再梗死。

(11)忌用于假性心绞痛病人。假性心绞痛一般都发生于更年期女性病人中,这与卵巢功能减退所致的雌激素水平降低有关,多在情绪波动时发病,主观不适的症状很重,但心电图一般正常或者有轻微的改变。

(12)忌贴身携带。硝酸甘油易受温度的影响,贴身携带时由于受自身体温的影响,在容器密闭不严时易分解失效,外出时要带硝酸甘油的病人,可将药装在外衣的口袋里或放在手提包内。经常随身携带该药者,不能按药品的有效期使用,应每个月更换1次。

2. 阿司匹林

阿司匹林是冠心病二级预防的主要药物,已有研究表明,阿司匹林能明显降低继往患心肌梗死及冠状动脉搭桥术后的病死率[16],现被广泛的应用于心脑血管疾病的预防和治疗当中,但调查发现,许多病人对该药不能正确服用。

（1）选择合适的剂型。心肌梗死康复病人伴患慢性胃病者常见，口服阿司匹林又易造成胃黏膜损伤，引发溃疡或出血。由于阿司匹林有普通剂型和肠溶剂型之分，因此，选择适合自己的剂型非常重要。相比较而言，肠溶阿司匹林更适合年龄较大的病人，因肠溶片是一种在胃中不分解的特殊剂型，能避免对胃黏膜的直接刺激。由于肠溶片在肠道中才分解并发挥预防和治疗作用，所以，肠溶阿司匹林宜整片吞服，更宜在饭前服，这样，进入胃中的药片不会受食物的影响能顺利进入肠道中，有利分解吸收。

（2）服用越早越好。血栓形成是心肌梗死的发病基础，阿司匹林在人体内通过抑制血管素 A2 的生成发挥预防血栓形成作用。美国心血管病学会建议，10 年冠心病风险大于等于 10% 的病人，应将阿司匹林作为一级预防药物长期服用，每天 75~160mg。国内医学专家建议，10 年缺血性心脏病风险大于等于 10% 的人群或合并血脂紊乱、吸烟、肥胖、年龄大于等于 50 岁、有早发心血管病史的人群（男小于 55 岁、女小于 65 岁）每天应服用 75~100mg 阿司匹林进行预防。临床经验表明，冠心病心绞痛、急性心肌梗死、冠状动脉内支架植入，只要没有禁忌症，都适宜长期服用阿司匹林，而且服用得越早越好。

（3）晚睡觉前服药更有效。通常认为，人在夜间睡觉时血液缓慢，易发生血栓性疾病。但调查表明，心肌梗死的高发时段多在清晨和上午的一段时间。药理学研究揭示，阿司匹林服用后在体内抗血小板黏附作用约在 3~4 小时后才发挥，且能维持较长的时间，如果在早晨 7:00~8:00 时服药，等到药物起效时已经错过了当天心肌梗死的高发时段。如在晚睡觉前服药，次日上午的血药浓度足以对心脑血管起到保护作用。

（4）宜先除 HP。患过一次心肌梗死后需终生服用阿司匹林。据调查，许多心肌梗死康复病人 HP 呈阳性，有些病人还同时患有慢性胃炎或消化性溃疡，症状时隐时现。调查表明，在口服阿司匹林的心肌梗死康复病人中，伴患慢性胃病，HP 呈阳性，同时治疗胃病者常见。这样，阿司匹林在体内分解产生水杨酸和 HP 一道对胃黏膜产生直接损害，使慢性胃炎的发病率达 75%，胃溃疡的发生率达 26% 以上[17]。而根除 HP 后再服用阿司匹林 6 个月

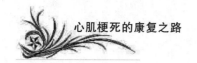

与未根除 HP 者相比较,慢性胃炎的发生率明显下降,发生胃溃疡的可能性仅占 3%,表明阿司匹林致胃炎和胃溃疡的风险与 HP 感染呈正相关。因此,心肌梗死病人进入 Ⅱ 期康复时应常规检查 HP,阳性者宜先根除 HP 后再服阿司匹林。

(5)血压过高者忌服。高血压是冠心病发病、发展的高危因素,当发生急性心肌梗死后血压一般都降低,随着心肌病变的好转血压上升(一般在发病后数周),但不会超过梗死前水平,多数患者的血压维持在正常高值状态,不影响阿司匹林的应用。但有些病人可能因某种原因导致血压持续升高,当超过 180/100mmHg 时不再适宜口服阿司匹林,应减量或停药(因血压高于上述数值时脑血管多有灶性出血倾向,很易诱发颅内出血)。

(6)超高龄病人忌服。医学上将个体大于 85 岁者称为超高龄人,超高龄人血管多有淀粉样变且失去弹性,极易破裂,而阿司匹林又易引起出血,可使超高龄人脑出血的危险性大大增加。

(7)更年期女性病人慎服。女性在更年期时经期紊乱、经血量增多,阿司匹林能使经期延长,经血量增加,有的甚至引发崩漏,所以,处在更年期的女性心脑血管患者慎服阿司匹林。

(8)忌突然停药。有报道称,因冠心病住院的 1236 例病人在骤停阿司匹林后有 51 例在不到 1 周时间内发生了心绞痛,而在停药之前这些病人没有类似的症状,表明长期服用阿司匹林者在突然停药时易发生心绞痛,所以说长期服用阿司匹林的病人不可突然停药。因患伴发病需要停用该药者最好是先减量再停药,宜每周减 1/4 量,以每天服 100mg 阿司匹林,每周减少 25mg,维持 1 个月后方可完全停药。

(9)伴患房颤时不宜单用阿司匹林。人体内血栓形成的机制十分复杂,主要涉及两个系统。一个系统与血小板有关,正常情况下血小板随血液环流,不会集聚,如果因某种原因损伤了动脉血管内皮(高血压),血小板便受局部电荷的影响向损伤处集聚,再加上脂质沉积及其他因素逐渐形成动脉粥样硬化性斑块。血小板聚集形成的血栓发生于动脉,最具代表性的就是冠心病心肌梗死,这时需要阿司匹林来抑制血小板聚集。另一个系统与凝血因子有关,当血液中的某一个因子被激活时,就会发生一系列反应,其结果是使原来能够溶解在血液中的纤维蛋白变成不能溶解的纤维蛋白,这种凝血功能异常造成的血栓发生在静脉系统,最典型的就是冠心病心房纤颤,这种血栓宜用华法林来抑制凝血块的形成。由此看出,阿司匹林、华法林都是抗血栓药,但用于治疗的侧重不同。心肌梗死康复病人出现房颤时不宜单用阿司匹林,应两种抗血栓药联合使用,但要减少各自的用量。

(10)口服阿司匹林如出现浓烈的醋味,提示该药已经失效,不可再用。

3. 速效救心丸

速效救心丸的主要成分是川芎和冰片,川芎性温,味辛,有活血行气功效。《本草纲目》称:"川芎为血中之气药,可上达巅顶,下通血海,中开郁结。"冰片性微寒,味辛,苦,辛香长于走窜开窍,苦寒能散火消肿止痛。现代医学研究表明,速效救心丸能扩张血管,改善微循环,增加心脑供血,降低血脂,降低血小板聚集力和吸附力,对气滞血瘀性冠心病心绞痛有很好地疗效,一些病人常将其带在身边作为救急良药。作者在医疗实践中发现,许多病人不能正确服用该药。

(1)忌吞服。有的病人在胸痛发作时常将速效救心丸急速吞下,认为吞下吸收快,吸收完全,疗效可靠。其实不然,吞服需经胃肠道吸收,且吸收不完全,因而不能迅速奏效。速效救心丸应舌下含服,舌下毛细血管非常丰富,吸收迅速而完全。含服时将药粒咬碎再含于舌下则起效更快。

(2)忌量大。有些病人用药量大,一服就是 10 粒,数分钟胸痛不缓解又服 10 粒,这既不对,又有一定的危险。一般来说,速效救心丸宜从 4 粒服起,5 分钟就能见效,服药后 10 分钟不见效者可再服 4~6 粒,但 30 分钟内连续用药不能超过 3 次,两次含药胸痛不缓解者要想到可能是发生了心肌再梗死,应立即将病人送医院检查。速效救心丸忌一次用量过大,忌频繁含药,因该药能扩张血管,降低血压,一次用量大或频繁用药引起血压骤降,导致胸痛加重或引发休克。

(3)忌卧位含药。调查表明,有些病人发生胸痛时首先席地而坐,然后迅速含服速效救心丸,再躺下休息。或许是病人不知道,速效救心丸除具有

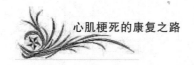

良好地止痛功效外,还有较强的扩张血管作用,含药后平卧,当药效发挥作用时,大量的静脉血回流心脏,使心脏前负荷骤增,极易引发急性左心衰竭,正确的含药应是坐位。

(4)血压低者也用。有些病人平素血压较低,当胸痛发作时照样服用速效救心丸,除疼痛不减轻外反倒使胸痛更为剧烈和持久,这是因为用药后血压下降,使心肌缺血加重所致。

速效救心丸药性偏温,适用于气滞血瘀及体质偏寒的心肌梗死康复病人有胸痛时服用,有阴虚血瘀及体质偏热的病人应慎用。服药时忌生冷、辛辣、油腻食物。

4. 冠心苏合丸

冠心苏合丸含苏合香、青木香、檀香、乳香、冰片等成分,具有芳香开窍,理气止痛功效,是冠心病人常用良药,与硝酸甘油相比较,起效虽不及硝酸甘油快,但理气、宽胸、止痛作用持续时间明显较硝酸甘油长。一些心肌梗死康复病人因伴患慢性胃病或对硝酸甘油类药物副作用不耐受而喜欢用该药继续治疗,但是许多病人却不能恰当地使用,口服冠心苏合丸要注意以下三个方面的问题。

(1)分清寒热。心肌梗死康复病人的体质不同,主要有寒热之别,寒性体质者寒邪遏制阳气,形体失却温煦。热性体质者阳热偏盛,津液被耗。冠心苏合丸属温性药,适宜用于寒性体质的病人,如给热性体质的病人服用,不仅无效,还会引发面红、鼻腔洪热、咽喉涩痛、舌红苔黄、口渴、小便短赤、大便干结等副作用。因此,热性体质者忌服冠心苏合丸。

(2)分清虚实。有些心肌梗死康复病人怕心绞痛发作,长期服用冠心苏合丸预防,有的甚至在晚睡觉前还加服 1 丸,以防夜间犯病,这种做法有害无益。一般来说,在心绞痛发作频繁或在急性心肌梗死初期,"标实"为主要病机时,应用冠心苏合丸以芳香开窍,温阳逐寒,豁痰通络是恰当的,当病情由急转缓,即由"标实"转为"本虚"时,由于冠心苏合丸不具活血化瘀、益气养阴作用,且会耗散病人正气,影响心肌梗死康复。所以说,当心肌梗死进入Ⅱ期康复时不宜再服冠心苏合丸。

（3）分清禁忌。有些病人在胸痛发作频繁时常将冠心苏合丸与亚硝酸异戊酯类药物联用，这是不对的。因两药合用在体内生成含汞离子的有毒沉淀物，较长时间服用能引起自身中毒，故禁将两种药物联用。冠心苏合丸中的苏合香、冰片对胃及食道黏膜有刺激，伴患慢性胃炎、反流性食道炎、消化性溃疡的病人忌服。

5. 复方丹参滴丸

经现代工艺制成的复方丹参滴丸，其有效成分（水溶性丹参素、三七总甙、冰片）呈分子状态直接分散于基质中，属亲水基质的速效剂型，完全不同于有效成分储存于植物细胞之中的传统中成药，具有起效快、生物利用度高、效果显著的特点。现代药理研究表明，复方丹参滴丸能有效降低血黏度、降低血脂、扩张血管、增加冠状动脉血流量、改善心肌缺血，是治疗心脑血管疾病的良药。

实验表明，复方丹参滴丸尤适宜舌下含服，含服时通过舌下毛细血管吸收直接入血，避免了因口服造成肝的首过效应，提高了药物的利用率，因而起效较吞服快。但该药的有效成分能随着温度上升而加快挥发，使药效降低，甚至失效。因此，在家中存放的丹参滴丸应放在阴凉干燥处，室内温度超过35℃时，应将该药放在冰箱的冷藏柜中。有些病人经常随身携带丹参滴丸以备急用，随身携带的丹参滴丸不能装在贴身衣服的口袋里，应装在外衣的口袋中，外出时可放在随手提的小包中，经常随身携带的丹参滴丸不能按药品的有效期使用，宜每两个月更换一次。每次口服药丸后要及时密闭药瓶，否则药效会大大降低。

6. 丹参片

中医学认为，丹参具有活血化瘀、理气止痛、清心除烦、养血安神功效。现代医学研究表明，丹参能扩张血管、增加冠状动脉血流量，并能降低血黏度，调节脂质代谢，疏通微循环，提高心肌细胞耐缺氧能力。从以上来看，丹参片适宜"标实"与"本虚"同为病机的患者，尤其对改善以"标实"为主的高、凝、黏、聚状态更为有效。

近年的临床应用研究表明，丹参能明显改善肾小球的滤过率，增加肾

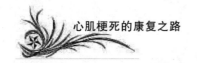

血流量,当肾小球远端的血流量增加和血流加快时肾小管分泌钾离子的速度也加快,而尿中排出的钾大部分来自远端肾小管及集合管,表明尿钾的排出量主要取决于远端肾单位分泌钾离子的速度。由口服丹参片引起的肾血流量增加会使肾小管分泌钾离子的速度加快,导致较多的钾随尿排出体外,从而引起低钾血症。血清钾是维持人体心脏、肌肉、神经、胃肠功能及体液酸碱平衡的重要阳离子,严重的低钾血症常导致心律失常,甚至引起心脏骤停。

尽管丹参片促进钾排出体外的速度很慢,但长期服用就会诱发低钾血症。因此,长期服用丹参片的心肌梗死康复病人要提高警惕,连续口服丹参片不宜超过 3 个月,否则会带来新的麻烦。

7. 维生素 C

经典理论认为,维生素 C 参与体内各种氧化还原反应,在生物细胞呼吸中起十分重要的作用。因其具有软化血管、改善血管通透性、增加机体抵抗力作用,而被患心脑血管疾病者普遍使用。但近年来的研究表明,大量服用维生素 C 的人,大动脉壁增厚的速度比一般人要快。有实验表明,一个人每天服用 500mg 维生素 C,连用一年,动脉壁增厚的速度是那些不服用任何营养剂的 2.5 倍,如果服用维生素 C 的同时吸烟,动脉壁增厚的速度是正常人的 5 倍。奥地利维也纳大学医学化学研究所的汉斯·文尔登贝格素教授的研究认为,人体在受到传染或有其他炎症时对维生素 C 的需要量增加,但他认为将维生素 C 服用量提高到一日多次毫无意义,而且适得其反,因为白细胞周围的维生素 C 过多,不仅妨碍白细胞摧毁病菌,而且还会使病菌及癌细胞受到保护,过量的维生素 C 不但不会增加人体的抵抗力,反会使其削弱。尽管该理论尚有争议,但临床实践证明,大剂量服用维生素确实会出现许多不良反应。

(1)腹痛。临床实践表明,每日服 2000mg 维生素 C 的人,肠鸣音明显增强,而且出现腹痛腹泻症状。

(2)上消化道出血。口服维生素 C 能引起胃酸分泌增加,大剂量或长时间服用极易引起胃黏膜糜烂,严重时发生胃或十二指肠溃疡,甚至造成上消化道出血。

（3）肾结石。摄入维生素 C 过多，易导致体内终末代谢产物草酸增多，而草酸是形成结石的主要物质。老年人肾脏排泄能力降低，长期服维生素 C 更易形成结石。

（4）破坏牙釉质。维生素 C 是酸性化合物，有破坏牙釉质的作用，如果服用维生素 C 时再咬碎药片，则牙齿的釉质部分在短时间内被破坏，使牙本质显露，进食冷热酸甜食物时会感到明显不适，时间一长便形成龋齿。因此，服用维生素 C 片的病人要注意以下几点：①整片吞服；②每天口服不超过 300mg；③伴患慢性胃病者忌服；④老年人减半量服，忌长期口服；⑤忌与牛奶同服，因维生素 C 具有很强的还原性，自身又极易被氧化，牛奶中富含氧化性维生素 B_2，若将维生素 C 与牛奶同服，维生素 C 被牛奶中维生素 B_2 氧化，维生素 B_2 在氧化维生素 C 过程中被还原，使两者都失去作用；⑥忌与动物肝脏同用。实验表明，维生素 C 遇微量金属铜离子时即被氧化。据测定，动物肝脏中铜离子含量非常丰富，以猪肝为例，每 100mg 中含有铜216mg，铜离子氧化维生素 C 速度极快，超过维生素 C 平时自身氧化的 100 倍以上，如果服用维生素 C 期间同时进食动物肝脏，将导致维生素 C 失效；⑦维生素 C 不能久存。实验表明，维生素 C 片（普通型）存放在干燥、密闭、避光的环境中一年，药效略有降低，将相同剂型维生素 C 片分别贮存在室内和冰箱的冷藏柜内一年，室内存放的维生素 C 片药效明显降低，测定显示在冰箱内存放一年的维生素 C 片约 46% 的有效成分被分解，表明在室内自然条件下存放一年的维生素 C 绝大部分药效被降解。维生素 C 遇光又易变黄，不仅药效降低，而且还释放有害成分，如果将维生素 C 片暴露在空气中，时间一长变成棕褐色，这时药效全无。因此，长期服维生素 C 的病人，要将该药片装在能避光的棕色玻璃瓶内，再放入冰箱的冷藏柜里，尽量减少分解。一旦维生素 C 片颜色变黄，就不可再服。

我国"居民膳食营养素参考摄入量"2013 年版指出，维生素 C 的最大允许上限为每天 2000mg，成人每日补充 100mg 即可。《中国食物成分表 2012 修正版》中列出食物中维生素 C 含量（毫克）较多的食物有鲜枣（243），芥菜

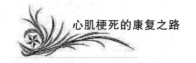

（72），青椒（72），石榴（68），猕猴桃（62），苦瓜（56），山楂（53）。心肌梗死康复病人平时可适当多食上述蔬果，只要能达到中国营养学会推荐的蔬菜300~400g，水果 200~300g，维生素 C 就能满足人体一天的需要，不必额外用药物补充。

8. β 受体阻滞剂

β 受体阻滞剂经大量的研究证实，既适用于急性心肌梗死，也适用于心肌梗死康复病人的二级预防。β 受体阻滞剂通过以下作用降低心血管事件，改善预后，降低心脏所需氧气的消耗，抑制心肌梗死早期心肌细胞的炎性反应，促使不缺血心肌区血液通过侧支循环向缺血心肌区流动，提高濒临死亡心肌细胞的修复能力，缩小梗死面积，起到预防心源性猝死的功效；稳定心肌细胞膜的电活动，间接扩张血管，增加冠状动脉供血，改善心肌供血供氧，降低发生心律失常的概率；降低交感神经活性，减慢心率，减少心输出量，减轻心脏负荷，降低心肌耗氧，保护受损伤的心肌细胞免遭再损伤；改善动脉血管内皮功能，阻止血小板聚集，稳定动脉粥样硬化斑块纤维帽，减少发生破裂的危险。

常用的 β 受体阻滞剂有普萘洛尔、美托洛尔、比索洛尔、醋丁洛尔、服用时要注意以下一些问题。

（1）急性心肌梗死伴有肺水肿，低血压（收缩压小于 90mmHg），严重的窦性心动过缓、Ⅲ度房室传导阻滞者忌用。伴有支气管哮喘、冠状动脉痉挛的病人慎用。

（2）心肌梗死康复病人伴患胰岛素依赖性糖尿病、慢性阻塞性肺病、Ⅱ度房室传导阻滞、慢性充血性心力衰竭者要慎用。近年有专家称，β 受体阻滞剂预防心肌梗死和降低病死率的获益远大于潜在的风险，认为伴患上述病症的心肌梗死病人也适宜应用[18]。

（3）该药的个体剂量差异很大，宜从小剂量用起，根据用药后的心率调整用药量，用药的目标心率是每分钟 50~60 次。高龄病人多伴有肾功能减退，排泄能力降低，宜从最小有效剂量用起。

（4）β 受体阻滞剂不受食物的影响，空服或同食物一起服下均可。研究表明,餐后服药更有利于提高生物利用度。

(5)服药的时间应按昼夜计算,每天1次服药者,宜在早晨8点服用,每日2次服药者,应在早上8点和晚上8点服用,要养成按时服药的习惯,不可漏服,如果某1次忘记服药,是1天服1次的,记起服药时间距下次服药时间少于8小时,就应舍弃此次服药,等到下次正常服药的时间再服。如果是1天2次服药,记起服药的时间距下次服药的时间多于4小时,应立即补服,如果少于4小时,就应舍弃该次服药,等到下次正常服药时间再服。

(6)长时间服用β受体阻滞剂的病人,千万不可突然停药,突然停药有诱发心肌再梗死的可能。如果因某种原因必须停药时,应在医生的指导下逐渐减量(一般不能少于3周时间)直至停药。

(7)服药期间要监测心率、血压、心电图、血糖、肾功。

(8)β受体阻滞剂与硝酸甘油联用效果优于单用,联用时两种药物的剂量均要相应减少,以防发生低血压,引发缺血性心绞痛。

(9)β受体阻滞剂与洋地黄类药物联用,能有效控制急性心肌梗死伴发的快速性心率失常,但联用时易引起传导阻滞,宜谨慎使用。已有房室传导阻滞,严重心动过缓的病人忌联用。

(10)心肌梗死康复病人初服β受体阻滞剂时,易出现运动敏感降低情况,要减少外出或外出时要有人陪伴。

9. 降血脂药

高脂血症常与急性心肌梗死相伴,急性心肌梗死进入Ⅱ期康复时就应进行降血脂治疗。

常用的降血脂药物很多,有他汀类、贝特类、烟酸类、树脂类、胆固醇吸收抑制剂等,目前临床常用的是他汀类。他汀类药物主要有阿伐他汀、辛伐他汀、氟伐他汀、瑞舒伐他汀等。现代药理学研究表明,他汀类药主要有以下作用:降低血液胆固醇,减少动脉粥样硬化斑块中的脂质含量,稳定粥样硬化斑块纤维帽,减少发生斑块破裂的危险;改善血管内皮功能,减少或消除血管内皮系统的炎性反应,抑制血小板聚积,防止血栓形成。临床实践证实,在急性心肌梗死进入Ⅱ期康复时即使用他汀类药物,除能明显降

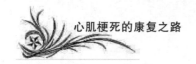

低血脂外,还能降低急性心肌梗死后心绞痛发作的概率,尤其对高龄人心肌梗死后心绞痛的发作有显著地预防作用,长期服用能有效降低心肌再梗死的发生率,这是其他降血脂药物所不能比拟的。从以上看出,急性心肌梗死进入Ⅱ期康复后不论病人血脂高否都宜口服他汀类药物,但服用时要注意以下宜忌。

(1)宜空服。他汀类药物易引起消化道不适,但一般人都能耐受。有些病人怕口服后出现胃黏膜受刺激的症状,便在饭时或饭后服药,这是不对的。临床用药中发现,饭时或饭后服药者都会出现不同程度的腹痛腹泻现象,这是因为他汀类药能和食物中的某些成分相互作用引起变态反应,使肠道平滑肌收缩增强所致,更为重要的是,饭时或饭后服药,食物中的脂肪减慢了他汀类药物在肠道中的吸收速度,使血药有效浓度不足,从而降低药效。研究表明,他汀类药物最适宜饭前4小时或饭后4小时服用。

(2)要按时服。维持他汀类药物在血液中的有效浓度,是取得降脂效果的关键,只有按时服药才能维持有效血药浓度,一般每晚服20mg即可。有报道称,适当加大他汀类药物的剂量,可进一步降低血清胆固醇含量。实际上,他汀类药物的副作用较多,有头痛、失眠、抑郁、胃肠功能紊乱、肌痛等,加大他汀类药量,相当一部分老年病人不能耐受,弊大于利。因此只要按时服药就行。

(3)严密观察血脂变化。据测定,急性心肌梗死的初期,血液中低密度脂蛋白胆固醇含量是降低的,随着病情好转,一般是在急性心肌梗死即将进入Ⅱ期康复时低密度脂蛋白胆固醇开始升高（此时就应降血脂治疗）直至到发病前水平,他汀类药物应作为首选,起始剂量宜小,治疗一月后复查血脂、肝功能、血肌酸激酶,评估服药疗效,若连续治疗3个月无效果者,可增加药量或选择其他降血脂药物联用。临床医生的经验认为,降血脂治疗中如转氨酶高于正常上限3倍时就要减少降血脂药物的剂量,血肌酸激酶高于正常上限10倍时就要停药,并积极处理相应症状。

(4)血脂正常后忌停药。目前,我国将血胆固醇高于6.0mmol/L定为异常,该值是健康成年人的参考范围,国内将冠心病人的理想胆固醇定为

4.8mmol/L,低密度脂蛋白胆固醇 4.1mmol/L。已有的临床实践表明,降脂治疗能减少心肌再梗死的发生率。所以,当急性心肌梗死患者进入Ⅱ期康复时,不论血脂水平高低,都应服用降血脂药物,血脂高者将胆固醇降到4.8mmol/L 以下,低密度脂蛋白胆固醇 4.1mmol/L 以下,即使血脂水平控制在这个值以下,也不要减药,更不能停药,这是因为良好的降脂效果和预防心肌再梗死的功效建立在降脂药物的固定剂量基础之上,一旦减药或停药,血脂反跳,发生再梗死的风险就会增大,所以说,服用他汀类药应伴随心肌梗死康复的整个过程。

（5）他汀类药通过肝脏中的某些酶代谢消除。现代研究发现,葡萄柚能抑制他汀类药物的代谢酶,使他汀类药物的血药浓度增加,从而导致肝脏受损和增加其他不适,服他汀类药期间,忌吃葡萄柚。

10. 利尿药

在心肌梗死康复期只要机体有液体潴留的证据,就表明有心力衰竭存在,中重度的心力衰竭,几乎都要用利尿药物治疗,以排除体内多余的水和盐。以噻嗪类为主的利尿药,临床应用已 40 年。实践证明,应用利尿药是缓解心力衰竭的有效方法,但利尿药应用过程中易出现不良反应,要特别引起注意。

（1）从小剂量用起。心力衰竭病人对利尿药的敏感性不一,用利尿药后一般都能使病人的外周水肿在数小时或数天内消退,利尿过快,易引起血电解质紊乱,引发心律失常和低血压,给病人带来新的危害。所以,利尿药宜从小剂量用起。根据用药后的症状及体征变化增减剂量,心力衰竭控制后(肺部罗音消失,周围水肿消退,体重稳定)以最小有效剂量维持。每日 1 次服药者,应在早晨服,以避免下午服药引起夜间多尿而影响休息,进食可增加利尿药的吸收量,故宜在饭后服。

（2）药物的选择。心肌梗死康复病人存在外周水肿,且肾功能良好者宜选噻嗪类利尿药(如双氢克尿噻),有显著液体潴留,且又伴有肾功能不全时宜选攀利尿剂(如呋塞米),一种利尿药连用一周无效时,可选用两种或两种以上药物联合应用,一般是噻嗪类与保钾利尿药(如螺内酯)联用,螺

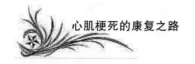

内酯有防止钾丢失的作用。

（3）根据用药后体重变化调整剂量。服用利尿药后，病人每日体重变化是最可靠的评估利尿药效果和调整剂量的指标，若用利尿药后尿量增加，体重减轻，且每日体重减少 0.75kg 以内，提示利尿药用量恰当；若用利尿药后尿量不增多，体重不增加，提示水入量不足，要适当增加水的摄入；若用利尿药后尿量不增多，体重反而减少，表明排尿已过多，此时要减少利尿药的用量，必要时增加补充液体量。

（4）盐能增加钠水潴留，影响利尿药的效果。服利尿药期间，要减少盐的摄入，每日应少于 5.0g，伴有外周水肿的病人应少于 3.0g。如果静脉输液，尽量不用或少用含钠的液体，同时忌吃隐性含钠食物。

（5）防电解质丢失。用利尿药期间出现心律失常者多因血电解质丢失过多所致，应随时去医院抽取静脉血检测电解质，根据血清电解质变化积极补充所缺离子。

（6）预防低血压。利尿药在减轻水肿的同时引起血压下降，如利尿过度，则引起血容量减少，导致冠状动脉灌注不足，使心肌供血减少，易引发心绞痛，甚至心肌再梗死。用药过程中要严密观察，一旦出现血压下降，就要及时减量或停用利尿药，若血压降低明显，就宜及时补充液体，稳定血压。

（7）利尿药不宜与 ACE 抑制剂联用。如两药联用，会减弱 ACE 抑制剂的疗效，如利尿药用量过大，在引起血容量减少的同时增加了 ACE 抑制剂的低血压反应，甚至出现肾功能不全。如必须联用，则两药的用量均要相应减少。

（8）高龄病人多伴有肾功能不全，用利尿药时宜减量或间断应用。较长时间服药者易引发低血压、电解质紊乱，甚至形成静脉血栓，要特别注意。

（9）男性老年病人多有前列腺肥大，用利尿药时要特别谨慎，防止引发尿闭或尿失禁，给患者带来新的痛苦。

（10）长期服用利尿药能导致体内缺乏硫胺素。硫胺素是稳定心脏机能的重要物质，缺乏硫胺素时损伤心肌细胞修复变得困难。

（11）利尿药能降低降糖药的疗效。糖尿病心肌梗死伴心力衰竭时，利尿药忌与降糖药同服。

（12）服利尿药后出现口渴者,宜分次小口慢饮补水,忌在短时间内大量喝水。

（13）血清钾高者忌用保钾利尿药。

（14）安体舒通不宜与血管紧张素转换酶抑制剂联用。

（15）中年男性及未绝经的女性心肌梗死康复病人忌长期口服安体舒通。

11. 洋地黄类药

传统的认识将洋地黄类药物对心力衰竭的治疗作用归功于正性肌力,认为洋地黄通过抑制心力衰竭细胞膜上的 Na^+、K^+-ATP 酶活性,引起心肌细胞内一些离子浓度发生改变（Na^+水平升高,Na^+与 Ca^{2+}交换活跃,Na^+在泵出细胞膜外的同时 Ca^{2+}进入细胞内）,使心肌收缩力加强。近年的研究认为,洋地黄类药物的作用部分产生于非心肌组织对 Na^+、K^+-ATP 酶的抑制。洋地黄能降低迷走神经传入的兴奋冲动,使主动脉弓和颈动脉窦上的压力感受器敏感性增强,导致交感神经兴奋性降低,从而起减慢心率的作用。洋地黄还能使肾素减少,肾素—血管紧张素—醛固酮系统的活力降低,同时抑制肾小管对钠的重吸收,增加钠向肾远曲小管的转移,使血钠降低,从而减轻心脏负荷,通过以上功效协同洋地黄的正性肌力作用,改善心力衰竭的症状和消除外周水肿。

临床应用研究表明,在常用的 5 种洋地黄药物中,地高辛是唯一能够长期应用,且不增加死亡率的强心药[19],洋地黄的治疗量和中毒量十分接近（包括地高辛）,临床医生在应用洋地黄类药物时要根据所用药品起效快慢、作用强弱、维持时间长短确定用量和用法,以地高辛为例,当心力衰竭病人体内地高辛浓度超过 1.2mg/ml 时死亡率显著上升（统计表明）,因此规定,地高辛每 12 小时用药 1 次,每次 0.125~0.25mg,医生不可随意增量,病人要严格遵守医嘱,在规定的时间里服规定的剂量。

传统的理论认为,受损伤心肌对洋地黄的耐受性降低是易发生不良反应的主要原因。新的研究表明,应用洋地黄期间是否出现不良反应,不在于应用时间的长短,而在于机体内环境是否稳定（血清电解质,主要是 K^+、Ca^{2+}）

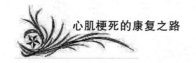

和同时所用药物间是否存在着相互影响（如奎尼丁、维拉帕米、胺碘酮、双异丙吡胺、普鲁卡因酰胺等能使地高辛血清浓度上升）。应用洋地黄类药物期间最易出现的不良反应是心律失常（以室性期前收缩，室性心动过速，房室传导阻滞多见），其次是恶心，呕吐，厌食，定向力障碍，精神错乱，视觉异常，昏睡等。临床医生用洋地黄类药物时要掌握好宜忌。

（1）适应证

一般来说，心肌梗死康复期患者出现Ⅱ级以上心力衰竭伴室上性心动过速或发生快速心室率的房颤时适宜用洋地黄类药物治疗。

（2）禁忌证

①禁用。心肌梗死康复期伴有窦房阻滞，Ⅱ度以上房室传导阻滞，预激综合征及严重的低血钾者。

②忌用。忌与钙制剂同用，因两药同用会使血清钾降低，血钙增高，严重低血钾和高血钙并存时会使心脏出现钙僵状态，导致猝死。忌与维拉帕米联用，维拉帕米能增强地高辛的血清浓度，引发严重的心动过缓。

③慎用。与排钾利尿剂（双克、速尿、甘草）联用易引起洋地黄类药物中毒；与保钾利尿药同服（螺内脂）能延长洋地黄类药物半衰期，增加药毒性；与β受体阻滞剂、胺碘酮联用易引起严重的心动过缓；洋地黄类药物易使不完全性房室传导阻滞变为完全性房室传导阻滞；维拉帕米、普鲁卡因酰胺、奎尼丁、胺碘酮、心律平易使洋地黄类药物血清浓度增高；老年人多有肾功能减退，长期应用洋地黄类药物时易引起蓄积中毒。

12. 深海鱼油

药理学研究表明，大剂量的深海鱼油（每天 3.0g）能使总胆固醇水平下降 20%~50%，低密度脂蛋白生成减少，而高密度脂蛋白水平升高 5%~10%。有统计表明，冠心病患者长期小剂量口服深海鱼油者（1.0g/天）总死亡率减少 20%，猝死风险降低 45%。

深海鱼油制剂有两种，一种是 DHA（二十二碳六烯酸），另一种是 EPA（二十碳五烯酸）。这两种制剂都属于不饱和脂肪酸，但其作用不同，适用人群有别。已有的研究表明，DHA 是人大脑中的主要成分之一，在人的视网膜细胞中含量最多,对脑细胞的形成和生长起着非常重要的作用,长期服用能增强大脑的记忆力,并能预防近视,改善视力,非常适合脑力劳动者和用眼过度的人群。而 EPA 的主要功效是降低血胆固醇,改善血黏度,调节血脂,防止血栓形成,对防治心脑血管疾病有很好的疗效。研究还表明 EPA 具有抗凝血作用,长时间服用能增强潜在出血危险。因此,心肌梗死康复病人血压大于 150/100mmHg,伴有血小板减少,消化性溃疡,正在服用阿司匹林、氯吡格雷的病人忌用。伴患慢性胃炎、慢性肠炎病人慎用。已服用深海鱼油,又准备接受支架植入、冠状动脉搭桥或安装起搏器(临时或永久)的病人在手术前两周要停服。

鱼油在空气中易被氧化,被氧化的 EPA 进入人体后易导致体内产生过多的自由基。而自由基是许多疾病和机体衰老的原因。因此,深海鱼油要密闭保存,服用后要立即将瓶盖旋紧,放在阴凉干燥处。

13. 人参

急性心肌梗死是一种"标实本虚"的病候,"标实"以血瘀为主,血瘀是发病的主要原因;"本虚"是以气虚为主,气虚乃致病根本。在急性心肌梗死的初期,标实是本病的主要病机,治则应以活血化瘀为主,理气止痛为辅;当急性心肌梗死并发休克或急性心力衰竭时本虚与标实并重同为病机,于是中医便采用益气、助阳、固脱、救逆的法则,用独参汤或参附汤救急,常能取得很好地疗效。随着病机转化,当心肌梗死进入Ⅱ期康复时以气虚为主,表现为气滞而血运不畅,这时中医便以益气为主,活血化瘀为辅,重用人参的治法。这就使一些病人认为人参能补气,气虚当补,气行血行,血行则病愈,于是有些病人就自购自服人参,结果适得其反。据现代医学研究证实,人参中含有抗脂肪分解的物质,是一种具有蛋白性质的肽类物质,其中的天门冬氨酸和精氨酸具有抗脂肪分解的作用,若长期服用,会使脂质在动脉血管壁上的沉积加快,造成动脉粥样硬化进一步发展。人参作为补气药,在阳气暴脱,脉微欲绝之时单用或在中医辨证施治中短期应用是适宜的,但不能长期应用,否则会使心肌梗死康复病人的病情加重。

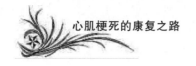

六、手术治疗后宜忌

1. 冠状动脉内支架植入

一些急性心肌梗死患者在冠状动脉内植入支架后初感到效果很好，可没过多久，心绞痛又发作，做冠状动脉造影检查证实原植入支架处血管又狭窄。研究认为，这种在冠状动脉内介入治疗后再狭窄形成与血管腔内膜纤维结缔组织大量增生相关，而与动脉粥样硬化无关，最易发生在支架植入后 3~12 个月内。统计表明，再狭窄的发生率约占 30%。因此，冠状动脉植入支架后病人必须注意防范因生活行为不当和放松治疗导致血管再狭窄或发生心肌再梗死。

（1）稳定情绪。初植入支架后的一段时间，病人多焦虑、紧张，甚至恐惧。焦虑、紧张使心肌耗氧增加，恐惧极易诱发冠状动脉痉挛，导致心绞痛或发生心肌再梗死。植入支架后，医生、护士要共同做好稳定病人情绪的工作，让患者放松心情，愉快地休息和接受治疗，避免因情绪波动使病情加重。

（2）抗血栓。支架植入时局部血管内膜的损伤易引起纤维结缔组织增生和血小板进行性沉积，是导致最终形成血栓造成狭窄的主要因素，而抗血栓治疗可明显抑制损伤血管局部血小板聚积，阻止血栓形成，目前常用的药物有氯吡格雷、阿司匹林，前者每次口服 75mg，每日一次，宜连用一年以上，后者每日 100mg，晨起床后或晚睡觉前服均可，一般需终生服用。

（3）降血脂。高脂血症与急性心肌梗死相伴，给狭窄或闭塞的血管内植入支架并不能使血脂降低，脂质继续在损伤血管内膜处不断沉积，导致管腔再狭窄。因此，植入支架后必须及时进行降血脂治疗。实践证明，积极地用降脂药物能阻止脂质的沉积，可有效减少再狭窄的发生，原则上应连续服用 6 个月以上。常用的药物有舒伐他汀、阿伐他汀、辛伐他汀等。

（4）控制血压。高血压或正常高值血压都能进一步损伤血管内皮，加速纤维结缔组织增生，使原有粥样硬化斑块及植入支架部位的局部因结缔组织增生导致再狭窄。高血压或正常高值血压的病人都要坚持服用降压药，将血压控制在 130/80mmHg 以下。

（5）戒烟酒。烟草中的尼古丁和一氧化碳能使血黏度增加,促进胆固醇向损伤的血管内膜处沉积。研究表明,植入支架的血管内膜局部是血栓易发部位,戒烟并远离二手烟,能减少脂质在损伤血管内膜处沉积,预防由血栓形成导致的再狭窄。酒有一定的预防冠心病作用,喝适量酒有益心肌梗死的康复,这是近年国内外一些医学专家的新认识,但临床医生认为,冠状动脉内植入支架表明冠心病已进入严重阶段,动脉粥样硬化程度高,斑块广泛,饮酒能使心率增快、血压波动、血流加速,导致不稳定的粥样斑块破裂脱落,引起栓塞,引发急性心血管疾病。笔者认为,冠状动脉内植入支架的病人不宜饮酒。

（6）限盐。盐能增加体内钠水潴留,升高血压,既损伤血管内皮细胞,又增加心脏负荷。植入支架只是畅通了因狭窄或闭塞造成的中断血流,并不能阻止动脉粥样硬化发展。所以,必须限制病人对盐的摄入,每日应少于5.0g。

（7）保证充足的睡眠。良好的睡眠能保障心脏得到充分的休息,使心脏自身的耗能减少,植入支架部位损伤的血管内皮细胞修复加快。

（8）加强营养补给。冠心病的饮食原则是清淡,但发生急性心肌梗死后因疼痛、发热、精神紧张、检查刺激使机体消耗了大量的热能,植入支架后需要补充较多的营养促进恢复,这时的饮食应以高维生素和优质蛋白为主(牛奶、鲜鱼、鸡蛋、豆类),谷类及新鲜蔬菜含丰富的维生素,宜适当多食;保证每天摄入不少于一个鸡蛋的蛋白质量;忌吃红肉、动物油、甜食及高钙食物。

（9）饮水要足。冠状动脉内植入支架后原则上要多饮水,而且一天内的两个时段必须饮水,即晨起床后和晚睡觉前,因为这两个时段人体血液相对浓缩,饮水后血液被迅速稀释,血黏度降低,能有效预防血栓形成,每日的饮水量应在1500ml以上,但要根据季节调整,夏秋季节多一些,冬春季节少一点,白开水或淡茶水均可,但要忌饮含糖饮料。有心功能不全者饮水不宜超过1000ml。

（10）活动宜早。受发病后疼痛、术前检查、手术刺激及精神紧张的影响,植入支架后病人多困倦乏力,术后第一个24小时内要静卧休息,吃饭、

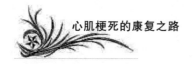

大小便在病床上由他人协助完成。从第二个 24 小时开始,患者在床上自主活动,包括坐起、穿衣、吃饭、排便、屈伸四肢,先屈伸双上肢,再屈伸双下肢,每次各 5 分钟,上午下午各一次。从第三个 24 小时起下床活动,下床时要慢,先在床边站立片刻时间,然后在室内小步慢走,每次 10 分钟,每日两次。自己洗漱、解手,如无不适,第四天到室外活动,以每分钟 70 步的速度(步距约 50 厘米)慢步 15 分钟,上午下午各一次。一般病人都可在植入支架后第五天出院。出院后继续散步活动,根据自己原发病程度、有无并发症、前一天散步活动后的感觉、年龄、体质情况,逐渐增加散步活动的时间,循序渐进地过渡到一般性日常活动。

(11)二便要畅通。老年病人易因前列腺疾病、肛周疾患和卧床不习惯在床上排便引起尿潴留和大便秘结。尿胀、便秘或屏气用力排便使心率增快,血压波动,给植入支架的心脏带来耗氧增加、负荷增大,诱发心律失常和心力衰竭的风险。手术后要常规应用缓泻剂,嘱咐病人定时排尿排便,有尿潴留者及时导尿,有肛周疾患者要根据对排便的影响程度酌情处理,让大小便顺畅地排出十分有利于植入支架后恢复。

(12)坚持治疗原发病。冠状动脉内植入支架,只是恢复了因严重狭窄或闭塞造成的该支血管的血流,改善了心肌供血,消除了疼痛症状,但冠状动脉粥样硬化病变并未得到改善,支架植入部位或冠状动脉其他分支都可能发生再狭窄,甚至闭塞,引发心绞痛或心肌再梗死。因此,治疗原发病刻不容缓。

(13)忌饮浓烈饮料。浓茶、咖啡、可乐都含有咖啡因,咖啡因有兴奋交感神经的作用,使心率增快、心肌耗氧增加、血压上升、心脏负荷增大,影响术后损伤细胞的修复。

(14)植入支架后三个月内忌过性生活。

2. 冠状动脉搭桥

冠状动脉搭桥术后出院,标志着手术圆满成功,并不是冠心病治愈,此时的冠状动脉只是相对畅通,不是一些人认为的搭了桥就和正常人一样了,原因有二,一是冠心病的基础病变还存在;二是搭桥用的血管取自自身的静脉或动脉,不同于健康人的健康血管,血管内膜可能已有损伤,移植到冠状动脉血管上后受压力和血流速度的影响,使有病变的血管内膜受到进一步损伤,引起血小板不断聚集和脂质沉积,导致血管内膜增生,钙化甚至硬化,最终使管腔狭窄。文献记载,桥血管的寿命长短不一。一般来说,静脉桥只有7~8年的寿命,动脉桥长一些,大多不超过10年。统计表明,用静脉血管搭的桥80%的只有5年的畅通率。桥血管坏了,不是想搭就能搭上的,常因高龄、全身状况差、伴有较严重的心律失常或Ⅱ度以上的心力衰竭而不能接受手术。所以爱护桥血管,就是爱护生命。生活中的宜忌影响桥血管的寿命,因此,搭了桥的病人要注意以下问题。

(1)情绪。情绪是影响冠状动脉搭桥术后病人恢复的重要因素,患者最担心的是出院后有了不适,无法及时到大医院检查治疗。病人出院前,医生要向患者做好解释和安排,让病人回到家后和社区医生取得联系,预约医护人员定期上门检查身体,帮助病人释疑解难,家属要关心体贴病人,尽可能地满足患者的精神和物质需求,避免给病人带来精神刺激。

(2)休息。良好宽松的休息环境能促进术后的康复,不论在住院期间还是出院后,都宜住向阳、宽敞、安静、整洁、空气清新、温湿度宜人、周围无噪声的卧室,床铺要平整稳固,坚持每天1小时的午睡,保证晚上有8小时睡眠。

(3)饮食。术后恢复需要较多的营养,要保证每天有足够的优质蛋白摄入(牛奶、鸡蛋、鲜鱼、瘦肉、豆类);大豆被认为是动脉的救星,心脏的卫士,每天的摄入量不应少于50g;主食要以米面为主,搭配一定的粗粮(荞麦、燕麦、谷子);高维生素蔬果宜适当多食,尤其是富含维生素C、B、胡萝卜素、叶酸等具有抗氧化作用的蔬果(胡萝卜、香菇、西红柿、茄子、红薯、鲜枣、草莓);能降低血胆固醇的食物不可缺(黑芝麻、黑木耳、海带、黄瓜、核桃、花生、松子仁、榛子);植物油虽有降低血脂的功效(芝麻油、橄榄油、花生油、亚麻籽油),但每日的摄入量不宜超过25g;盐能增加体内水钠的潴留,增加心脏负荷,每日的摄入应少于5.0g,伴有心功能不全者要少于3.0g。水能稀释血液,维持机体内环境稳定,每日的饮水量不宜少于1500ml,白开水为最佳饮用水。忌饮浓茶、咖啡、可乐及含糖饮料。术后病人多气虚或气滞血瘀,有

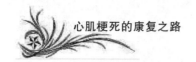

气虚者每天可用淮山药 50g，黄芪 50g，瘦猪肉 50g，大米 100g，煲汤食用，以补气虚；有气滞血瘀者用党参 10g，北芪 10g，田七 10g 与去皮鸡肉熬汤食用，既能补气又能消瘀。忌吃肥肉、动物内脏、动物油、高脂奶、高糖及辛辣食物。

（4）烟酒。冠状动脉搭桥术后必须戒烟，而且还要远离二手烟，烟草的危害前面讲过，这里不再赘述。现代对酒的研究表明，酒能扩张冠状动脉，改善冠脉循环，适量饮酒有预防冠心病作用，但冠状动脉搭了桥的心脏，表明冠心病已进入最严重的阶段，血管很脆弱，心肌的病变已相当严重，对饮酒带来的心率增加、血流加速、血压上升缺乏调节能力，极易引起血管内不稳定的粥样斑块纤维帽脱落，引起栓塞，引发急性心脑血意外事件，弊大于利，故酒也需要戒。

（5）活动。一定量的体力活动能增加心肌的收缩力，使外周血管扩张、血压下降，对促进康复有益。因每个病人的年龄、体力、原发疾病程度不同，术后开始活动的时间应有区别。一般来说，手术结束，病人清醒，拔除气管插管后即可开始进行呼吸功能的锻炼，如咳嗽、深呼吸、翻身，这些是必须做的。原则上手术后第一日要静卧休息，吃饭、排便由家人协助完成。术后第二天（拔除引流管后）可在床上翻身、坐起、自己穿衣、吃饭、排便、屈伸四肢、大声咳嗽、深呼吸。术后第三天下床活动，在他人的搀扶下小步慢走，每天两次，每次 5 分钟，自己洗漱、入厕。第四天起在室内自主活动，屈伸四肢，小幅甩膊，每次 10 分钟，每日两次。如无不适，第五日去室外散步，每次 15 分钟，每日两次，逐渐增加散步的时间。通常情况下一周可出院。出院后生活自理，坚持散步活动，量力而行，以散步后不感到累为度，循序渐进的过渡到一般性活动，大部分病人能在术后的半年时间恢复到手术前的活动量。

（6）大小便。术后 48 小时内大小便在病床上进行，由家属或护士协助完成。医生要告诉病人不可憋尿，憋尿能引起膀胱壁张力增高，反射性地引起血压上升，增加心脏负荷。术后应常规地应用缓泻剂，让大便顺畅地排出，有便秘者忌屏气用力排便，屏气用力时血压急剧波动，易引起心脑血管意外事件发生。

（7）洗澡。胸部手术切口一般在术后两周左右愈合，腿部切口愈合较慢，常需三周左右的时间，在切口结痂未脱落前忌洗澡，结痂脱落后伤口无红肿渗液者可用淋浴洗，但要避免喷射的水流直接喷射在伤口上。洗澡水温不宜超过38℃，时间不可超过15分钟，伤口部位不可擦洗，洗后及时擦干伤口部位，忌泡洗。

（8）搭桥术后半年内忌过性生活。

（9）抗血小板治疗要持续。抑制血小板聚集，降低血液黏稠度，稳定冠状动脉粥样硬化斑块，防止纤维帽破裂脱落，是预防冠状动脉搭桥术后血管再狭窄或闭塞或栓塞的重要方面。阿司匹林、氯吡格雷有很好的作用，尤其是阿司匹林，效果显著，价格便宜，要终生服用。

（10）降血脂治疗要坚持。坚持降血脂治疗，能保持血液较为稀释，阻止脂质沉积，预防和逆转已粥样硬化的动脉血管，预防血栓形成，降低搭桥术后血管再狭窄或闭塞发生的概率。他汀类药物功效优越，需要注意的是，即使血脂降到正常后也不能停药，应坚持终生降血脂治疗，方能收到远期效果。

（11）控制血压不间断。取自病人自身血管搭的桥，不论是静脉桥还是动脉桥，其血管内膜都可能有损伤，不能耐受高压力，正常高值血压对其也有伤害，一些血压偏高者要坚持终生服药，将血压控制在130/80mmHg以下。

（12）β受体阻滞剂要长服。冠状动脉搭桥术后，冠心病的基础病变仍存在，而且也没有改善，心脏工作耐力低，心肌易疲劳，任何能引起心率增加的因素都能加重心肌耗氧，诱发心律失常或心力衰竭，增加死亡率。研究表明，β受体阻滞剂能延长桥血管的寿命，适宜长期小剂量口服。

3. 安装心脏起搏器

发生急性心肌梗死后，有些病人会出现严重的心动过缓或高度房室传导阻滞，常因药物治疗不能奏效而需紧急安装临时或永久起搏器，装了起搏器的患者，要注意以下问题。

（1）休息。初安装起搏器后要严格卧床休息，洗手、服药、吃饭由护士协助完成，三天后方可从床上坐起。

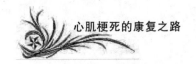

（2）情绪。术后最初几天，病人情绪多不稳定，以焦虑烦躁者多见，导致心脏自主神经及内分泌激素异常活动，出现心悸、气短、胸闷、失眠、多汗等不适，医护人员要密切观察，对发生的不适要细心、耐心、巧妙的解释，并积极处理，让病人放松心情，静卧休息。

（3）饮食。术后三天内宜吃流质食物，第四天起吃半流食物，一周后改为普食。术后伤口愈合需较多的营养，要增加优质蛋白及 B 族维生素的补充，以利增加体力，促进愈合。避免吃宜产气的食物，以免增加胃肠胀气，增加心脏负担。忌每餐吃得过饱，忌辛辣、油腻、油炸及甜食。

（4）饮水。卧床期间一些病人怕多尿不愿喝水，这是不对的。水能增加体液，稀释血液，促进气血流通。机体缺水易使原有病情加重，甚至形成血栓。每日的饮水量不宜少于 1500ml，不要等到口渴了才喝水，宜每 2 小时饮水一次，每次 50ml 左右，白开水为最佳饮用水。忌饮茶、咖啡、可乐及含糖饮料，即便是出院后，每日的饮水量也宜多不宜少。

（5）大小便。术后三日内大小便在床上进行，由家属帮助完成。从第四日起自己下床排便。男性宜蹲位排尿，有便秘者及时应用缓泻剂干预，忌用力屏气排便。

（6）活动。术后前 3 天术侧肢体忌抬高和握拳，非术侧肢体可小幅活动，双下肢可自由活动。从第四天起下床在室内走动，小幅甩膊，每次 5 分钟，每日两次。初甩膊时刀口处有疼痛，属正常现象，不必紧张。拆线后伤口如无感染迹象，可逐渐增加甩膊、扩胸、抬臂的幅度及次数，一月内避免上肢过度上举、外展和提重物，逐日增加双臂上举幅度，直到双上肢能完全自由活动。

（7）监测。出院后要经常自测每分钟脉搏数并记录，逐日对比，如发现脉搏数低于起搏器设定数并伴有头晕、乏力、心悸者要及时去医院复诊。起搏器可能受活动时的挤压或上肢过度负重造成导联线断裂，出现工作不正常，使心率数低于起搏器设定数，引发心慌、胸闷，此时要及时带上起搏器卡去医院检查，做动态心电图、拍胸片，以观察电极位置和导联线是否完整，明确症状与起搏器是否关联，及时做出恰当的处理。

（8）日常防护。许多病人由于对起搏器认识不够，生活中非常恐惧电器，怕给自己带来灭顶之灾。实际上起搏器有特定功能，当起搏器受到强电场干扰时能自动将工作方式跳转到一种固定状态，对人体一般不构成危害。但是，安装了起搏器的病人，不能不加防范的使用电器。生活中禁止使用的电器有磁床垫、磁枕头；医疗中不能接受磁共振检查、导管消融及微波治疗。慎用的电器有电动剃须刀、手执式头发吹干机、无线头戴耳机、手机、步话机、缝纫机、锁边机、电动车；手执式电动搅拌器对起搏器干扰较大，使用时要和心脏起搏器保持至少20cm的距离；真空吸尘器的电极距离起搏器要在30cm以上。可正常使用的电器有固定电话、电脑、大多数的医疗器械，如心电图机、B超机、X光照相机、呼吸机、助听器、牙钻、牙超声清洗、激光手术、正电子发射断层扫描。

（9）装起搏器后半年内忌过性生活。

（10）坚持冠心病的一、二级预防，安装了起搏器，只是提高了病人的心率，改善了症状，冠状动脉粥样硬化病变并未减轻，要继续坚持冠心病的一、二级预防，只有这样，才能促进心肌梗死的康复，降低再梗死的发生率。

七、慢性并发症的处理宜忌

1. 充血性心力衰竭

急性心肌梗死进入Ⅱ期康复后发生心力衰竭者，多表明心肌病变在加重或有诱因存在，应住院进行规范治疗。单纯因诱因引起者可在家休息治疗。

（1）去除诱因

常见的诱因有感冒、发热、劳累、情绪波动、盐摄入量过多、饮水过量、利尿过度、大便秘结等。去除诱因常被医生、家属及病人忽视，但的确关乎着病人的安危。去除诱因包括以下内容：

①休息。心肌梗死康复病人多年老体弱、免疫力低、抵抗力弱，而且多伴有腔道疾病（呼吸道、泌尿道、肠道），易引起感冒，继发感染等疾患。住安静、向阳、空气清新、温湿度适宜、周边无噪音的房间，有利于提高病人的抵

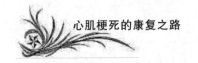

抗力和免疫力,降低患感染性疾病的概率,家属要为病人打造一个优越舒适的休息养生环境。

②心理。现代医学研究表明,情绪影响疾病的转归。发生心力衰竭,无疑会增加病人的心理压力,如能积极地干预,恰当地解释病情,给予精神安慰、心理疏导,帮助病人减轻思想负担,增强战胜疾病的信心,随着病人心理压力缓解,心力衰竭的症状也会得到改善。

③饮食。患慢性充血性心力衰竭时胃肠道多有气滞血瘀,消化吸收能力减弱,所食食物的质与量必须适应病人的胃肠功能,半流食物应为首选;优质蛋白、高维生素蔬果,既有利于消化吸收,又能提供所需营养;碳水化合物易引起腹胀,应减少摄入量;忌吃油腻、辛辣及甜食,每餐吃八分饱最适宜。

④盐能增加体液,引发或加重心力衰竭,每日的摄入量应限制在3.0g以内。

⑤水能维持体液内环境的稳定,不可过分限制,Ⅰ度心功能不全者每日的饮水量不宜少于1000ml。Ⅱ度心功能不全每天的饮水量宜在800ml左右。Ⅲ度心功能不全每日的饮水量不宜超过600ml,宜饮白开水,忌饮浓茶、咖啡、可乐及碳酸类饮料。

⑥活动。Ⅰ度心力衰竭者可自理生活。Ⅱ度心力衰竭的病人以休息为主,可看一些有趣味,但不引起伤感或兴奋的书报,听一些轻音乐以放松心情,还可以练习书法,或在室内走动,屈伸四肢以舒展筋骨,促进肢体血液回流,改善下肢水肿情况。Ⅲ度心力衰竭原则上应住院治疗,如因某种原因需在家疗养时,病人要卧床休息,喘息不能平卧者取半卧位,家属要给病人勤翻身拍背和活动四肢,对体表局部突出部位多轻按摩,以促进血液循环,防止发生褥疮。

⑦穿衣。不论哪个季节,患心力衰竭者的病人,穿衣宜多不宜少,因为保暖有利于促进血液循环,缓解心力衰竭,但穿衣要宽松,卧床休息者只穿内衣,有呼吸困难者宜松开上衣的纽扣,裤带应完全松开,袜口要松,忌穿紧身衣服。

⑧大小便。Ⅰ、Ⅱ度心力衰竭的病人宜定时排便,自主完成;Ⅲ度心力衰竭患者宜在床上坐便器排便。有便秘者要及时干预,单味中药莱菔子50g水煎服,每日一次,有很好地润肠通便作用。

⑨积极治疗感冒等伴发病。

（2）一般治疗

①吸氧。家有冠心病人者应自备吸氧装置,当病情需要时即可吸氧,吸氧能使血氧浓度保持较高水平,防止心肌缺氧加重,增加心肌收缩力和工作耐力,改善心衰症状,氧流量不必大,每分钟2L即可,以湿式间断吸氧为佳。

②利尿。利尿是治疗心力衰竭,减少液体潴留的重要手段,选什么品种,用多大剂量,采取哪种给药途径,宜根据心功能不全程度而定,原则上Ⅰ度心力衰竭口服;Ⅱ度心力衰竭肌注或口服;Ⅲ度心力衰竭应静脉给药。单种药物无效时可联合用药,心力衰竭控制后以最小有效剂量维持。利尿治疗易引起血电解质紊乱和低血压,要严格监测并及时调整用药量,出现电解质紊乱、低血压者要积极纠正。

③增加心肌收缩力。Ⅰ度心力衰竭者忌用正性肌力药物;Ⅱ度心力衰竭宜选地高辛,每天0.125~0.25mg,长期应用不会增加死亡率。70岁以上高龄病人宜减半量用药;Ⅲ度心力衰竭住院治疗。

④扩血管。研究表明,心脏的排血量主要受前负荷影响,Ⅰ度心力衰竭时心脏排血量不减少或减少不多,动脉阻抗增加不大;Ⅱ度心力衰竭则情况完全不同,心脏后负荷增加造成的影响大于前负荷,此时才适宜用血管扩张剂,除能降低静脉充盈压和肺血管阻力改善肺循环,还能改善左心功能,增加心脏排血量,因而能收到较好的效果。如果给Ⅰ度心力衰竭的病人使用静脉血管扩张剂会使回心血量减少,导致心脏排血量下降,引起冠状动脉供血减少,加重心肌缺血。如使用动脉血管扩张剂,会徒然造成低血压,使心率增快,而无有效心排血量增加,促成心脏意外事件的发生。

2. 心律失常

在心肌梗死康复过程中出现心律失常,多提示原发病尚未稳定,也有

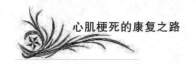

诱因引起的,病人应去医院检查,由医生判定心律失常的属性,由原发病引起,且心律失常较为严重的,应住院治疗,一般性心律失常或因诱因引发的可在家休息治疗,去除诱因后,心律失常即可纠正。

（1）一般性治疗

①休息。如偶发早搏（房性或室性）、短阵房速、心动过缓（50~59次/分钟）、心室率不快的房颤（100次以内/分钟），要避免较大的活动,可自理生活。对频发早搏（房性或室性）、阵发性室上型心动过速、房颤（心室率超过100次分钟）应以卧床休息为主（喘息不能平卧者取半卧位），保证每晚有8小时睡眠,伴有失眠者睡前可采用自然疗法助眠,严重失眠者可用镇静安神药。

②控制情绪。冠心病人是一个较为特殊的群体,影响这部分人情绪的因素是多方面的,有社会性的,也有家庭性的;有自然因素也有人为因素。要消除不同病人、不同原因的不良情绪需做多方面的工作,各级政府、社会团体、家庭都要关爱他们,首先是各级政府要足够的重视,要为他们建设疗养、休闲娱乐的场所;其次是当地卫生部门应定期组织学习卫生科普知识,疏导心理,提高控制情绪的能力;再是社区医生要定期或不定期的上门服务进行体格检查,指导科学进食和康复锻炼;四是家属要为病人创造良好的生活休息环境给予无微不至的关爱,化解忧愁,让他们无忧无虑的颐养天年。当然,病人也要加强自身修养,控制情感,不要因一时不快就满腹牢骚,喋喋不休。

③合理膳食。有些心律失常与饮食有关,如吃得过饱或味道浓烈或B族维生素摄入不足或盐摄入过量等。冠心病人的饮食原则是清淡,但清淡不是天天吃素,如果一点腥味都不沾,时间长了就会引起营养失衡,出现较心律失常更为严重的问题（贫血性心绞痛）。因此,合理膳食非常重要,肉蛋奶不可缺（尤其是优质蛋白）;粗粮细粮要搭配;高维生素新鲜蔬果及植物油宜适当多食,但要根据病人的体质、季节选择食物的品种,即食物的属性要与季节和病人的体质相适应。每餐不可吃得过饱,忌吃肥肉、动物内脏、动物油;植物油每天不宜超过25g;忌吃辛辣、油炸、煎烤食物;忌饮酒、浓茶、

咖啡、可乐及碳酸类饮料；限盐，伴有心力衰竭的病人每日盐的摄入量应少于3.0g；水能增加体液，加重心脏负担，每日的饮水量宜在1000~1500ml，伴有心力衰竭者每日的饮水量宜控制在600~800ml之间。

④科学穿衣。卧床休息的病人只宜穿内衣，上衣的纽扣应松开，不系裤带，在室内活动时上衣的领扣宜松开，裤带不要扎得紧，裤子不往下掉就行。外出时穿戴的衣帽要宽松，衣服既要轻便，又要保暖；既要有良好的吸湿性，又要有较好的透气性。忌穿紧身内衣、夹克及运动服。

⑤润肠通便。大便干结除能引起心律失常外，还能加重心律失常，有时甚至决定病人的生死。心肌梗死康复病人有大便秘结者，不论有无心律失常，心律失常的性质如何，都应润肠通便，使大便能够顺畅地排出，润肠通便可用中药单味大黄或莱菔子煮水喝，效果优于局部给药。

⑥注意日常服用药物的不良反应。心肌梗死康复病人多为中老年人，老年人代谢减慢，进入Ⅱ期康复后常因坚持冠心病的二级治疗而发生一些药物不良反应，最常见的是早搏，对服药过程中出现的心律失常，病人要及时去医院咨询，让医生判定心律失常的属性，确定处理策略，不可自行增减所用药物的品种及剂量，以免使心律失常变得更为复杂导致难以纠正。

（2）药物治疗

①早搏（房性或室性）。早搏不论发生在心房、房室交界区还是心室，只要是频发、多形、多源，就一定是原发病发展所致。治疗早搏的根本是阻断早搏发生的病理基础，药物治疗仍是目前最主要的方法。临床实践证明，β受体阻滞剂能抑制多种类型的早搏，还可以改善病人的预后，可作为首选用药，单一β受体阻滞剂无效时可联合应用Ⅲ类（胺碘酮）及Ⅰb类抗心律失常药（利多卡因或美西律）。需要注意的是，以上药物既可以治疗心律失常，也可以导致心律失常，使原有的心律失常变得更为复杂，使用过程中必须加以防范。如早搏系心力衰竭引起，洋地黄类药物应是首选，可起到增加心肌收缩力消除早搏的双重治疗目的，如在服用洋地黄过程中出现早搏或原有的早搏增多或变得多源多形，最大的可能是洋地黄过量所致，需及时减少或停用洋地黄类药物，用苯妥英钠对抗有良效。近年的研究表明，治疗心肌

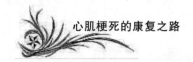

梗死后早搏使用IC类抗心律失常药能增加病人的死亡率,目前不主张使用,尤其是超高龄心肌梗死伴有心力衰竭和心律失常时要忌用IC类抗心律失常药。近年国内研制的中药制剂,如参松养心胶囊、稳心颗粒、心肝宝对早搏有很好的疗效,这些中药制剂一般无不良反应,适合长期服用。

②房颤。发生房颤,不但能使原有病变加重,甚至更为严重,危害最大的是在心房内形成附壁血栓,而新形成的血栓又易脱落,是致死致残的主要原因。调查表明,急性心肌梗死后初发生的房颤,多能在48小时内自动复律,但以后易反复发生,直至形成永久性房颤。临床医生不能坐等房颤自动复律,要积极、果断、准确施治,以减少复发,除加强对原发病的治疗外,还要积极地纠正房颤。

a. 复律。临床上最常选用的药物有Ia类、IC类及Ⅲ类抗心律失常药,在Ia类药物中,奎尼丁应用时间最久远,以往的实践表明奎尼丁能有效转复房颤,减少复发。但近年的循证医学证实,应用奎尼丁转复房颤会增加病人的死亡率,现已很少应用。研究显示,IC类抗心律失常药对特发性房颤效果很好,但不适宜心肌梗死后房颤。Ⅲ类抗心律失常药作用强而持久,安全性好,最常用的是胺碘酮,每次0.2g,每日3次,待复律成功后减量至每天0.2g维持,伴有间质性肺纤维化及甲状腺机能减退者忌用。对房颤发生和持续时间长短不清的患者,要按持续性房颤治疗。Ⅲ类抗心律失常药索他洛尔具有Ⅱ类及Ⅲ类抗心律失常药的共同生理特征,对心肌梗死后并发的房颤有显著的转复及维持窦性心律的作用,每次80mg,每日2次,疑有食道痉挛的病人忌用。b. 控制心室率。房颤时的心室率是反映血流动力学的晴雨表,控制房颤时的快速心室率是降低死亡率的主要方面,控制快速性心室率以洋地黄或β受体阻滞药物为首选,钙离子拮抗剂亦可使用,目标是将心室率控制在每分钟80次以内(安静时)。对药物治疗无效或因药物的副作用大病人不能耐受,而心室率持续在每分钟100次以上的持续性房颤,应住院采用消融房室结的方法治疗。c. 抗凝治疗。心肌梗死后并发的房颤致死致残率很高,对不能恢复窦性心律的房颤,要积极进行抗凝治疗,目标是减少并发症。临床实践证明,华法林能有效降低冠心病房颤并发栓塞的概率[20]，阿司匹林亦有较好的作用。但高龄病人对华法林敏感，使用中易出现出血情况，应用时要监测出凝血时间，许多病人对该药心有余悸。作者的实践表明，没有禁忌证的病人，华法林和阿司匹林各自减量联用，既安全，效果也好。近年研制的中药制剂，参松养心胶囊可以调整心肌梗死病人的多离子通道，调节心脏的自主神经，改善心肌供血、心肌纤维化，显著抑制房颤的发生，心肌梗死后伴永久房颤的病人可长期服用。

八、复查要遵守宜忌

1. 心电图

心电图是最简单又有效的无创伤性检查，记录从人体心脏发出的生物电流。

一般来说，普通心电图就能比较准确地记录心脏的速率、节律、传导和供血情况。但普通心电图是静息心电图，描记的时间很短，不能及时、完整、真实地反映心脏在一个较长时间内工作的真实情况。而动态心电图，就是我们平时所讲的"豪特"，记录的是患者心脏生物电在一个较长时间内（24或者48小时）静息及动态情况下的变化，对掌握病人的心脏病理演变及功能状态有很大的帮助。相比较而言，心肌梗死康复病人更适宜定期或不定期地进行动态心电图检查。近年应用于临床的频谱心电图（FCG）也是心肌梗死康复病人复查很好的检查方法。

复查普通心电图前，病人要避免感冒发热，忌吃得过饱，忌饮浓茶、咖啡、可乐等饮料。需静坐休息15分钟。做动态心电图期间，要保持情绪稳定，避免过分激动和较强的运动，忌过性生活，忌喝浓烈的饮料。

2. 心脏超声

心脏超声心动图是应用超声扫描技术观察心脏血管结构及功能的一种无创伤性检查方法，常用的超声心动图检查方法有M型、二维、脉冲多普勒，组织多普勒，其原理是利用超声波通过心脏各层结构产生的回声现象，将其记录成图像，以反映心脏内部结构，测量心腔大小、心肌厚薄、血流速度和血流量。

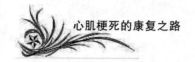

超声心动图检查非常适合心肌梗死康复病人早期发现并发症(如乳头肌功能不全,室壁瘤,房室间隔穿孔等)。能动态观察心肌梗死后的冠状动脉、心脏结构、心腔和血管内的血流、血栓、赘生物等情况。对一些大面积梗死后存活下来的病人可做负荷超声心动图检查,以评估冠状动脉的供血、心脏储备功能,指导康复运动。

超声心动图检查前忌饱食,忌运动,忌情绪波动,忌饮浓茶、咖啡、可乐及含乙醇的饮料。因饱食、运动、激动、浓烈的饮料能引起心跳加快,心肌收缩力增强,使心腔和冠状动脉内血流动力发生改变,使测定的结果较安静时有较大的出入,影响对康复程度的判断。负荷超声心动图有一定的风险,心肌梗死康复病人时有心绞痛、心律失常、心功能不全发生,因此忌做此项检查。

3. 心脏标志物

心脏标志物是指具有诊断心肌梗死的心肌酶,临床上通过检测血清中心肌酶的浓度衡量心肌损害的程度,包括肌酸激酶(CK)及同工酶(CK-MB)、谷草转氨酶(GOT)、乳酸脱氢酶(LDH)、肌钙蛋白,它们主要存在于心肌细胞内,在心肌坏死时释放出来,进入血液,引起血清酶升高。

据测定,GOT、LDH、CK在人体内分布较广泛,所以没有特异性,敏感性也差,其改变也是个动态过程,多年来虽被用于诊断心肌梗死,但一次检查不能作为确诊的依据,目前基本上被淘汰。CK-MB主要存在于心肌细胞质内,心肌以外的组织含量很少,心肌梗死后4小时即开始升高,24~48小时达到高峰,约3~6天降至正常,敏感性和特异性都高,诊断急性心肌梗死的准确性达95%以上,在一段时间内被认为是诊断急性心肌梗死的"金标准"。近年的研究表明,真正具有心肌高度特异性的是心肌肌钙蛋白,在心肌梗死后3~6小时开始升高,已取代CK-MB成为诊断急性心肌梗死的特异性指标。

当心肌梗死进入Ⅱ期康复时,由于心肌细胞的持续修复,血液中的心肌酶一般都降至正常或接近正常,不再需要复查心肌酶,但患过一次心肌梗死后还可能发生再梗死,由于再梗死时临床症状及心电图改变多不典型,这时就需要心脏标志物检测以助诊断。上文提到肌钙蛋白具有高度的特异性和敏感性，能够检测出其他血清生化指标所检测不出的微型心肌梗死，因此,心肌梗死康复病人如疑有再梗死,最适宜选择检查血清肌钙蛋白。

检测心肌标志物要空腹抽血(禁食水10小时以上),避免溶血。

4.血脂

血脂是血液中所含脂质的总称,在正常情况下,体内脂质的摄取、代谢和排出保持着动态平衡,当血浆中的胆固醇、甘油三酯、低密度脂蛋白胆固醇超过正常值时,便称为高脂血症。大量的研究表明,血脂升高与冠心病发病密切相关,升高的幅度与病变的程度及冠心病的死亡率呈正相关。急性心肌梗死患者血脂多高,危险期过后开始下降,进入Ⅱ期康复的病人仍需要降血脂治疗,临床上常根据病人血脂的变化调整降血脂药物的剂量。

血脂检查内容较多,各医院化验的项目不同,基层医院常做四项,包括总胆固醇(TC),代表血液中所有胆固醇含量,正常参考值为5.72mmol/L以下;甘油三酯(TG),代表血液中所有甘油三酯的量,正常参考值为1.72mmol/L以下;研究表明,低密度脂蛋白胆固醇(LDL-C)是含有多种成分的复合体,测定所有的含量目前还有困难,因胆固醇成分较高,故规定用所含胆固醇成分作为代表来反映低密度脂蛋白浓度,正常参考值为2.6mmol/L以下;高密度脂蛋白胆固醇(HDL-C),代表血中所有高密度脂蛋白含量,是一项比较特殊的指标,在人体内升高有益,而降低及降低的程度与冠心病发病、病变的程度及死亡率相关,正常参考值为1.6mmol/L以下。

检查血脂的注意事项:

(1)急性心肌梗死患者病情持续稳定在4周以上者可检测血脂。

(2)心肌梗死康复期病人宜每3个月复查1次血脂,直至血脂正常。

(3)检查前1周要避免感冒发热、创伤、女性的月经期。

(4)检查前3天忌高脂肪饮食,但不是只吃素,一点油腥都不沾,正确的做法是保持正常饮食。

(5)检查前1天停服降血脂药。

(6)抽血化验当天清晨忌活动,因活动能使血脂升高,抽血前要静坐休息10分钟以上。

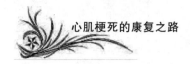

（7）保持空腹 10~12 小时，如果空腹时间过长，机体储存的脂肪被"动员"起来，使甘油三酯升高。

（8）宜卧位抽血。研究表明，体位对血脂有影响。据测定，站立 5 分钟，可使血脂浓度提高 5%；站立 15 分钟，可使血脂浓度提高 16%。因此，化验血脂宜卧位抽血。

5. 血糖

糖尿病时的糖代谢紊乱直接引起血脂升高，而高脂血症是导致动脉粥样硬化的基础；糖尿病时的高血糖使血黏度增高，黏稠的血液在粥样硬化的血管里极易形成血栓；糖尿病时胰岛 β 细胞分泌较正常人高出很多的胰岛素，含有大量胰岛素的血在已有粥样硬化的血管里更易形成微血栓。对心肌梗死病人来说，伴患糖尿病是发生再梗死的主要隐患。由此看出，心肌梗死康复患者宜定期或不定期检测血糖。

（1）急性心肌梗死病人血糖高者宜在危险期过后进行口服葡萄糖耐量试验，以确定是否伴患糖尿病，但血糖明显升高者不宜做此项检查。进入 Ⅱ 期康复的病人血糖仍高者，应每 3 个月检测血糖 1 次。

（2）检测血糖前 3 天开始调整饮食，保证每天摄入糖类食物不少于250g，因低糖饮食或饥饿状态会使血糖水平降低。

（3）检测血糖必须是空腹，静脉抽血前 12 小时内禁止摄取食物和水。

（4）一些药物如利尿剂、糖皮质激素、苯妥英钠、氯苯甲噻二嗪能影响糖代谢，因伴发病服上述药物者，要在准备化验血糖前 3 天停药。

（5）感冒发热、创伤、感染等能引起血糖暂时升高，测血糖前 1 周应无上述情况。

（6）运动能降低血糖，测血糖前 4 小时应停止除一般步行以外的锻炼活动。

（7）情绪影响血糖水平，测血糖前 2 小时要保持情绪稳定。

（8）气温能影响血糖值，测血糖前 2 小时机体应没有发冷和身热出汗的现象。

（9）一次检测血糖正常时，要在另一日复查，两次以上血糖正常时方可认为无糖尿病。对血糖正常,尿糖呈阳性的病人或有糖尿病家族史者要进行葡萄糖耐量试验。

(10)一些疾病,如垂体前叶功能亢进、肾上腺皮质功能亢进、甲状腺功能亢进、脑外伤、脑瘤、肝硬化、肥胖、血色病能使血糖升高,而垂体前叶功能减退、肾上腺皮质功能减退、甲状腺功能减退、长期营养不良、原发性肝癌使血糖降低,判断血糖意义时要注意有无以上伴发病。

(11)测空腹血糖常用静脉血浆或毛细血管全血,静脉全血很少应用,三种血化验结果大同小异,过去有用血清测血糖者,现认为不妥。

6.冠状动脉造影

冠状动脉造影可以直接看到冠状动脉病变,一目了然,被认为是诊断冠心病的"金标准"。

冠状动脉造影的检查方法是医生将一根特殊的导管经上肢的桡动脉或大腿内侧的股动脉穿刺后插管至冠状动脉的开口,将造影剂(如泛影葡胺)注入,在X光下记录冠状动脉的显影过程,用以了解有无病变及病变程度。除用于诊断冠心病外,还适宜急诊PTCA、冠状动脉搭桥术前检查及心肌梗死康复病人的复查。

(1)术前宜忌:

①理论上讲,冠状动脉造影是一项无创伤性检查,临床实践证实多数病人对该项检查无特殊反应。但据调查,大多数病人对冠状动脉造影有恐惧心理。检查前,医生要向患者详细交代术中感受,插管时一般不会感到导管在体内移动,在注射造影剂时,有些病人会出现一过性心前区不适或全身发热感,如进行治疗(扩张狭窄的血管或放支架)会出现类似心绞痛的感觉,但都能耐受。主管医生还要将术前术后的注意事项告诉病人,既要求病人做好术前准备,又要帮助患者消除恐惧心理。

②检查前3天,让病人开始练习用力咳嗽及卧位排便,以利术后通过咳嗽排出造影剂,大便能够顺畅地排出。

③检查前1天测血常规、凝血时间、凝血酶原时间,查心电图、超声心动图,化验肝功、肾功,掌握有无禁忌证,同时做好备皮及碘过敏试验。

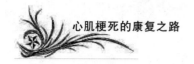

④术前 6 小时开始禁食水，不禁药物。

（2）术后注意：

①穿刺部位要加压包扎 2 小时以上，并密切观察，若有异常，积极做相应处理。

②常规使用抗生素预防感染。

③监测生命体征及肝肾功能。

④静卧休息，双下肢放平直，穿刺一侧肢体要绝对制动 6 小时以上，非手术侧可自由活动；绝对制动期过后，术侧肢体可小幅抬高，如无异常，24 小时后可下床活动。

⑤加压包扎去除后，术侧开始小幅屈伸以防血栓形成，忌用手触摸穿刺部位及捏挤同侧肢体，防已形成的微小血栓脱落进入外周循环，造成一些部位栓塞。

⑥冠状动脉造影后易出现腹胀，应吃易消化、高维生素、低脂、低盐、低糖的热汤或粥类食物。每餐不宜吃饱，六七分饱即可。忌吃豆、蛋、奶等难于消化和易产气的食物。忌吃辛辣、油腻、生冷，忌饮浓茶、咖啡、可乐及碳酸类饮料。有些病人怕术后大小便不方便不敢饮水，这是不对的。不进食水易导致低血压，不利于造影剂排出，要鼓励病人多喝水，每天至少 1500ml。待下床活动后逐渐增加进食量并过渡到普食。

第二章 情 志 篇

一、情志与心肌梗死康复

医学研究表明,情志(情绪)对人体各系统功能均有影响,尤其对内分泌腺活动及植物神经功能影响显著,不论是兴奋还是抑郁,都能使心脏舒缩、血液循环、心跳速率、节律、传导发生改变,而这种改变则直接影响心肌梗死的康复。

情绪变化,如大喜大悲、惊恐忧伤、焦虑或抑郁,通过大脑中枢神经系统使支配心脏的植物神经功能及体内一些内分泌激素释出发生异常,从而导致心肌耗氧和心脏负荷及全身血液循环发生改变,给心脏带来直接或间接的危害。新保健杂志的首席健康顾问洪绍光教授讲:"心理压力是很多疾病的根源。"近年国内有健康专家称,精神紧张比血胆固醇高可怕得多。有调查表明,过激反应是导致心肌梗死康复病人猝死的主因,这与情志剧烈变化引起心脏自主神经过度活动, 造成冠状动脉粥样硬化斑块纤维帽破裂脱落引起急性栓塞或冠状动脉痉挛使狭窄的血管闭塞有直接关系。调查表明,一些长期精神抑郁的心肌梗死康复病人的康复进程比积极乐观的心肌梗死康复病人的康复进程缓慢得多,发生再梗死的比例也高出许多,这表明精神主导神经、体液、内分泌及气血运行,影响心肌梗死康复的整个过程。

心理平衡在健康四大基石中的重要性超过其他三大基石的总和,现代医学研究表明,心情平和,积极面对生活的人,体内分泌的"内啡肽"较心情抑郁、悲观失望者多。研究显示,内啡肽具有协调人体生理和调节心血管功能的作用。18 世纪的外国哲学家阿纳卡斯·克鲁纳斯曾说:"糟糕的情绪,糟

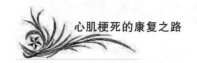

糕的心脏。"由此看出,情志影响心脏机能,很早就被人们认识。现代医学研究表明,休闲生活可延缓冠心病的发生与发展,但长期的休闲生活能使人养成不良的生活习惯,而不良的生活习惯反过来又影响人的情志,最终导致冠心病的发生。

健康是一门科学,保持健康是一门生活艺术,心肌梗死康复患者一定要正视现实,接受现实。冠心病目前还不能根治,但只要用科学、积极、乐观的态度对待,乐于生活、善待自己,从焦虑或抑郁等不良情志中解脱出来,就能使精神、神经、内分泌代谢及心脏自主神经活动处于最佳协调状态,促进心肌梗死康复。

二、免疫力影响心肌梗死康复

免疫力是人体的主要生理功能,不仅能保护人体免受致病因子的攻击,还能消除体内多余的脂质等代谢废物。

现代医学研究表明,人的情志活动能影响生命体征(体温、脉搏、呼吸、血压)及神经递质或神经介质的变化(如生长激素、胰岛素、血管紧张素、加压素、催乳素、肾上腺素、去甲肾上腺素、内啡肽、睾酮)。祖国医学认为"人体自有大药"。意思是说,人体有很强的自愈力。现代科学研究认为,人体自愈力强弱来源于免疫力高低。影响人体免疫力的因素很多,包括情志、气候、环境、饮食、活动、睡眠等,但情志是影响免疫力的最主要因素。不良情志是否伤害心身,主要取决于自身的内在因素,人体能通过积极或消极的防御改变免疫细胞对细菌、病毒、物理、化学等致病因子的防卫能力。一般来说,免疫细胞受到致病因子攻击后免疫活力都有增强。现代科学研究揭示,心理防卫是人的一种精神(即自信心),靠的是人的主观能动性。实验证实,信心能增强人体 T 淋巴细胞和 B 淋巴细胞的活性和功能,由这些细胞组成的人体免疫系统的组织和器官分布着非常丰富的神经纤维和毛细血管,这些神经纤维及毛细血管和大脑发出的支配机体的植物神经(交感神经和副交感神经)有广泛的联系,并接受大脑的支配,所以说大脑皮质的活动直接影响免疫力的高低。信心能使人大脑皮质的活动增强并提高兴奋性,从而激发免疫系统的活力,使一些神经递质释出增加,促进机体新陈代谢,增强对损伤组织的修复。

心肌梗死的康复是个漫长的过程,需要有较高的免疫力保护自身内环境的稳定,从现代医学研究观点看,要提高免疫力,首先要自己振作精神,心肌梗死康复病人不能悲观失望,要相信科学依靠科学,通过坚持冠心病的一、二级预防和治疗、医护人员的心理疏导、亲友的精神鼓励和支持、家人的体贴关心和生活调养、自己不屈病魔抗争的坚强意志,会激发体内的内在潜力(免疫力),促进康复,提高生命质量。

三、影响心肌梗死康复病人情绪的常见因素及防护对策

1. 生物钟

人的精神、神经、内分泌等生理活动受生物钟的影响,从而导致心理活动出现高潮或低潮,使生命体征(脉搏、呼吸、血压、体温)发生相应变化。在心理活动的高潮期,人的精神神经以兴奋为主,表现为精神饱满、新陈代谢增快、气血运行畅通,为组织器官输送更多的氧和营养物质,促进生长发育和受损伤组织加快修复。当心理活动处在低潮期时,人的精神神经受到抑制,表现为情绪低落、意志消沉、新陈代谢缓慢、气血运行不畅、生长发育迟缓、损伤组织修复停止。研究表明,心肌梗死康复病人的生物钟多紊乱,在急性心肌梗死初期,交感神经功能多增强,导致患者多精神紧张、焦虑烦躁、坐卧不宁、心肌耗氧增加,使病情加重。而当心肌梗死进入Ⅱ期康复后,病人情志多转为抑郁,这时副交感神经活动增强,病人表现抑郁、情绪低落、悲观失望、思睡乏力、心肌代谢迟缓,影响疾病康复。不论是急性心肌梗死时的焦虑紧张,还是进入Ⅱ期康复后的抑郁失望,都能导致免疫力降低,抵抗力减弱,严重影响康复进程。

人体生物钟受自然规律和个体精神意识的主导,因此,心肌梗死康复病人要顺应自然和人体两方面的基本规律,坚持日出而作,日落而息,振作精神,积极参加有氧运动和力所能及的社会活动,让生物钟回归正常,促进心肌梗死康复。

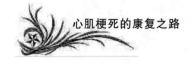

2. 气候

调查表明，在阴雨雾霾天气里，心肌梗死康复病人几乎都有精神压抑和身体不适的感觉，尤其是在连续的阴雨雾霾天气时，焦虑不安、胸闷、心悸、气喘的症状较平时明显加重，有的甚至发生心绞痛，而当天气晴好，空气清新，阳光明媚时病人感到心情愉快，全身轻松，上述症状明显减轻，甚至消失。

气候对人体的影响个体无法以意志转移，但人的主观能动性可以避免气候对人体的不良刺激，心肌梗死康复病人在遇阴雨雾霾天气时最好不要外出活动，以减少恶劣气候对机体的影响。

3. 失眠

心肌梗死康复病人心理失衡者多见，有些病人整天忧心忡忡，怕病情再加重，失去自理生活的能力，成为家庭的负担，常因思虑过度患上精神性失眠，有时整夜不能入睡。

失眠易使人精神、神经及内分泌活动紊乱，使心脏在夜间也不能放松休息。心主神志，心神以宁静为本。心肌梗死康复患者不论平时是否失眠，一到晚上就要静心，上床后专心思睡心身皆静，才有利于入睡和进入深度睡眠，心脏就能得到充分的休息，损伤的心肌修复便能加快。

4. 吸烟

吸烟有害健康，包括吸烟对情绪的负面影响。烟草燃烧时能释放出3800多种化学物质，其中的尼古丁被人吸入后只需2.5秒钟就能到达人的大脑，先使人兴奋，而后抑制。美国健康专家的一项关于吸烟影响情绪的研究表明，吸烟人经常情绪低落者是不吸烟人的2倍，研究人员的结论是，吸烟对人体和精神构成双重危害。

发生急性心肌梗死，表明冠心病已进入最严重阶段，如果再吸烟，烟草的危害会带来致残或致死的结果。因此，冠心病人戒烟刻不容缓，而且还要远离二手烟。

5. 颜色

说颜色影响人的情绪，可能不被人理解。研究表明，鲜艳亮丽的色泽能使人心情愉快、精神振作、中枢神经兴奋、内分泌激素释出增加,而灰暗的颜色,使人精神压抑、中枢神经受抑、一些内分泌激素分泌减少,进而导致人体免疫力下降,抵抗力减弱。

心肌梗死康复病人情绪变化不定,时而焦虑烦躁时而抑郁沉闷。现代科学研究表明,绿色、淡黄色可舒缓心情,给人增加愉悦感,而橘黄色、粉红色能驱赶内心烦闷,使人放松心情。家属可种养一些花卉,根据患者情绪变化,给病人卧室内摆放不同颜色的花卉以改善心情,有助心肌梗死的康复。

6. 月经

女性的月经虽属生理现象,但月经的确能引起情志改变。调查表明,女性在月经期的焦虑、烦躁、易生气、心悸、多汗、胸闷的症状较非月经期明显得多。研究人员认为,以上症状可能是生理性失血引起的情志失衡所致。尚未绝经的心肌梗死康复病人应在月经期到来之前加强心神调养,避免能引起经量增多和情志改变的活动(饮食、交际、用药等)以减少对原发病的影响。

7. 夫妻关系

有统计表明,夫妻关系和顺的心肌梗死康复病人的康复程度明显优于夫妻关系不合者。生活中,心肌梗死康复病人的另一半,要以为家庭做贡献的高度去认识和处理夫妻关系,千方百计地调节家庭气氛,增加夫妻感情,为病人创建一个宽松的生活休息空间,尽量满足患者对精神和物质的需求,为康复增添正能量。

8. 满月

现代科学研究表明,月球的引潮力对人的情志有明显的影响,如在满月的时间里,人的精神饱满、情绪易激动,有的甚至亢奋躁狂。有报道称,满月时,冠心病人的交感神经活动增强、心率增加、血压上升、心电图 ST-T 改变、脑电图出现异常波幅。心肌梗死康复病人在满月时应减少外出活动,保持情绪稳定,尤其是热性体质者,忌看惊险刺激的电影或电视,忌谈论易使人兴奋和激动的事,忌饮浓茶、咖啡、可乐饮料,忌过性生活,以保持心身平静,以利心肌梗死康复。

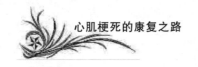

四、心肌梗死康复患者常见的心理障碍及心理保健

1. 亚健康心理

急性心肌梗死患者跨过死亡线后，出于对生命的热度和对生活的眷恋，非常在意自己的身体，整天待在家里任何事不敢做许多食物不敢吃，加上大病后体弱，总感到站起来就心慌走一步就气喘，于是产生伤感情怀，情绪越来越低落，身体也越来越软弱，严重阻碍心肌梗死的康复。

心灵处方，恢复健康心理

进入Ⅱ期康复的心肌梗死患者要想比较顺利地度过余生，首先要想方设法消除心理不健康的阴影，这主要是一个自救过程，自救的核心是树立起战胜疾病的坚强意志。其次是科学对待疾病，通过坚持平衡心理、合理膳食、有氧运动、戒烟戒酒，使健康四大基石趋向稳固、免疫力不断提高、抵抗力持续增强、冠状动脉粥样硬化得到逆转。另外，助救也很重要，助救能帮助病人建立良好的生活行为，包括安排病人看有益书报，听赏心悦耳的音乐，约社区医生到家里进行心理疏导，陪伴病人外出散步，走亲访友，鼓励患者参加力所能及的社区活动，只要同时做好自救和助救工作，就一定能恢复健康心理。

2. 恐惧心理

患过一次心肌梗死后，对剧烈胸痛和濒临死亡的感觉刻骨铭心。病后日常行为受到严格限制，治疗要终生坚持，再加上一些病人医学知识贫乏，常在心中夸大疾病的严重性，使恐惧心理始终挥之不去，导致神经、内分泌活动紊乱，使病情难于缓解。

心灵处方，消除恐惧心理

消除病人的恐惧心理主要在临床医生。病人在出院前，医生要把出院标志着心肌梗死病情稳定的情况交代清楚，让病人明白，恐病心理比血胆固醇高对冠状动脉的影响大得多，一次心肌梗死并不可怕，可怕的是恐病思想和丧失战胜疾病的信心。一般来说，只要树立了战胜疾病的信心，有坚强的意志和病魔抗争，就能"山崩于前不惊，地陷于后不惧"。正确对待疾病,愉快地过好每一天的生活,生命质量才会得到显著提高。

3. 紧张心理

据调查,绝大多数心肌梗死康复病人一有不适就紧张,紧张使支配心脏的交感神经兴奋,肾上腺素分泌增加,导致心跳速率增快心肌耗氧增加。过度紧张还能引发冠状动脉痉挛,诱发心绞痛甚至心肌再梗死。

心灵处方,控制紧张心理

控制患者的紧张心理,需靠医生、家属及病人共同努力。医生要让病人了解紧张对心脏造成的危害,指导病人在心理层面上轻视疾病,在日常行为层面上重视疾病;家属要从创造良好地生活环境入手,安排住宽敞明亮、安静整洁的卧室,每天让病人听或看一些能够愉悦心情的轻音乐或言情喜剧电影或电视或陪伴病人外出散步,以分散注意力;能够自理生活的患者,可参加一些力所能及的社区文艺体育活动、志愿者活动或探亲访友,这样就能控制紧张心理让心静下来,心静才有利于康复。

4. 消极心理

有统计表明,约30%的心肌梗死康复病人存在着消极心理,认为冠心病治不好,生活中要忌这忌那,行动没有自由,口福、性福又被限制,活着没意思,于是产生了活一天算一天的想法,每天都是三餐两倒(即早中晚三餐和午晚两次睡觉),精神空虚消极怠病使病情日渐加重。

心灵处方,培养积极心理

积极心理的建立,首先要求病人要主动走出门去参加一些社会活动,在日常生活中发现兴趣和爱好,然后将兴趣或爱好引入日常生活并安排得有规律有节奏。其次是家属要鼓励病人追求新生活,如练习书法、绘画、下棋、弹琴、跳舞等,引导患者积极向上保持愉快心理。已有的研究表明,人在积极面对生活时,体内分泌大量内啡肽,而内啡肽具有协调和加强神经、内分泌活动,平衡心脏自主神经功能的作用,所以说,积极心理有益心肌梗死康复。

5. 逆反心理

心肌梗死康复病人被严格的生活行为治疗限制后(戒烟酒、控制饮食、

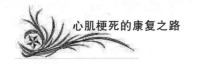

坚持康复运动、节制房事等),有些病人就是做不到,受周围人和事的诱惑,今天抽烟明天喝酒,高兴了肥甘厚味不减,运动无常性生活放纵,生气了就暴跳如雷喋喋不休或卧床不起食水不进,和医生的忠言、家人的善意完全处在对立面,逆反心理导致病情迅速发展,引发严重的并发症甚至早逝。

心灵处方,纠正逆反心理

纠正逆反心理,首先是医生要让病人明白为所欲为的日常行为带来的结果是不死即残,只要病人明白了这点一般都会接受生活行为的约束提高自控能力。其次是家人要关心体贴病人,想方设法将患者的生活安排的充实而有意义,让病人感到生活中有无限乐趣还有很多事能做,就会自觉珍惜生命善待自己,只要纠正了逆反心理心肌梗死病人就能带病延年。

6. 焦虑心理

心肌梗死康复病人由于受饮食结构和日常行为限制,对自己的生命价值产生怀疑,认为自己从此失去了正常生活的能力,成了社会的负担家庭的包袱,从而产生焦虑不安的心理,休息时不能完全放松身心,活动时不能专心锻炼身体,整天心烦意乱导致心脏自主神经功能出现异常引起心率增快、心肌耗氧增加,使病情每况愈下。

心灵处方,缓解焦虑心理

缓解病人的焦虑心理主要靠家属做工作,家人应在百忙中抽出时间陪病人聊天、外出散步、走亲访友、看望邻里同事、看文艺体育节目、看电影电视、参加社区各种有益活动,还可定期或不定期将病人的亲友同事请到家里和病人相聚,进行情感交流,疏散患者内心苦闷,这样就能逐渐地让病人缓解焦虑,使支配心脏的植物神经功能恢复常态,消除烦躁心理,降低耗氧提高生命质量。

7. 敏感心理

据调查,许多心肌梗死康复病人敏感多疑,非常注重自己的身体,一有不适(如心悸、乏力、头晕、胸闷)就胡思乱想,往疾病最严重的方面联想,天天跑医院,今天在这个医院检查,明天去另一个医院复查,后天又找一个医生咨询,怀疑医生没有告诉自己真实病情,责备家人对自己不关心。长期的

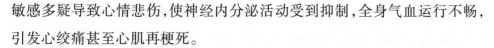

敏感多疑导致心情悲伤,使神经内分泌活动受到抑制,全身气血运行不畅,引发心绞痛甚至心肌再梗死。

心灵处方,抑制敏感心理

抑制敏感心理最好的办法是让病人专心做事,如何才能让患者专心做事呢? 这就看家人能不能发现患者的爱好,能不能投其所好。一般来说,能自理生活的病人都会有一定的爱好,只不过不同年龄不同性别的病人爱好不同罢了,有的爱好书法绘画,有的爱好读书写作,有的爱好吹拉弹唱,有的爱好下棋打牌,有的爱好跳舞唱歌,有的爱好做手工艺品,只要家属帮助病人建立了对某项活动的兴趣,把注意力投入到爱好上,就会专心致志地去做,分散注意力减轻或消除敏感心理。

8. 固执心理

固执心理的特征是嫉妒、苛刻、狭隘、孤独,固执心理的产生是由于疾病导致的心理伤害和人际关系的疏远所致。由于疾病,一些病人的自尊心得不到维护,昔日的健壮身体、受人尊重的社会地位已不复存在,而虚荣心又不能消除,导致人格逐渐偏离群体,不服气同事的进步,听不进家人的劝告,看不惯子女的举动,不理解同事亲友的好意,经常抱怨社会,质疑医生责备家人,整天待在家里情绪抑郁,性格孤僻生活单调,不与人和社会接触,导致体内内啡肽分泌减少新陈代谢降低心脏自主神经功能失调,生命质量不断下降。

心灵处方,矫正固执心理

矫正固执心理最有效的办法是家属事事、处处、时时都要体现对病人的热情、体贴、关心、支持、鼓励,引导病人走向社会,参加社区举办的各种公益性活动,在体力允许的前提下走访亲友或短途旅游参观学习,让思维活跃、思想开放、精神振作,以促进神经内分泌等生理机能活跃,促进损伤心肌修复。对有严重固执心理的病人,家人应送患者去专科医院诊疗,让病人安逸地度过余生。

9. 麻痹心理

心肌梗死的康复是个漫长过程,时好时坏的病情让一些病人产生麻痹

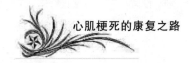
心理,逐渐地放弃生活行为治疗,不按时服药,该复查时也不复查,饮食顺其自然,活动随心所欲,性生活不节制,情绪变得喜怒无常,这样的后果使病情急剧恶化,随之而来的是并发症、致残甚至致死,给病人带来更大的痛苦,也给家庭带来巨大的经济负担。

心灵处方,克服麻痹心理

克服麻痹心理要靠家属及病人共同努力,冠心病一般都是老年人,现在的老年人都有一定的阅读能力,在家休养有时间读书。研究表明,读书对人体有益,家属应给病人购买一些医学科普读物,让病人了解冠心病对人体的危害,认识放弃日常行为治疗会给自己、家庭、社会带来更大的痛苦和巨大的经济损失,病人要以为家庭,为社会做贡献的想法去对待疾病,坚持科学饮食,坚持康复锻炼,坚持平衡心理,坚持戒烟戒酒及远离二手烟,坚持节制性生活,坚持定期复查,只要坚持下去,就一定会习惯成自然,而且也一定会有好的收获。

10. 空巢心理

据调查,我国约有 1/3 的老人家庭呈空巢现象,这其中不乏心肌梗死康复病人,白天机(电视机)相伴,夜听风雨声是空巢病人的真实写照。心情郁闷病痛折磨,使他们度日如年。

心灵处方,改变空巢心理

改变病人的空巢心理,主要是子女的事,首先是子女对老人要有关爱精神,包括常回家看望,带老人体检,安排好老人的生活,让他们食、住、行、医无忧。带老人走亲访友,实现想见同事、同学、朋友的心愿,如做不到这些,应经常打电话问安。实际上只有子女的关爱是远远不够的,既然空巢现象已成为社会问题,那么,全社会都应承担关爱空巢老人的相应责任,让他们老有所靠,老有所养,老有所乐,病有所医,愉快地度过人生的最后一站。这就要求各级政府要大力发展养老事业,建设有空间生活、休息、疗养、娱乐的机构和场所,组织他们学习一些科普知识,指导他们科学进食,定期或不定期体检,帮助和指导康复锻炼。病人也要根据自己的爱好,选择一些活动项目,如书法绘画、唱歌跳舞、下棋打牌、打太极拳或参加社区文艺体育活动、志愿者活动，有一定专长的可接受返聘工作或充当顾问，在参加上述活动中广交朋友寻找乐趣，让生活过得充实而有意义。生活在城市里的空巢病人，要改变喜怒之声相闻，至死不相往来的习惯，应主动到邻居家串串门聊聊天，和病友畅谈交流保健心得，向同龄人倾诉内心的压抑与不快，约要好的朋友一起去活动以转移注意力。还要学会自我调节，在情绪低落时看喜剧电影或电视，心烦意乱时听赏心悦耳的音乐，思想压抑时和知己谈谈心，这样就可有效地转移注意力，空巢病人一旦有了精神寄托，就会从实质上改变由空巢带来的心理困扰，愉快地生活，消除忧愁，缓解病情，实现延年益寿。

（本编一、二章编写：高博）

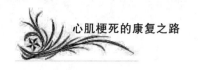

第三章 饮食篇

一、祖国医学对饮食保健的基本要求

《黄帝内经》中说："五谷为养，五果为助，五畜为益，五菜为充，气味合而服之，以补精益气。"五谷指五谷杂粮，包括豆制品。五谷为养，是说人需要吃混合性食物，现代营养学研究表明，杂粮能促进蛋白质互补，豆类可弥补谷类赖氨酸不足。五畜指马牛羊猪等动物性食物，包括蛋类、奶类，属滋养强壮性食物。现代科学研究显示，五畜类食物蛋白质含量丰富，B族维生素、维生素C和多种微量元素含量高，脂肪较多，食入过量时热量转化为脂肪储存，易引起肥胖。五菜包括各种叶、茎、根类蔬菜，已有的研究证实，菜类含有丰富的胡萝卜素、B族维生素、维生素C、钾、钙、镁、铁等微量元素，还含有纤维素、果胶、叶绿素、芳香性挥发油等成分，是人体必不可或缺的食物。五果指各种水果，包括干果。果类含有丰富的维生素、果胶与矿物质，是人体营养素的重要来源。

《饮膳正要》说："春气温，宜食麦以凉之；夏季热，宜食菽以寒之；秋气燥，宜食麻以润其肺；冬气寒，宜食黍以热治其寒。"意思是说，春季气温转暖，万物生发，人体阳气向上向外散发，内应于肝，肝喜疏散条达，故膳食应具性凉补肝疏散之功效的食物；夏季气候炎热，万物茂盛，内应于心，阳气外发，心火易上炎，心血易郁阻，宜吃性寒凉，具有消暑生津的食物；秋季气候转凉，阳消阴长，万物凋零，燥邪易伤及阴津，内应于肺，肺易失肃降，故宜食性温的食物，以补肺润阴；冬季气候寒冷，万物收藏，内应于肾，体阳潜藏，饮食应顺应温补肾阳的需要。

祖国医学强调,饮食要"天人相应",用今天的话说,就是膳食要根据气候、地域特征,选择与机体相适应的食物,如在气候温暖潮湿的南方,膳食应以清凉除湿为主,而在气候寒冷干燥的北方,膳食应以散寒润燥为主。

心肌梗死康复病人所处气候特征、地理环境和饮食文化不同,年龄、体质、机体抵抗力和适应能力明显有别,所食食物必须与体质相适应,即热性体质者不吃或少吃温热性食物;寒性体质者不吃或少吃寒凉性食物。阳虚体质者宜食用温性食物,以温阳散寒;阴虚体质者宜食用补阴食物,以滋补阴津。气虚体质者宜食用补气食物,以补气健脾;血虚体质者宜食用补阴润肺的食物,以补养阴血。这就是中医天人相应的饮食观。

二、饮食与动脉粥样硬化

现代医学研究表明,高脂肪类食物与动脉粥样硬化关系密切,如给血脂正常的动物增加高脂肪、高胆固醇食物,一段时间后动物体内血清胆固醇升高,逐渐发生动脉粥样硬化。如给已有动脉粥样硬化的动物持续低脂肪食物喂养一段时间,则原来的动脉粥样硬化斑块缩小,有的甚至消失。

膳食中的胆固醇,几乎全部来源于动物性食物,动物性食物中的脂肪主要成分是脂肪酸,包括饱和脂肪酸(月桂酸、肉豆蔻酸、棕榈酸、硬脂酸)、单不饱和脂肪酸(油酸)和多不饱和脂肪酸(亚油酸)三种。研究证实,摄入较多的胆固醇和饱和脂肪酸能使人体内血清总胆固醇(TC)和低密度脂蛋白胆固醇(LDL-C)升高,而摄入较多的单不饱和脂肪酸和多不饱和脂肪酸则能降低血清总胆固醇(TC)和低密度脂蛋白胆固醇(LDL-C),并能升高高密度脂蛋白胆固醇(HDL-C)。目前认为,能够明显升高血脂的主要是月桂酸和肉豆蔻酸,肉豆蔻酸升高血清总胆固醇(TC)的水平平均为棕榈酸的4倍,当血液中胆固醇成分和饱和脂肪酸持续居高不下时,人体就会发生动脉粥样硬化。

植物性食物不含胆固醇,饱和脂肪酸的含量也很低,而单不饱和脂肪酸和多不饱和脂肪酸含量却很丰富,单不饱和脂肪酸中的油酸仅含有一个不饱和链,在烹调过程中稳定性较好,不易产生过氧化物,因而对人体有

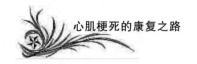

益。多不饱和脂肪酸中的亚油酸比较容易被氧化,摄入后通过增加血液中氧化低密度脂蛋白及氧化的乳糜微粒水平损伤血管内皮细胞,加速动脉粥样硬化形成,并增加血栓形成的概率。而多不饱和脂肪酸中的α-亚麻酸则具有降低血脂,改善血液黏稠度和预防血栓形成的作用。

从预防动脉粥样硬化的角度讲,减少膳食中胆固醇和饱和脂肪酸的含量,增加单不饱和脂肪酸和多不饱和脂肪酸的摄入是非常有益的。如经常吃鱼,就有助于降低动脉粥样硬化的发生和降低冠心病的风险,这是因为鱼所含的二十碳五烯酸(EPA)和二十二碳六烯酸(DHA)是多不饱和脂肪酸,具有降低血清甘油三酯和通过前列腺素系统降低血液高凝倾向的功效。美国心脏病学会将每周吃两到三次鱼作为预防心脑血管病的膳食向人们推荐。中国营养学会推荐多食植物性食物,是因为植物性食物除不含胆固醇外,饱和脂肪酸的含量也很低,而单不饱和脂肪酸和多不饱和脂肪酸的含量却很丰富,还因为膳食纤维和果胶的成分相当可观。这些成分能增加肠道内容物的排出而降低血清胆固醇和甘油三酯。

发生急性心肌梗死,表明冠状动脉粥样硬化病变已相当严重,因此,心肌梗死康复病人的膳食要以不含胆固醇的植物性食物为主,尽量减少动物性脂肪的摄入。膳食中的多不饱和脂肪酸容易被氧化,而被氧化的速度与食物加工时的温度有关,在给心肌梗死康复病人配膳时,还要减少高温操作,以减少反式脂肪酸的产生。

三、《中国居民膳食指南》符合心肌梗死病人的饮食要求

中国营养学会根据我国居民饮食的基本情况,于 1989 年发布了中国居民膳食指南,以后又根据国民饮食结构的变化于 1997 年、2007 年两次进行了修订。2016 年 5 月 13 日在国家卫计委新闻发布会上正式推出了经再次修订的中国居民膳食指南。

新版膳食指南由一般人群膳食指南、特定人群(婴幼儿、孕妇、乳母、儿童、青少年、老年人、素食人群)和中国居民平衡膳食实践三部分组成,其中针对 2 岁以上健康人群推荐的以食物为基础的平衡膳食是核心内容。新膳

食指南整体突出了食物的多样性，推荐每天吃12种每周25种以上的食物。明确了能量平衡需要多吃、少吃和限制摄入的食物，并对部分食物的摄入量进行了修订和调整，被认为是一份符合国情的膳食指南。

1. 食物多样，谷类为主

谷类是人们日常食用的粮食类作物，包括禾谷类(稻米、小麦、大麦、荞麦、玉米、小米菽)；豆菽类(黄豆、绿豆等)；薯类(土豆、红薯、山药等)。谷类食物是人体热量的主要来源，正常人每天摄入的谷类食物的热量应占全部食物热量的50%以上。谷类食物富含糖、蛋白质、B族维生素、钾、镁和膳食纤维等营养成分(全谷类食物的上述成分更为丰富)，进食时应有意识地适当多吃，以获取更多的营养成分，每天应摄入250~400g，要求粗粮细粮搭配，粗粮应占一半以上。患有慢性胃肠疾病的中老年人要少吃粗粮，但不宜少于1/4量。

2. 蔬菜多样，水果完整

蔬菜水果是人体矿物质、维生素、膳食纤维、类胡萝卜素、花青素等物质的主要来源，也是平衡膳食的重要组成部分，要求餐餐有菜，保证每天摄入不少于300~500g的不同种类的新鲜蔬菜，深色蔬菜要占一半以上。天天吃新鲜水果200~350g，最好是食用完整水果，患有咀嚼和消化问题的病人可打成浆或榨成汁饮用。

3. 优质蛋白不能缺

蛋白质是人体必须的营养物质，是营养平衡的重要基石，肉类食物是保障铁、锌等微量元素供应的重要来源。优质蛋白包括动物性(鱼、虾、奶、蛋、瘦肉)和植物性(豆类和豆制品、坚果)食物，推荐每人每天摄入鱼、禽、蛋、奶、瘦肉、豆类总量要在120~200g之间，其中水产类和禽畜类各40~75g，蛋类40~45g，吃鸡蛋不弃蛋黄。素食主义者要特别注意增加摄入豆类，以满足身体对蛋白质的需求。

4. 少盐、少油、限糖

盐、脂肪、糖摄入过多是高血压、冠心病、糖尿病、肥胖居高不下的主要原因，推荐要求人们的饮食要清淡，成人每天盐摄入量应在6.0g以内，不吃

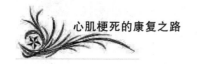

动物油,植物油摄入量应在 25~30g,糖不超过 50g,最好控制在 25g 以内,反式脂肪酸不超过 2.0g,男性饮酒不超过 25g,女性饮酒不超过 15g,每日饮水不少于 1500ml,提倡饮白开水或淡茶水,不饮含糖饮料。

5. 饮食文明,多回家吃饭

推荐要求成年人要学会阅读食品标签,选择食物要新鲜卫生,采用科学烹调方式,减少反式脂肪酸的产生,提倡分餐饮食,珍惜食物,备餐要生熟分开,熟食二次加热要热透。

6. 吃动平衡,动则有益

每周至少进行 5 天中等强度的身体锻炼,累计要在 150 分钟以上,最好是坚持每天运动身体,平均每天主动行走 6000 步以上,尽量减少久坐的时间,使摄入的热量和消耗达到平衡。

笔者通过学习新版中国居民膳食指南认为,新膳食指南符合冠心病人的饮食要求,但膳食指南不可能对每个冠心病人都适宜,要吃得科学,有利机体代谢,促进康复,就要根据自身的实际制定膳食计划。选择食物原料离不开当地食物品种,但烹调则要按照科学烹调方式进行,以减少反式脂肪酸的产生。另外,改变个人的不良生活行为和饮食习惯,比吃什么,吃多少更为重要。

四、饮食的基本原则

1. 摄入食物的性要与个人体质相适应

中医学认为,人体是一个有机整体,以五脏为中心,通过经络将五脏六腑联系起来,功能上相互联系,病理上彼此影响,同时认为,食物的性味影响脏腑的机能。

我国地域辽阔,东西南北食物品种繁杂,各地饮食文化、饮食结构、生活习惯、烹饪方法不同,使心肌梗死康复病人的康复程度差异显著。据调查,生活在城市里的心肌梗死患者较生活在农村的心肌梗死病人康复程度明显的好。清代医学家黄宫秀说:"食物入口等于药之治病,合则与人体脏腑有益,而可祛病健身,不合则与人体脏腑有损,而增病促死。"祖国医学认为,人的体质有寒性与热性之分,食物同药物一样能影响脏腑机能。神农本草经也说:"疗寒以热药,疗热以寒药。"这就是说,寒性体质者或阳气不足的病人需吃热性或温性食物,热性体质者或阳气亢盛的病人宜吃寒性或凉性食物,反之应属禁忌。按照中医对食物的分类,日常食用的寒性食物有,肉类:螃蟹、田螺、牡蛎、蜗牛、蛤蜊;蛋类:松花蛋;蔬菜类:黄豆芽、绿豆芽、空心菜、苦菜、蕨菜、莴菜、苦瓜、草菇、紫菜、海带、芦荟、鱼腥草、马齿苋、藕(生)等;水果类:香蕉、柿子、哈密瓜、柚子、杨桃、猕猴桃、甘蔗、柿饼;饮品类:苦丁茶、栀子花茶。日常食用的凉性食物有,谷类:小麦、大麦、荞麦、小米;肉类:鸭肉;蛋类:鸭蛋;蔬菜类:菠菜、油菜、生菜、西红柿、茄子、黄瓜、冬瓜、黄花菜、芹菜、金针菇、竹笋、莴苣、丝瓜、白萝卜(生);豆类及豆制品:豆浆、豆腐、豆腐皮、豆腐脑、腐竹;水果类:梨、芒果、芦柑、火龙果、橙子、苹果、罗汉果、草莓;饮品类:绿茶、菊花茶、金银花茶。经常食用的温性食物有,谷类:糯米、紫米、高粱;肉类:羊肉、鸡肉、鹿肉、带鱼、海虾、鲢鱼、鲶鱼、鳝鱼、大乌哈鱼、海参;蛋类:鹅蛋;蔬菜类:韭菜、蒜薹、洋葱、大蒜、香菜、南瓜、甘薯、魔芋、刀豆;水果类:石榴、木瓜、柠檬、荔枝、桂圆、开心果、山楂、核桃、桃、枣;饮品类:咖啡、红茶、茉莉花茶、红酒、黄酒、啤酒;调味品:葱、生姜、干姜、芥末、花椒、茴香、红糖、植物油、料酒、醋。日常食用的热性食物较少,肉类有狗肉;水果类有樱桃、榴莲、炒花生;调味品有辣椒、胡椒、肉桂、咖喱粉。食物除寒凉温热外,有许多食物性平,属于平性的食物有,谷类:大米、玉米、黑米、燕麦、芝麻;豆类:豌豆、赤小豆、豇豆、黑豆、扁豆、黄豆、蚕豆;蔬菜类:大白菜、包心菜、茼蒿、土豆、胡萝卜、香菇、银耳、黑木耳;蛋类:鸡蛋、鸽蛋、鹌鹑蛋;肉类:猪肉、驴肉、黄花鱼、鲤鱼、甲鱼、鱿鱼、泥鳅;水果类:无花果、李子、橄榄,葡萄;奶类:人奶、牛奶、蜂蜜、蜂王浆;干果类:白果、松子仁、腰果、花生、杏仁、莲籽、榛子、葵花籽,性平的食物适合不同体质的病人和不同季节食用。

心肌梗死康复病人的免疫力低、抵抗力弱,许多病人同时患有慢性胃肠疾病,因此,饮食要非常注重食物的性味与体质及气候相适应,也就是说,寒性体质者在寒凉季节不宜吃寒性食物,热性体质者在炎热季节不宜

吃温热性食物,因为寒性食物有清热,解暑,生津,止渴功效,温热性食物有温中散寒,生热,使人体活力增加,机能兴奋的作用,如果给寒性体质者在寒凉季节食用过多的寒性食物,会引起机体代谢缓慢,出现气滞血瘀,皮肤湿冷,胸腹胀痛,泄泻等不适,如热性体质者在炎热季节食用过量温热性食物,则会引起人体一些机能兴奋,引发燥热,发生结膜充血、血压上升、心率增加、心肌耗氧增多、便秘等,两方面都能使原有病情加重,甚至有引发心绞痛的可能。

2. 摄入食物的量要与自己的胃肠功能相适应

人最基本的规律是日出而作,日落而息。人体代谢随人的昼动夜息而发生变化,即白天以分解代谢为主,夜晚则以合成储存为主。研究表明,胃对混合性食物的排空时间约需 4~5 小时。由此看出,人每天的饮食应安排为 3 餐,每餐的摄入量应根据生理代谢规律,将平日的食量每天的活动量分配到 3 餐中去,只有这样,摄入食物的量才能适应人体代谢基本规律和胃肠机能,实现食物与人体功能相协调。

早餐。心肌梗死康复病人多为中老年人,活动量少、胃肠功能弱、对食物的需求减少,若摄入较多的量或不易被消化的食物,就会出现胃肠不适,许多病人就是因为上述原因不吃早餐,或者是随便吃一点。尽管老年人对热量的需求减少,但不吃早餐对身体有害,因为人夜晚睡觉滴水不进,晨起时腹中空空,大脑处于葡萄糖低水平状态,整个上午机体细胞代谢缓慢,产生的热量少,代谢废物也不能及时排出,人会感到疲乏无力、头晕、心慌、甚至冒虚汗,严重影响损伤心肌细胞的修复,所以早餐不但要吃,而且还要吃好。早餐的时间最适宜安排在 7:00~7:30,早餐摄入的量应占病人全天摄入总量的 30%,家属可根据病人的口味、食欲情况,选择多种食物原料,以谷类为主,奶、菜为辅,以利吸收,迅速提供热能。有人认为,早餐摄入较多的脂肪会加重心肌梗死病情,但近年国外的一些研究认为,早餐不管吃动物性食物,还是植物性食物起决定因素的是量,因为空腹摄入较多的高脂肪性食物易引起凝血因子Ⅶa 的上升,从而造成血液中凝血酶急剧升高,这种酶在导致发生心肌梗死的小血栓时起催化作用。因此,早餐要吃低脂肪性食物。

午餐。午餐的时间宜安排在 12:00~13:00，午餐摄入的量应占全天总摄入量的 50%左右。中国营养学会发布的 2016 年版膳食指南推荐每天应吃 12 种以上的食物，这些食物的原料要包括谷类、肉蛋类、奶类、豆类及新鲜蔬果。从平衡营养的角度讲，食物的原料种类越多越好。实际上，一般人每天的食物种类达不到膳食指南推荐的标准，这与人们对食物多样性的含义不理解有关，许多人认为三餐中蛋肉奶菜俱全就是食物的多样，这显然是不全面的，营养学所讲的食物多样性是指食物类别的多样及食物原料的多样。心肌梗死康复病人多伴患慢性胃肠疾病，消化吸收能力差，体内营养多呈负平衡，而一天的活动多在下午，下午机体需要消耗较多的能量，因此，午餐要求食物的品种要多，应占全天所食食物原料的 2/3，荤素俱全，还要便于消化，有利吸收。

晚餐。晚餐宜安排在 18:00~19:00，应以富含碳水化合物及 B 族维生素食物为主，质宜稀味宜淡，量应占全天摄入量的 20%。如品种单调，可根据同类食物互换的原则调配，谷换谷，豆换豆，菜换菜。大米或面粉与相应数量的杂粮互换，馒头与相应数量的面条互换，豆与相应数量的豆制品互换，蔬菜与蔬菜互换。如每天吃 400g 蔬菜，分配在三餐中，早餐吃叶，午餐吃茎，晚餐吃根。又如吃 100g 豆或豆制品，早餐喝豆浆，午餐换吃豆腐，晚餐吃腐竹。通过互换，变换烹调，不仅改变了食物的形状、色泽，口感也会发生较大的变化，对平衡营养和增进食欲非常有帮助。晚餐不宜吃动物性食物，如晚餐吃得荤，等于给心肌梗死康复病人火上浇油，使病情加重，这是因为晚餐距睡觉时间较近，人入睡后代谢降低，血流缓慢，而食物消化吸收使血脂升高，脂质向血管壁持续沉积，形成动脉粥样硬化的速度快于白天。

3. 摄入食物的味要与体内酸碱平衡相适应

一般将食物粗略地分为酸性与碱性，肉类、蛋类、奶类食物多属酸性，谷类、豆类、蔬菜类食物多属碱性。现代科学对食物的研究表明，酸性食物含硫、磷、氯等非金属元素较多，碱性食物含钾、钠、钙、镁等元素丰富。

中医学认为，食物的味影响人体健康，如咸味吃多了会引起血脉瘀滞，

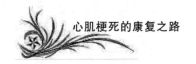
这和现代医学的认识是一致的,即盐摄入过多,会引起机体水钠潴留,导致血压升高。酸性食物吃多了能使人皮肤颜色变暗、血液色泽加深、血黏稠度增加、记忆力减退、注意力不集中、乏力、腰酸腿痛等。现代医学研究表明,人体内环境与健康关系十分密切,而人体内环境又受摄入食物的影响,即摄入食物的味能影响机体酸碱平衡。如长期摄入过多的酸性食物,超过机体本身的调节能力时,胆固醇、甘油三酯、低密度脂蛋白胆固醇向动脉血管内壁沉积,使动脉发生粥样硬化。国外有研究称,人体血液 pH 值下降 0.1 单位,胰岛素的活性下降 30%,这就是酸性体质的人易患糖尿病的原因。国内有报道称,弱碱性的机体内环境有利于保持血管内皮细胞功能的稳定和维持血管的弹性,减少动脉粥样硬化的发生与发展。

急性心肌梗死与高脂血症相伴,高脂血症者多为酸性体质,心肌梗死进入Ⅱ期康复时一般都要进行降血脂治疗,这时期的日常膳食应以碱性食物为主(谷类、豆类、蔬菜类),优质蛋白为辅(鸡蛋、牛奶、鱼虾、瘦肉,)尽量少吃或不吃酸性的肉类食物,维持血液 pH 值在 7.35 左右,保持机体内环境相对稳定,以利康复。

4. 摄入食物的种类要与机体所需的营养素相适应

人类的食物大体上分为 5 类:(1)谷类及薯类,谷类包括大米、小麦、杂粮;薯类包括马铃薯、甘薯、木薯。现代营养学研究表明,谷类及薯类主要为人体提供碳水化合物、膳食纤维、蛋白质、B 族维生素及矿物质;(2)动物类食物,包括畜禽鱼蛋奶等,主要为人体提供蛋白质、脂肪、矿物质及维生素A、B、D 等;(3)豆类及坚果,豆类包括大豆、黄豆、绿豆等;坚果包括腰果、核桃、花生、杏仁、罗汉果等。豆类及坚果能给人体提供蛋白质、脂肪、膳食纤维、B 族维生素、维生素 E 及矿物质;(4)蔬果海藻类,包括各种蔬菜、水果及大部分海藻,主要为机体提供膳食纤维、矿物质、维生素 C、维生素 K、胡萝卜素等;(5)能量类,包括动植物油、淀粉、食用糖等,可给人体提供热量、维生素 E、必需氨基酸等。已有的研究表明,谷类食物中碳水化合物的含量一般为 75%~80%,蛋白质含量约占 10%,脂肪含量仅占约 1%,还有一定量的矿物质及 B 族维生素,是人类最好的基础性食物也是机体最直接的能量来源。肉类、蛋类、奶类、豆类是人体蛋白质和脂肪的主要来源,奶除了提供蛋白质外,还是钙和镁的主要供给者。蔬果是人体膳食纤维及各种维生素和矿物质的主要来源。

人类的食物品种很多,现代营养学研究显示,各种食物的营养成分不同,没有哪一种食物能给人体提供所有的营养元素,人体必需摄入由多种食物原料组成的食物才能保障所需要的各种营养。中国营养学会发布的新版膳食指南要求每天摄入的食物原料要在12种以上,每周25种以上,就是基于食物的多样对人体营养的重要性而言。但据作者调查,许多心肌梗死康复病人因高龄和伴患慢性胃肠疾病而对食物的需求量减少,又因受饮食习惯及当地食物品种欠丰富和一些地方尚未脱贫限制,每天摄入的食物种类一般达不到12种,每周很难达到25种。中国人的饮食习惯有地域性特征,概括起来可分为3类,一是植物食物为主类,二是动物性食物为主类,三是动植物性食物平衡类。植物性食物为主者,每天摄入的谷类和蔬菜较多,肉食吃的少,大部分农村人口和城市中女性的食物结构是这样,其特点是热量能基本满足,因蛋白质、脂肪摄入较少,易出现低钙和维生素A缺乏症,机体抵抗力弱,易患感冒等疾病。动物性食物为主者,每天摄入的肉蛋奶较多,而谷类及蔬菜吃的少,一些少数民族地区及城市中部分男性的饮食结构属于这种,特点是蛋白质供应充足,脂肪摄入过多,膳食纤维少,油脂易积累,机体代谢负担重,对心脑血管害多利少。动植物性食物平衡的人,每天摄入的谷类、豆类、蔬果类与肉蛋奶量相当,且肉类又以鱼虾等水产品为主,是国内已进入小康地区的民众及城市白领阶层人士的饮食结构,特点是摄入的糖、蛋白质、脂肪比例适当,膳食纤维充足,这种膳食结构能满足机体对营养元素的需要,又不因过剩而积累。心肌梗死康复病人多因年老体弱,胃肠功能差而摄入食物原料单调,易引起一些营养素缺乏,使康复滞后,甚至有出现营养性心绞痛的可能。家属要根据病人的实际情况安排食谱,力求原料丰富、荤素俱全、品种多样。病人要改变自己不合理的饮食结构,坚持什么都吃,量适可而止,以满足机体对营养素的需要。

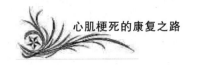

5. 摄入食物的热量要与机体每天的消耗相适应

生命活动过程需要能量,机体依靠食物中的碳水化合物、蛋白质、脂肪经消化吸收分解代谢,生成二氧化碳和水及能量维持生命活动过程。一般情况下,机体所需的能量约65%由碳水化合性食物提供,脂肪仅提供约25%的热能,蛋白质提供约10%的能量,但机体不依靠蛋白质供能,只有当体内糖、脂肪储存耗尽时,蛋白质才分解供能,以维持生理活动。机体每日所产生的热量约50%转化为热能,其余部分以化学能储存于三磷酸腺苷中。

人体所需营养素来源于正常摄入的食物,营养素包括蛋白质、脂肪、糖、维生素、矿物质等。蛋白质是生命的基础,被称为人体第一营养素,在人体健康中的作用不可替代;脂肪是提供热能的主要物质;碳水化合物是人体能量的主要来源,被认为是生命的动力。近年的生命工程研究表明,人体需要的46种氨基酸不能在体内合成或储存,必须由食物提供,当膳食中的某一种或几种氨基酸的含量减少,不能满足机体蛋白质合成需要时,整个营养链的功能就会降低,导致一些氨基酸在体内不能被正常利用,如膳食中较长时间缺少蛋白质,机体蛋白质就加速分解,人体就会出现消瘦、乏力、抵抗力下降、细胞的修复能力降低等;如蛋白质的摄入大于消耗,多余的热量便转化为脂肪在体内积累。如脂肪摄入过多(尤其是动物性肥肉、内脏),过剩的热量被转化为脂肪在体内储存,导致肥胖,引起血脂升高,引发动脉粥样硬化。碳水化合物摄入过多时,剩余的热量亦在体内积累,在引起肥胖的同时升高血脂,使动脉发生粥样硬化。

心肌梗死康复病人活动量小,机体对营养素的需求量减少,但冠状动脉粥样硬化病变依然存在,所以吃什么样的食物,吃多少,怎样吃,显得非常重要。每个病人的体质不同,对营养素的需要量各异,而各种天然食物中营养成分种类和含量又有别,所以,必须摄入由各种食物原料搭配的膳食才能保障营养素的平衡。从食物的营养成分对机体的功效看,心肌梗死康复病人的饮食结构可由两部分组成,即蛋白质和碳水化合物,不吃脂肪类食物是可行的。一般情况下,蛋白质按每千克体重0.8g供给,而且应以优质蛋白质为主,像鸡蛋中的氨基酸因其接近人体氨基酸模式,易被消化吸收,生物价值可达 95%。鱼肉蛋白质的含量也很丰富,其氨基酸易被人体吸收。大豆的蛋白质含量在 36%~40% 之间,含有丰富的不饱和脂肪酸及维生素 E,对健康十分有益。碳水化合物不可摄入过多,中国营养学会在 2016 年版膳食指南中推荐 250~400g,每个病人的情况不同,可以有伸有缩。据测算,心肌梗死康复病人每日每千克体重约需能量 254 卡,以男性,60 周岁,身高 175cm 为例,标准体重应为 65kg,按此计算,标准体重(千克)×每日每千克所需能量(25)即为每天消耗的能量=1625 千卡。一般情况下,碳水化合物与能量消耗的比例是 60%,按此计算,每天消耗的能量千卡是 1625×60%=975。据测定,1g 主食约含 4 千卡热量,要知道一个 60 周岁,身高 175cm 的男性心肌梗死康复病人每天需要的主食量(碳水化合性食物)975÷4=243.75g,分配到 3 餐中去,应为早餐 75g、中餐 120g、晚餐 50g。

6. 摄入的维生素要与机体的需要相适应

药理学研究表明,维生素 B_1 在体内以辅酶的形式参与能量和三大营养物质的代谢,维生素 B_1 缺乏时,心血管系统易受到致病因子的伤害;维生素 C 是一种抗氧化物质,对细胞膜有保护作用,能降低血胆固醇和甘油三酯,预防动脉粥样硬化,增加人体抵抗力,体内缺乏维生素 C 时心脑血管疾病患者发生中风的概率明显增加;维生素 B_6 参与神经递质、色氨酸、糖和雌激素的代谢,有稳定细胞膜的功效,缺乏时体内同型半胱氨酸的含量升高,而同型半胱氨酸升高是冠心病发生与发展的重要因素;维生素 E 具有抗氧化作用,有减少体内脂质积聚、软化血管、保护血管弹性、稳定细胞完整性的功效。许多心肌梗死康复病人就是根据维生素有上述的作用自购长服,以口服维生素 C、维生素 E、维生素 B_1 者多见,其中一些病人常因腹痛腹泻、唇炎、口角炎、皮疹、视力模糊、血栓性静脉炎、手足麻木、肌无力、步态不稳、贫血等不适反复就医,但收效甚微。笔者曾遇两例长期服用维生素 C 而患胃肠功能紊乱的病人,经停用维生素 C 后在较短的时间恢复常态,表明并发症是长期服用维生素 C 所引起。近年来,因服用维生素 C 过量引起机体中毒的报道屡见不鲜。

实验表明,人体在消化吸收功能正常时维生素不会缺乏,但心肌梗死

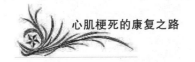

康复病人则不同,常因高龄、伴患慢性胃肠疾病或长期服用某些药物而影响维生素的吸收,易使体内缺乏某种维生素。要给这些病人补充维生素,首先要确定患者缺什么维生素,缺到什么程度,是用药补还是通过食补,补到何种程度。一般认为,缺什么维生素就补什么维生素,能用食补就不用药补。实践证明,食补不引起维生素过量,收效一般胜过药补,只要膳食中细粮粗粮搭配,新鲜蔬菜水果齐备,食物中的维生素就能满足机体的需要,没有必要用药物补充。

下面一些食物富含维生素,机体有缺乏维生素表现者可选择多食,油菜、菜花、香菜、苦瓜、鲜枣、猕猴桃、芒果、橘子、草莓、樱桃等富含维生素 C;谷类、豆类、蛋类、黑芝麻、食用植物油、小麦胚芽、坚果等维生素 E 的含量多;全麦、米糠、麦麸、牛奶、瘦猪肉、花生、大多数蔬菜含维生素 B_1 丰富;谷类,肉类、胡萝卜、酵母富含维生素 B_6。

7. 饮水量要与体内水代谢相适应

人体内存有大量的水,约占体重的 60%,这些水分布在细胞、组织间隙和血管腔内,形成人体内"水域",正常情况下人体内水域既相互分隔,又彼此相通,保持着动态平衡,以维持生命。

人体内的水,主要来自饮水及食物中的蛋白质、糖类、脂肪在体内的氧化生成。水的排出主要通过泌尿、呼吸、出汗、排便完成,一般情况下机体能保持水域平衡。心肌梗死康复病人多为老年人,体内水分较青年人少,对水的调节能力减弱,机体多呈慢性失水现象。由于损伤心肌处在修复过程中,心脏收缩力弱,体内水域之间的平衡易被打破,当饮水过多,而心肌收缩无力时不能有效代偿,导致静脉系统流体静压增高,使过多的水向组织间弥散并潴留,引起组织器官水肿,严重时会出现胸腹腔内积液。另一方面,当饮水过少或利尿过度或饮食失当,造成上吐下泻或炎夏出汗过多,使机体丢失较多水分,导致血容量减少血黏稠度增大,冠状动脉供血减少,心肌出现缺血时有可能引发心绞痛,甚至心肌再梗死。不论是摄入水量过多造成组织器官水肿,还是水分丢失过多引起有效血循环量减少,对心肌梗死康复病人来说有百害而无一利。

中国营养学会 2016 年发布的膳食指南指出,水在生命活动过程中发挥着非常重要的作用,每个人都应当足量饮水,成人每天应摄入 1500~1700ml 的水量。心肌梗死康复病人对水的需求减少,对水的调节能力降低,每日的饮水量应根据自己的体态、季节、一日活动量、摄入食物的种类、进食干稀、心功能好坏确定,一般情况下每天饮水量 1200ml 即可,夏秋季可适当多一些,以不超过 1500ml 为宜,冬春季节可稍少一点,但不宜少于 800ml。每天不论有无口渴的感觉,都应随时饮水,千万不要等到口渴了才喝水,因为口渴时细胞失水已较为明显,喝水时速度快,喝进去的水多,易引起血管内容量波动,给心脏增加负担,正确的做法应是每隔 1 小时小口慢饮 1 次,每次 80~100ml。另外,饮水要注意以下几个问题。

(1)水的硬度要适宜

我国南北饮用水质有别,南方居民饮水多来自江河湖海的地表水,水中钙镁离子含量少,硬度偏低,据测定多在 8 度以下;北方居民的饮水多为井水等地下水,含矿物质多,测定表明硬度多在 16 度左右;卫生学对水质的区别是 8 度以下为软水;8~16 度为中度硬水;30 度以上为极硬水。一般来说,心肌梗死康复病人饮用中度硬水较为适宜,水的味道好,其中含有的钙、镁、钠、钾等无机盐对促进康复有益。人们日常饮用的自来水含有一定量的钙、镁、钠、钾等无机盐,属中度硬水,是心肌梗死康复病人最佳饮用水。如果长期饮用软水,人体从中摄取的矿物质营养元素不能满足机体需要,会影响心脏的机能。调查表明,长期饮用软水的人群,冠心病的发病率和病死率高于饮用中度硬水的人群。极硬水含矿物质成分高味很苦,饮用后易引起胃肠道不适和电解质紊乱,不适合人群饮用。

(2)晨起后晚睡觉前要饮水

调查表明,心肌梗死康复病人多在 21:00 时睡觉,这一时段病人基本上是空腹,夜间入睡后迷走神经主导机体活动,心率减慢、代谢降低,虽一夜静卧,但泌尿、呼吸、排汗照常进行,导致血液变稠、黏度增大、血小板聚积增强,这种现象至晨起床时最为明显。从预防夜间心绞痛及晨起心血管病高发的角度讲,心肌梗死康复病人宜在晨起后及晚睡觉前饮水。水能很快

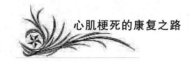

进入血管稀释血液,既增加血容量,又降低血黏度,还能舒张血管,降低血压,使血液流速加快,起到预防心绞痛和心肌再梗死的作用。有些病人怕夜间多尿,睡前不敢饮水,这是不妥的,不能因噎废食。要知道老年人多有肾功能减退,肾脏浓缩功能差,夜间多尿易引起体内缺水,使血液浓缩,而血液黏稠是夜间发生心绞痛的主因,睡觉前及晨起时饮水是预防发生心脑血管事件的有效措施。

中国营养学会发布的新版膳食指南推荐人们饮用白开水或淡茶水,不喝或少喝含糖饮料。目前市场上销售的饮用水很多,有矿泉水、纯净水、磁化水等。一些病人认为喝磁化水、纯净水较自来水对人体有益,磁化水确有促进血管软化的作用,对心肌梗死康复病人是适宜的,但磁化水有松动钙结晶的作用,伴有骨质疏松的心血管病人不宜饮磁化水,纯净水因基本不含钙镁等离子而不可长期饮用。有人认为,早晨喝淡盐水有利于纠正一夜形成的血液浓缩状态,笔者认为这是不妥的,因为人在一夜的睡眠中滴水未进,而生理活动照常进行,至晨起时体内水多呈负平衡状态,如果再喝盐开水,即使是很微量的盐,也能引起组织间隙的水向血管腔内弥散,引起血压上升、心脏负荷增加,给病人带来潜在危险。晨起后、晚睡觉前,也不宜饮茶、咖啡和可乐。茶、咖啡、可乐有兴奋和利尿作用,空腹饮用吸收很快,易引起大脑皮层兴奋,出现烦躁影响入睡,还使心率增加,心肌耗氧增多,同时使肾小球的滤过率增加,尿量增多,非但不能补水反而增加水的排出,造成血液浓缩,诱发心脑血管意外。《美国临床医学杂志》报道称,美国加州大学的研究人员给 18~40 岁的志愿者喝含糖量不同的饮料(0%、10%、17.5%、25%),结果显示,随着饮料中含糖量的增加,血液中的脂蛋白、甘油三酯、尿酸的含量上升,即使是喝 10% 的含糖饮料,低密度脂白、甘油三酯都比未喝含糖饮料前有明显增加。这项研究表明,喝含糖饮料能增加患心脑血管疾病的风险,这就是中国营养学会不推荐人们喝含糖饮料的理由。

调查表明,现代人家几乎都用饮水机。据介绍,有胆饮水机的材料多为不锈钢或铝壳。老年病人常因伴发寒性胃病喜饮热水,于是将饮水机中的水反复烧开,这样,水中的不挥发性物质增多,如钙、镁、铁、铝、亚硝酸盐,经常饮用这种水,易出现腹痛、腹泻,亚硝酸盐还易造成机体缺氧,引起慢性亚硝酸中毒。因此,心肌梗死康复病人忌饮反复煮沸的水。

五、辨别食物的属性

对于食物的属性,许多心肌梗死康复病人不熟悉,也不知道怎样辨别,作者根据祖国医学对食物属性的认识,介绍基本辨别方法。

1. 受寒气、雨水影响多的植物性多寒凉,如大白菜、白萝卜、金针菇、冬小麦等在冬春季节里生长,受寒气影响时间长,性多偏寒凉。西瓜、梨、柚子、荞麦等在夏秋季生长,受雨水影响大,故性寒凉。

2. 冷色调的植物性多寒凉,如油菜、芹菜、生菜、空心菜、黄瓜等颜色绿,靠近地面生长,吸收的湿气多,所以性寒凉,但有例外,如韭菜,颜色很绿,也靠近地面生长,吸收的湿气多,是人们认为的冷色调食物,但韭菜属热性食物。而红、黄、黑色植物因接受阳光照射时间长,性多温热。如石榴、洋葱、紫米、甘薯、柠檬等。当然也有例外,如茄子颜色为紫色,虽接受阳光照射的时间长,但属寒凉性食物。

3. 背阴的植物因吸收湿气多,接受阳光照射时间少而性多寒凉。如木耳、紫菜、蘑菇、草莓等。而面阳的植物因接受阳光照射多性偏温热,如高粱、向日葵、大枣、核桃、金橘等。

4. 生长在水里的植物一般性寒凉,如黄豆芽、海带、藕、绿豆芽等,而生长在土里的植物大多性温热,如土豆、山药、花生、蒜薹、糯米等。

5. 苦味植物性多寒凉,如苦瓜、苦菜、马齿苋、木瓜、竹笋等。而味甜、辣的植物性偏温热,如南瓜、刀豆、魔芋、大蒜、韭菜等。

6. 在水里生存的动物性食物性多寒凉,如螃蟹、牡蛎、田螺、蛤蜊、鸭等,但人们日常食用的带鱼、海参、黄花鱼、鱿鱼则性温或平。在陆地上生活的动物性食物性多温或平,如牛、羊、鹿、鸡、猪等。

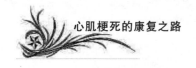

六、四季饮食宜忌

1. 春季

春季天地俱生,万物以荣,由寒转暖的气候使自然界中的病毒、细菌等病原微生物滋生繁殖活跃。春暖花开,心肌梗死康复病人户外活动增多,机体顺应自然阳气向外发散,由于乍暖还寒,易受到冷热不定的气温及活跃的病毒、细菌等致病微生物的侵袭,导致抵抗力下降,引发一些与季节相关的疾病,如感冒、支气管炎等。

春温春生,阳长阴消,人体需较多的热量以维持生理机能,对食物的需要量增多。膳食和体质与气候相适应,是中医"天人合一"顺时保健养生的基本理念,从春季气候和人体特点看,饮食的原则是少酸多甘,性味甘温,热量较高,谷类食物能基本满足人体的需要,但要相应增加蛋白质(主要是优质蛋白)和新鲜蔬果的摄入。以下蔬果能为人体提供必需的维生素和矿物质,具有增强机体免疫力和提高抵抗力的功效,性味适宜绝大多数人体,可适当多食,如胡萝卜、西红柿、香椿、菜花、韭菜、苹果、李子、草莓、大枣、核桃、花生、芝麻等。忌生冷、煎炸、熏烤、辛辣食物,热性体质者忌狗肉、羊肉、鹌鹑肉、炒黄豆、炒花生等热性食物。

2. 夏季

夏天气候炎热,湿热使体表汗腺开放,汗液外溢,血液变得黏稠。受暑热影响,机体新陈代谢加速、阳气外发、心率增快、血压上升、心肌耗氧增加、心脏负荷增大。

夏三月,暑邪、湿邪易致胃肠功能减退,人们普遍喜食清淡而厌恶油腻,这些因素使人在夏季无病也三分虚。夏属阳,阳气主泻,导致人体蛋白质、维生素的消耗增加。泻多伤阴,心肌梗死康复病人更易因年老体弱伴患其他慢性疾病,消化吸收能力弱而引起气血两虚,故饮食要以能补阴增液为主,性凉多汁,具有祛暑、清热、养阴益气、生津止渴、芳香开胃、化湿通便的食物为首选,符合上述原则的食物有小麦、燕麦、小米、鱼、虾、瘦肉、牛奶、鸡蛋、香菇、绿豆芽、大白菜、黄瓜、萝卜、茄子、金针菇、海带、紫菜、西瓜、香蕉、草莓、苹果等。热性体质者要忌吃辛辣、伤津、耗液的食物,如羊肉、油炸花生、辣椒、桂圆等。夏天病原微生物活跃,富含蛋白质、脂肪、糖成分的隔夜食物易腐败发酵变质要忌吃。

3. 秋季

秋三月阳收阴生,气温转凉,湿度下降,风干物燥,人体顺应自然阳气内敛,阴气日渐增长,体表汗腺闭塞、血管收缩、皮肤紧绷、口干舌裂、大便干结、血压上升,心脏负荷增大。

秋燥当令,气候由凉转寒,心肌梗死康复病人因抵抗力弱而易感受风寒,引起呼吸道疾患,使肺失肃降导致水湿停留。现代医学研究表明,秋天人体组织器官的退变较其他季节快,此时的饮食应有助机体补气、生津、润肺、吸收、纳藏,以促进气血运行,输布精液和通调水道。

以下一些食物性味甘平,富含蛋白质、维生素及微量元素,可适当多食,如小麦、大麦、燕麦、黑米、扁豆、豌豆、瘦猪肉、甲鱼、黄花鱼、油菜、菠菜、蘑菇、西红柿、卷心菜、红薯、胡萝卜、南瓜、冬瓜、苹果、梨、枸杞、百合、莲子、银耳、红枣。忌食发散、行气的食物,如辣椒、大蒜、生葱、生姜、洋葱。

4. 冬季

冬季天气寒冷,寒气凝滞收引,人体随气候转变阳气内收潜藏,机体依靠"肾"来生发阳气以维持生理机能。现代科学研究表明,寒冷刺激人体,引起体表汗腺闭塞、血管收缩导致血压升高、心脏负荷增大。一些内分泌腺,如甲状腺、肾上腺分泌激素增加,促进体内蛋白质、脂肪、碳水化合物分解以增加热量和维持体能。

冬三月,心肌梗死康复病人多足不出户,接受太阳光照射时间减少,钙合成不足,机体新陈代谢缓慢,易出现气机失调,使血运不畅,是心脑血管疾病的高发时期。进入冬季,一些地方食物种类减少,尤以新鲜蔬菜减少较为明显,易使一些病人出现 B 族维生素、维生素 A 及矿物质缺乏,所以,冬季饮食要以增加热量、温补肾阳、补充营养、强壮筋骨为主,像鸡鸭肉、鸡鸭蛋、鱼肉、牛奶、牛肉、瘦猪肉、豆制品、芝麻及富含维生素 C、维生素 A、B 族维生素的蔬果要适当多食,如胡萝卜、大白菜、红薯、南瓜、木耳、桂圆。寒性

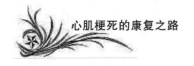

体质者忌食寒性食物,如西瓜、哈密瓜、柚子、猕猴桃、柿子、芦荟、绿豆芽、苦瓜及高脂肪性食物。

5. 宜清淡

上文反复提到心肌梗死康复病人的饮食要清淡,这里需要强调一下,清淡是相对的,不是一些人认为的清淡就是吃素,一点儿腥味都不沾,如果一个人长期只吃素,就会发生营养失衡,降低机体的抵抗力,影响疾病的康复,严重时还会出现营养性心绞痛。

中国营养学会推荐的清淡饮食除少肉限油外,还包括限盐限糖及反式脂肪酸。推荐成人每天的食用盐不超过6g,食用油25~30g,糖每天不超过50g,最好控制在25g以内,反式脂肪酸不超过2g。推荐要求每天的膳食要以谷类为主,粗粮细粮搭配,新鲜蔬果要丰富,深色蔬菜应占一半以上;蛋、奶、肉不可缺,主要是优质蛋白;烹调以煮、蒸、炖、涮为主;不吃油炸、煎烤、熏制食品,不吃动物油、动物肥肉及内脏;不吃高糖食物,不喝含糖饮料。调查发现,现代社会人群中一些人对盐非常敏感,摄入的盐稍一多,血压就明显上升,严格限制盐以后,血压明显下降,临床上将这部分人称为"盐敏感性高血压"。在已确诊的高血压病人中,盐敏感性高血压占28%~74%。冠心病人又是盐敏感性高血压的高发人群。对心肌梗死康复病人来说,控制好盐的摄入非常重要,如果盐摄入多,就会引发血压升高,增加心脏负荷,诱发心力衰竭。如盐摄入过少,会导致血液呈低渗状态,笔者就曾遇1例心肌梗死康复病人,长期软弱无力、表情迟钝,化验血电解质钠仅为96mmol/L,追问原因,家属诉长期低盐饮食。其实,心肌梗死康复病人只要没有外周水肿,盐不必过分限制,每日的摄入量在3~4g之间一般不会引起血电解质紊乱。如有慢性心力衰竭,盐可限制在3g以内。

6. 宜温热

据测定,适宜人体内脏器官的水和食物的温度是接近人体体表的温度,即35℃~38℃。实验表明,低于10℃的食水温度易诱发内脏血管痉挛,引起胃肠绞痛或心绞痛,而高于40℃的食水易造成局部组织灼伤,形成无菌性浅表糜烂或溃疡,继之引发细菌感染,且经久不愈。

心肌梗死康复病人多高龄,组织器官退化明显。其咽、食道、胃黏膜对冷热的敏感性降低,局部的抵抗力减弱,对损伤的修复能力差,又多伴患慢性胃肠疾患,如进食过热或过凉易对上述部位表面黏膜造成损伤或加重原有病变,最常见的是浅表糜烂或溃疡,温度过低时还可能引发食道、胃肠痉挛或诱发冠状动脉痉挛,给病人带来危险。长期的冷热刺激可诱发局部上皮细胞癌变。因此,心肌梗死康复病人饮用的食水温度宜在30℃~39℃之间,忌吃冰淇淋、冰棒等冷冻食品,忌饮冷藏饮料。

7. 宜先素后荤

据调查,绝大部分人在荤素俱全的膳食前都习惯先吃肉后吃菜,再吃主食。研究表明,这种饮食习惯易导致体内脂肪过剩,引起血脂居高不下和引发肥胖,进而影响心脏机能。

心肌梗死康复病人一般都需要降血脂治疗,除应用降脂药物外,改变生活行为也有助降低血脂,如在吃饭时改变进食顺序,先吃清淡的蔬菜,再吃主食,把胃大部分填充起来,然后再吃一些肉类食物,这样就能延缓脂肪性食物的消化吸收,避免由于先吃肉类食物引起的脂肪消化吸收在前导致的血脂迅速升高的弊端,保证每餐在先吃素的前提下尽量多吃一些绿叶蔬菜和由杂粮(如小米、玉米、燕麦、莜麦等)制成的饼或粥,最后吃一些荤食,既能保证热量,又能实现降低血脂,如能长期坚持,就能实现降低血脂、减轻体重、促进康复的目的。

8. 忌挑食

食物的种类繁多,但食物都有自己固定的营养元素,没有哪一种食物能给人体供给所需的各种营养元素。心肌梗死康复病人常伴患慢性胃肠疾病,消化吸收能力减弱,体内营养多呈负平衡,如果用膳时再挑食,很易造成某种营养素的缺乏。

近期有调查表明,92.7%的中老年人体内存在着某种营养素的缺乏现象,营养学家因此认为并建议中老年人每天吃20种以上的食物,方能平衡体内的营养,因为用多种食物原料配膳,营养素能实现互补,摄入人体后才能达到均衡全面。

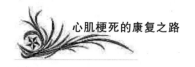

9. 忌饱食

已有的研究表明,进食过饱对机体有较大的负面影响,主要有以下几个方面。

(1)一次吃得过饱,首先引起交感神经兴奋和一些内分泌激素释出增加,使心率增快血压上升,增加心肌耗氧和心脏负荷,还可能诱发冠状动脉痉挛引发心绞痛或心肌再梗死。

(2)吃得过饱增加胃肠负担,当食物进入机械消化时引起血液重新分配,使胃肠供血增多,而冠状动脉供血相对减少导致原有的心肌缺血变得更为严重。

(3)吃得过饱使胃膨胀,增大的胃将膈肌向上推,使胸腔的容积变小,心脏的位置发生移动,导致冠状动脉血运不畅,加重心肌缺血。

(4)饱食后血脂水平迅速升高,使血黏稠度增大,胆固醇、甘油三酯向血管壁沉积加快,在已硬化的冠状动脉血管内极易形成血栓,堵塞血管引起再梗死。

(5)长期过饱饮食加重胰腺负担,使胰岛素分泌缺陷或出现胰岛素抵抗,引起血糖居高不下,心肌梗死康复病人合并高血糖时极易引发心肌再梗死。

(6)长期吃得过饱易使胃肠消化吸收能力下降引发营养失衡,影响康复进程。

以上原因警示,心肌梗死康复病人忌每餐吃得过饱,七八分饱最为适宜,尤其是晚餐,不感到饥饿就可以。

七、有益心肌梗死康复的食物

1. 谷类

(1)小麦

中医认为,小麦性味甘平,入心经,有补心养肝除热止渴功效,为"心之谷","善补心气,心病者宜食。"据现代科学技术测定,小麦富含蛋白质、脂肪、各种维生素、膳食纤维、钙、磷、硒、铁、锌等微量元素及酶类。

小麦在谷类食物中属于细粮,营养成分全,口感好,是国人的主食。与其他食物相比,小麦含的蛋白质不是最多,也不是最好,尤其是小麦经过精加工后,几乎只留下了淀粉层,含丰富蛋白质的表皮、麦胚本身以及维生素、膳食纤维、锌、硒微量元素同麦麸被剔除,营养成分大为降低。因此,经常吃精加工的小麦面粉会出现营养失衡。小麦的胚芽部分营养价值最高,但在加工面粉的过程中无法将胚芽磨到淀粉的细度,故平日最好吃全麦面粉。

用小麦种子发芽后制成的麦芽含有较高的蛋白质,维生素种类多且含量高。据测定,麦芽中维生素 B_1 的含量高于富强粉8.8倍。大米11倍,黄豆2.7倍,维生素E的含量也很丰富。小麦和麦芽历来药食兼用,之所以适宜心肌梗死康复病人,主要是由于它含有维生素 B_1 和维生素E,维生素 B_1 在人体内参与能量代谢,缺乏时心血管和神经系统易受到致病因子的攻击。维生素E是一种天然的抗凝剂,能改善冠心病人的高凝倾向,对恢复期仍有心神不宁、心悸、疲乏、烦躁、失眠等症状的患者有很好的功效。临床医生为了改善冠心病人的高凝倾向,保持冠状动脉循环畅通,每天给病人口服阿司匹林等抗凝剂,有些病人因长期伴患慢性胃肠疾病而不耐受,如果给不耐受阿司匹林的病人服用麦芽,可起到同阿司匹林一样的效果。所以说,小麦全粉、麦芽是心肌梗死康复病人的食疗佳品。

(2)燕麦

据测定,每100g燕麦中含蛋白质12.2g、脂肪7.2g、硫胺素0.39mg、核黄素0.04mg、钙27mg、钾317mg、铁13.6mg、锌2.21mg、镁146mg、硒0.05mg,从以上成分和含量看出,燕麦所含的营养成分全且含量高,蛋白质和脂肪的含量高于一般谷类食物。检测表明,燕麦蛋白质中含有18种氨基酸,其中8种氨基酸为人体所必需,尤其是赖氨酸的含量很高。现代科学研究表明,燕麦具有降低甘油三酯、总胆固醇、低密度脂蛋白和升高高密度脂蛋白的功效,因而有预防和减轻动脉粥样硬化的作用,心肌梗死康复病人如能经常适量食用,除能减少心肌再梗死的发生外,还能有效预防骨质疏松和改善贫血,因而非常适宜中老年冠心病人食用。

燕麦性平,适合不同体质的病人一年四季食用。需要注意的是,燕麦富

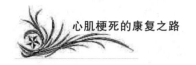

含膳食纤维,过量食用能引起胃肠胀气,一般食用量为每天 50g。

(3)苦荞麦

测定表明,每 100g 苦荞麦中含蛋白质 17.4g、脂肪 2.7g、碳水化合物 65g、膳食纤维 5.8g、还含有丰富的维生素、镁、铬、锌、硒、磷、铁、钙、钾等微量元素。苦荞麦中的蛋白质含有人体所需的 18 种氨基酸,其中 8 种为人体所必需,赖氨酸的含量尤为丰富。苦荞麦所含的生物类黄酮物质,如芦丁能改善血管平滑肌的舒张功能,从而起扩张血管、降低血压作用。烟酸能促进人体新陈代谢,增加解毒能力,并能降低人体内甘油三酯和总胆固醇水平,还能促进已受损伤的胰岛 β 细胞功能恢复,对降低血糖和改善糖耐量非常有益,是国际粮农组织公认的药食兼用性食物,被誉为五谷之王。日本国内称苦荞麦为长生不老的保健品,韩国人称苦荞麦是神仙的粮食,国人很早就有对苦荞麦的研究记载,如《本草纲目》《中药大辞典》对其食用和药用价值都有记载,称苦荞麦味苦,性平,有益气力、提精神、利耳目、消积健胃、降气宽肠的作用。近年的临床应用研究显示,苦荞麦能增加人体的免疫力,提高抗病能力,对糖尿病、冠心病、高脂血症有很好地食疗保健作用。

苦荞麦的碳水化合物颗粒小,易煮熟易消化,是中老年心肌梗死康复病人最佳食疗食物,但苦荞麦膳食纤维含量高,一般不能多食,否则易引起消化不良。

(4)黑米

《古医农书》和《本草纲目》均记载,黑米有滋阴补肾、健脾暖胃、养肝润肠、补肺缓筋、补血活血、明目、乌发养颜等功效,其性平,味甘,为药食同源物种,药用价值很高。

现代科学研究表明,黑米所含蛋白质比普通白米高 6.8%,脂肪比普通白米高 1.9 倍,人体必需氨基酸的含量比普通白米高 15.9%,尤其是赖氨酸的含量比普通白米高约 3.5 倍。黑米还含有花青素、类薹酮、生物碱、强心甙及 B 族维生素、铁、铜、锌、硒等成分。其所含花青素有很强的抗氧化作用,能消除体内自由基,提高机体的免疫力增加抗病能力。实验显示,高温蒸煮黑米时其中的色素物质溢出,使水分很难渗入黑米内部,有越煮越硬的特点,这表明黑米外层纤维排列紧密,高温能使其结构变得更为紧致,食用后淀粉不易被糊化,血糖生成指数低,非常适合血糖高的心肌梗死康复病人食用。

（5）小米

每100g小米含蛋白质9g,脂肪3.1g,不饱和脂肪酸占总脂肪量的85%。碳水化合物75g,胡萝卜素0.1mg,维生素$B_1$0.33mg,维生素$B_2$0.1mg,钙41mg,钾284mg,镁107mg,铁5.1mg。小米性凉,味甘,营养丰富,口感也好,碳水化合物含量低,不饱和脂肪酸有抗动脉粥样硬化的作用,适宜心肌梗死康复病人食用。

（6）玉米

玉米所含营养丰富,每100g玉米中含蛋白质8.5g、脂肪4.7g、碳水化合物72.2mg、铁22mg、磷210mg,还含有丰富的卵磷脂、维生素E、维生素A等。玉米中的脂肪主要为不饱和脂肪酸,其中50%为亚油酸,有降低血液胆固醇作用,是心脑血管病人的食疗佳品。

（7）大豆

大豆所含蛋白质高达40%,且其中含有人体必需的8种氨基酸,是人们公认的植物性优质蛋白。脂肪含量约占20%,主要是油酸和亚油酸,且比例适当,这些不饱和脂肪酸具有降低血清总胆固醇的功效,又不影响高密度脂蛋白水平。大豆中的卵磷脂能增强人的记忆力,有预防老年痴呆的作用。维生素E的含量也很丰富,在人体内有阻止过氧化物生成,预防血栓形成的功效。研究表明,长吃大豆可有效降低血脂和预防动脉粥样硬化,延缓器官衰老,是心肌梗死康复病人促进康复不可或缺的食物。

（8）黑芝麻

中医认为,黑芝麻性平,味甘,为药食兼用,具有补血、生津、养发、润肠、益寿之功效。《本草纲目》记载:"服黑芝麻百日能除一切痼疾,一年面光泽,二年白发返黑,三年齿落更生。"据现代科学技术测定,每100g黑芝麻含蛋白质21g、脂肪61.7g、钙564mg、磷368mg、铁50mg,维生素E的含量也很丰富。研究表明,黑芝麻所含的脂肪多为不饱和脂肪酸,能降低血清总胆

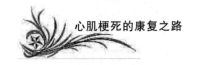

固醇、软化血管、降低血压。维生素 E 有很强的抗氧化作用,延缓人体细胞、器官衰老的作用显著。丰富的钙、铁是老年人必不可缺的营养元素,是中老年心肌梗死康复病人食疗佳品之一。

2. 蔬菜类

(1)香菇

香菇除富含蛋白质外,每 100g 含脂肪 1.8g,碳水化合物 54g,粗纤维 7.8g,钙 124mg,磷 415mg,镁、锌、硒及一些生物活性因子含量亦很丰富。现代科学对香菇的研究表明,香菇中的蘑菇核糖核酸能诱导人体产生干扰素,干扰病毒蛋白质合成,使其不能繁殖,这就是经常吃蘑菇能预防病毒性感冒的原因。实验证实,香菇中的一些生物活性物质能抑制血小板聚集,降低血液总胆固醇、甘油三酯和低密度脂蛋白含量,使血黏度下降,降低微血栓形成的概率,因而能预防和阻止动脉粥样硬化的发生与发展。香菇还有抗氧化作用,能显著降低细胞凋亡,延缓细胞、器官的衰老,促进损伤心肌的修复。

香菇性寒凉,伴患慢性寒性胃肠疾病的心肌梗死康复病人不宜多吃。

(2)蘑菇

据测定,蘑菇富含微量元素硒。现代科学研究表明,人体内硒能调节心肌酶中的辅酶 Q 维持在适当水平,而辅酶 Q 是人体能量代谢的主要辅助因子,缺乏这种因子时心肌产生能量的能力降低,心脏就无法维持正常的机能。流行病学调查显示,生活在缺硒地区的人群患心肌梗死的人数是富含硒地区的人群患心肌梗死的 3 倍,研究人员认为,体内缺硒是导致发生心肌梗死的重要原因之一。动物实验证实,用富含硒的原料喂养动物一段时间后,动物心肌中辅酶 Q 的含量明显升高,动物心脏机能增强,而用不含硒的饲料喂养动物一段时间后动物全部死亡,由此得出结论,心肌梗死康复病人如能经常适量食用蘑菇,能使机体血清中的硒浓度达到有效营养心肌、促进损伤心肌修复和预防心肌再梗死的作用。

(3)胡萝卜

胡萝卜所含营养素全面,据测定,每 100g 胡萝卜含碳水化合物 7.6g,蛋白质 0.6g,脂肪 0.3g,钙 30mg,铁 0.6mg,胡萝卜素 3.62mg,居各种蔬菜之首。维生素 B_1、B_2、B_3、E、叶酸、磷、锌、铜及一些生物活性因子(如双歧因子、芥子油、氯原酸、没食子酸)含量也很丰富。胡萝卜以其较全面的营养价值和很高的保健价值药食兼用,在民间有"菜人参"的美誉。近年的研究表明,经常食用胡萝卜能预防冠心病的发生与发展,其机理是类胡萝卜素能降低体内低密度脂蛋白的氧化。研究人员称,每天摄入 15mg 胡萝卜素的人与每天摄入不足 5mg 的人比较,前者冠心病的发病率减少约 40%,心肌梗死的发生率减少 20%。由此认为,心肌梗死康复病人经常食用胡萝卜能降低心肌再梗死的发生率。

胡萝卜性平,不同体质的病人在不同季节都可食用。

(4)西红柿

测定表明,西红柿含维生素 B_3 最为丰富,居各种蔬菜之首。每 100g 西红柿含有的其他营养成分为:糖 2.2g,维生素 C 11mg,维生素 B_1 10.03mg,维生素 B_2 20.02mg, 胡萝卜素 0.31mg, 维生素 B_3 0.6mg, 钙 8mg, 磷 37mg,铁 0.4mg 及丰富的果酸。中医认为,西红柿性凉,味甘,有生津止渴,健胃消食,清热解毒之功效。现代科学研究表明,维生素 B_3 和果酸有降低血清胆固醇、维持血管致密性、保持正常通透性、稳定粥样硬化斑块的作用,常食西红柿能帮助消化增进食欲补充维生素及矿物质,降低血脂保护血管。

营养学专家认为,生吃西红柿胜过熟吃西红柿。

(5)茄子

茄子中维生素 B_3 和钾含量丰富,研究表明,维生素 B_3 不单能增强血管的韧性和弹性,维持细胞及毛细血管的正常通透性,增强细胞间的粘贴能力,还能降低血清胆固醇的含量。钾参与体内能量代谢,稳定细胞的渗透压,维持神经细胞及肌肉组织的正常兴奋性。茄子还含有一些抗氧化物质,有促进血液循环、降低血黏度、阻止血小板聚集、软化粥样硬化斑块的作用,是心肌梗死康复病人最常食用的食疗佳品。

茄子性凉,寒性体质者在寒冷季节要少吃或不吃。

(6)黑木耳

黑木耳性平,味甘,营养丰富,每 100g 黑木耳含蛋白质 10.6g,脂肪0.2g,

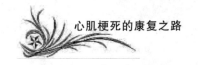

碳水化合物 65.5g，粗纤维 0.7g，钙 37.5mg，磷 201mg，铁 185mg，维生素 B_1、B_2、维生素 C、维生素 K、胡萝卜素、磷脂、甾醇植物胶的含量相当可观。研究表明，成人每天食用 10~15g 黑木耳，就能抑制体内血小板聚集，降低血液凝固倾向，疏通微循环，阻止胆固醇向血管壁沉积。临床研究证实，经常食用黑木耳，其中丰富的纤维素能促进胃肠蠕动，增强肠道对脂肪类食物的排出，减少脂质吸收，从而起到防止肥胖和减轻体重的功效。

黑木耳的植物胶质有很强的吸附能力，生活在环境污染较重地区的人，常食黑木耳能阻止或减少肠道对一些毒物的吸收。黑木耳的含铁量为各种食物之冠，是补血养血的佳品，非常适合不同体质的心肌梗死康复病人四季食用。

（7）海带

中医药学认为海带味咸，性寒，具有清热、软坚、化痰结作用，是一种营养丰富的药食兼用佳品。测定显示，每 100g 海带含蛋白质 8g，脂肪 0.1g，胡萝卜素 0.57mg，维生素 B_1 0.9mg，维生素 B_2 0.36mg，烟酸 1.6mg，钙 1177mg，铁 150mg，磷 216mg 及丰富的镁元素。现代科学研究表明，海带中的藻胶酸和海带氨酸能降低血清胆固醇和甘油三酯，烟酸能扩张血管降低血压。丰富的镁、钙、铁等矿物质是人体必需的营养物质，具有维持和稳定心肌细胞的正常兴奋性、减慢心率、降低耗氧、增加心脏休息时间的功效。

夏三月天气酷热，机体易出汗，人体循环血量相对减少，血黏度增高，心跳加快，心肌耗氧增多，是心肌梗死康复病人一年中易发生危险的一段时间，如能经常适量吃些海带，除能预防心率过快升高外，还能降低血黏度，预防微血栓形成，减轻心脏负荷，十分有益心肌梗死的康复。

海带性寒，寒性体质者应少吃或不吃。

（8）黄瓜

据分析，新鲜黄瓜含水量约 98%，含有糖、蛋白质、胡萝卜素、维生素 C 及钙、磷、铁等营养物质以及大量的粗纤维。研究表明，黄瓜所含的羟基丙二酸被人体吸收后能抑制糖类物质向脂肪转化，从而降低血清胆固醇含量。饮食实践证明，黄瓜生吃能增加肠管蠕动，促进肠内容物排出，使肠道黏膜对营养物质的吸收降低,因此认为黄瓜有减肥作用,非常适合肥胖体质的心肌梗死康复病人经常食用。

黄瓜虽可生熟兼用蔬果兼用,但黄瓜性凉,含营养成分少,不宜长期单独食用,在寒冷季节应熟吃,寒性体质者忌生吃。

(9)大蒜

大蒜自古以来一直被认为是药食兼用之品,既能调味,又能治病。据现代科学测定,大蒜营养丰富,每100g大蒜含蛋白质4.5g,膳食纤维1.1g,维生素B_1 7mg,维生素E 1.07mg,钾302mg,钙39mg,铁1.2mg,锌0.88mg,硒3.09mg。大蒜的药用价值很高,其主要活性成分是蒜素,蒜素能使人体内高密度脂蛋白含量增加,因而有软化血管、溶解动脉粥样硬化斑块、增加血管弹性、降低冠心病心肌梗死发生率的功效。大蒜所含的维生素E、维生素C具有很强的抗氧化作用,起保护血管内皮、延缓器官衰老、预防血管硬化、减少血栓形成的作用,非常适宜心肌梗死康复病人食用。

大蒜性平,不同体质的病人在不同季节都可食用,但大蒜有刺激性,一次不宜多食,特别是伴患慢性胃肠疾病者应少吃或不吃。大蒜气味难闻,食后可吃一些红枣或口内含一粒花椒便可祛除异味。

3.瓜果类

(1)红枣

枣含有丰富的营养元素,据测定,每100g鲜枣含蛋白质约1.2g,脂肪约0.2g,含糖量高达70%,维生素C约380~600mg,居各种果品之首,有维生素C丸的美称。维生素C在人体内能降低毛细血管的脆性,因而能降低硬化性心脑血管疾病患者血管破裂出血的危险。枣所含的环磷酸腺苷能扩张冠状动脉降低缺血心脏病的病死率,枣中的维生素B_2、维生素P、胡萝卜素、钙、磷、铁等微量元素,是维持人体营养平衡,促进新陈代谢,增加心肌收缩力,降低血小板聚集的主要物质。《神农本草经》称,枣味性甘,具有补中益气,养血安神功效,民间有一日吃三枣,郎中不用找的说法,说明枣的营养保健价值很高。

心肌梗死康复病人多高龄,胃肠功能差,血管硬化程度高,常食枣除能

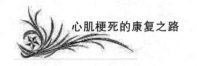

补充维生素外,还能软化血管,对预防心肌再梗死十分有益,但大枣含膳食纤维多,伴患慢性胃肠疾病的病人不宜多吃。

（2）苹果

苹果因品种不同,所含的营养成分各异。据测定,每100克苹果中含果糖约 6.5~11.2g,葡萄糖 2.5~3.5g,蔗糖 1.0~5.2g,维生素 B_1、维生素 B_2、维生素 C、胡萝卜素、锌、钙、磷、铁、钾等成分也很丰富。研究表明,苹果含可溶性和不可溶性两种膳食纤维,可溶性膳食纤维在人体内能与胆汁酸结合,像海棉似的吸收胆固醇和甘油三酯然后排出体外。代谢过程中产生的乙酸又能分解胆固醇和甘油三酯,故以上两种作用在体内协同降低血清胆固醇和甘油三酯。实验表明,冠心病人每天吃一个苹果,持续一个月,80%的病人血中低密度脂蛋白胆固醇有不同程度的降低,而高密度脂蛋白胆固醇则有所升高。苹果所含的维生素、果糖、钾、镁等营养元素有保护血管内皮细胞的功效,经常适量食用苹果者能延缓动脉粥样硬化的发生与发展。

苹果性凉,其可溶性和不可溶性两种膳食纤维决定了苹果有通便和止泻的双重作用,适宜中老年心肌梗死康复病人伴患慢性胃肠功能紊乱者食用,但每天不宜超过 100g。

（3）香蕉

香蕉性寒,味甘,营养丰富,每100g肉质中含蛋白质 1.2g,脂肪 0.5g,碳水化合物 19.5g,粗纤维 0.9g,钙 9mg,磷 31mg,铁 0.6mg,胡萝卜素、硫胺素、烟酸、维生素 C、维生素 E 的含量很高。研究表明,香蕉所含的维生素 E、维生素 C、烟酸有保护血管,稳定动脉粥样硬化斑块,减少血小板聚集,阻止血栓形成的作用。钾离子及硫胺素能增强心肌细胞的新陈代谢,稳定其兴奋性,对促进损伤心肌的修复十分有益。

香蕉含钠量很低,食后不易引起血钠浓度的改变,因而不增加心脏负荷,心功能不全的病人可放心食用,但香蕉中镁含量很高,空腹时镁被迅速地吸收,导致体内钙镁比例失调,所以,香蕉不可空腹吃。香蕉肉质中粗纤维多,有显著地通便作用,故患有慢性寒性胃病者忌吃香蕉。

（4）山楂

山楂主要含维生素 E、维生素 C 及黄酮类物质。据测定，每 100g 山楂中含维生素 E 达 7.32mg，居各种水果之首。中医认为，山楂性温，味酸，甘，有开胃、健脾、消食化滞、活血化瘀功效。现代医学研究认为，维生素 E 和维生素 C 均为抗氧化物质，在人体内可减轻自由基对冠状动脉血管的损害。黄酮类化合物有扩张血管改善冠状动脉循环，降低血清胆固醇的功效。实验表明，经常吃山楂，可促进体内脂肪水解，降低血脂，稳定冠状动脉粥样硬化斑块，预防血栓形成，减轻体重。由此看出，心肌梗死康复病人适宜经常吃山楂，在改善病情的同时促进食欲改善睡眠，但伴患慢性胃炎消化性溃疡者要忌吃。

（5）猕猴桃

猕猴桃具有很高的营养价值，维生素 C 的含量尤为丰富，每 100g 果肉中维生素 C 的含量高达 300mg，被誉为水果中的维生素 C 之王。有营养学专家称，每天吃一个猕猴桃就可满足人体一天所需的维生素 C，丰富的维生素 C 对维持人体血管的正常通透性，保护血管内皮细胞，减轻自由基对血管的损害，稳定粥样硬化斑块十分有益。糖、蛋白质、脂肪、钙、镁、铁、钾、胡萝卜素的含量也相当丰富，能为人体提供较多的营养素。人体所必需的氨基酸在猕猴桃中基本都有。据研究，猕猴桃所含的其中一种酶，能分解肉类纤维蛋白，因而能降低机体对脂质吸收。

祖国医学认为，猕猴桃性寒，具有清热利尿、生津润燥、和胃消食、润补强身作用，适合热性体质，伴有外周水肿的心肌梗死康复病人食用。

4. 干果类

（1）核桃

测定表明，每 100g 核桃含蛋白质 15.2g，碳水化合物 10g。核桃含脂肪多，但核桃的脂肪主要是亚油酸，亚油酸在人体内既能分解胆固醇，又能阻止脂类物质向血管壁沉积，还能稳定动脉粥样硬化斑块，减少斑块破裂出血或脱落的危险。核桃还含有丰富的胡萝卜素、核黄素、钙、磷、铁等营养元素，是心肌梗死康复病人的食疗佳品。

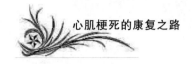

（2）花生

花生性平，味甘，营养丰富。《本草纲目》拾遗中记载，花生开胃健脾、润肺祛痰、清喉补气。据测定，花生每100g肉质中蛋白质的含量高达24.6%，脂肪占可食部分的一半，人体所必需的8种氨基酸全有，比例适当。维生素A、维生素E、维生素K、B族维生素、钙、磷、铁、铜、锌的含量相当可观，其营养价值高于谷类食物，被称为"素中之荤"。花生的药用价值也很高，现代科学研究证实，花生主要含不饱和脂肪酸，不饱和脂肪酸能将肝脏中的胆固醇分解成胆汁酸并加速排出，因而有降低血清胆固醇，预防动脉粥样硬化的作用，是心肌梗死康复病人的食疗佳品。但花生富含油脂，测定显示，每15粒普通花生相当于10g食用植物油的含脂量，因此每天吃花生不能超过30粒。

5. 肉蛋油类

（1）鱼肉

现代营养学研究表明，鱼肉含有人体所必需的氨基酸、白蛋白、球蛋白、钙、磷、钾、碘、钴、氟等矿物质和微量元素。鱼油中主要含二十碳五烯酸（EPA），是一种多不饱和脂肪酸，具有降低血液胆固醇、甘油三酯、低密度脂蛋白胆固醇的作用，更为重要的是能提升高密度脂蛋白胆固醇。鱼肉的最大特点是胆固醇含量低，防止血小板聚集的作用显著，被国内外公认为是防治冠心病的最佳食品。美国心脏病学会和糖尿病协会将每周吃2~3次鱼作为膳食向人们推荐，足见其营养价值与保健价值。

（2）鸡蛋

测定表明，鸡蛋中含有15种维生素，12种矿物质和人体所必需的各种氨基酸且铁含量尤为丰富，每100g鸡蛋中含铁7.2mg，能全部被人体所利用。现代科学研究证实，鸡蛋氨基酸模式与人体氨基酸模式接近，很易被人体吸收利用。

传统观点认为，鸡蛋中胆固醇含量较高，平均一个鸡蛋含胆固醇为210mg，接近成年人一天胆固醇的需要量，而胆固醇是动脉粥样硬化的基础，冠心病人应少吃或不吃鸡蛋。其实，胆固醇在膳食中的限量标准早已被取消，我国营养学会在 2013 年版《中国居民膳食营养素参考摄入量》里已不设胆固醇的上限量,美国新版膳食指南也已取消每天摄入胆固醇应少于 300mg 的限制。医学专家认为,人体摄入的胆固醇和心血管疾病到底有多大关系目前尚不明确,有迹象表明,过分限制胆固醇摄入倒不利于人体健康。近年日本的研究显示,每天摄入 768mg 胆固醇的人,也没有发现与心血管疾病发生率和死亡率有关系。中国营养学会在 2016 年版《中国居民膳食指南》中讲,成年人每天应吃 40~50g 鸡蛋(一个鸡蛋),而且不弃蛋黄。由此看出,心肌梗死康复病人应放心地吃鸡蛋,也不要去蛋黄。

（3）油

人们日常食用的油分为两类,即动物油和植物油。研究表明,动物油和植物油都是促进人体生长发育的重要营养物质,食动物油或植物油都能满足人体热量供给,但摄入过多或过少都对健康不利。

过去人们主要吃动物油。调查发现,现在吃动物油的人较 10 年前明显减少。统计显示,我国居民每天摄入的食用油量达到 44g,大大超过了中国营养学会 2016 年版《中国居民膳食指南》推荐的 25g 的标准。不论是动物油还是植物油,一旦摄入过多都会造成体内热量过剩,引起肥胖、高脂血症等,因为动物油和植物油的主要成分都是脂肪酸,但动物油多为饱和脂肪酸,如辛酸、癸酸、硬脂酸、月桂酸属饱和脂肪酸,主要存在于牛、羊、猪等动物脂肪中,有少数植物油也含饱和脂肪酸,如椰子油,可可油,棕榈油。植物油多为不饱和脂肪酸,不饱和脂肪酸根据双键个数的不同分为单不饱和脂肪酸和多不饱和脂肪酸,单不饱和脂肪酸是指含有一个双键的脂肪酸,如豆蔻酸、油酸、蓖麻油酸,多存在于橄榄油、花生油、菜籽油和坚果油中。多不饱和脂肪酸根据双键位置及功能不同分为欧米伽-6(ω-6)脂肪酸和欧米伽-3(ω-3)脂肪酸,欧米伽-6 脂肪酸包括亚油酸(LA)和花生四烯酸(AA),广泛存在于植物细胞中。欧米伽-3 脂肪酸包括十八碳三烯酸(ALA)、二十碳五烯酸(EPA)、二十二碳六烯酸(DHA),其中 ALA、LA 是人体必需的脂肪酸,机体不能合成,必须由食物供给。研究表明,同重量的两种脂肪酸在人体内产生的热量差不多,但动物油易引起体内热量过剩,导致代谢紊乱,是

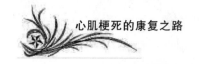

动脉粥样硬化发生发展的主因。动物油对人体也有好的方面,如动物油中的多稀酸脂蛋白,有改善动脉血管营养与结构,增强抗高血压和预防中风的功效。植物油所含的多不饱和脂肪酸具有分解胆固醇,阻止胆固醇向动脉血管壁沉积,促进低密度脂蛋白向高密度脂蛋白转化,稳定动脉粥样硬化斑块,增加动脉血管弹性,改善血液黏稠度,预防血栓形成的作用。植物油还含有丰富的维生素 E,是一种天然的抗氧化物质,能保持人体细胞的完整性,促进细胞分裂,减少脂质积聚。但是,植物油也有对人体不利的方面,主要是易发生过氧化反应。由以上看出,心肌梗死康复病人主要适宜吃植物油,适当地吃一点动物油更有利于保护心脑血管。常用的植物油有芝麻油、花生油、橄榄油、亚麻籽油,动物油以猪板油为佳。不论吃那种油,油在加热过程中不可避免地会产生反式脂肪酸,越是高温,产生的反式脂肪酸越多。中国营养学会在 2016 年版的居民膳食指南中强调,每日反式脂肪酸的摄入量不可超过 2g,这就要求配膳时必须进行低温烹调,因为低温操作是减少反式脂肪酸的最好办法。

近年的研究表明,动植物油混吃,最有利于防治心脑血管病。至于动植物油的比例,如以中国营养学会推荐的每人每天 25g 油量计算,植物油应为 17.5g,动物油为 7.5g。

八、饭后宜忌

1. 宜漱口

心肌梗死康复病人多高龄,口腔自净能力差,牙齿残缺不全,吃东西时食物碎渣易滞留在缝隙中,引起颊黏膜、牙龈及牙齿的炎性疾患。研究证实,牙周疾病是引发和加重冠心病的重要因素,而饭后漱口能清除口腔内食物碎屑,坚固牙齿,增加舌乳头上的味蕾感觉,增进食欲,帮助消化,刺激口内腺体分泌,保持口腔湿润,维持口腔酸碱度,有利促进心肌梗死的康复。

2. 宜摩腹

餐后,胃内装满着食物,引起胃蠕动增强,消化液分泌增加。实验表明,给装满食物的胃以轻微地按摩,能引起胃蠕动次数增多,蠕动幅度增大,胃液分泌量增加,有促进食物消化和吸收的作用。

心肌梗死康复病人伴患慢性胃病者较多,如果进食后能轻微按摩上腹部,对胃是一种良性刺激,除能促进胃内食物排空外,还有利于降低心脏负荷,减少心肌耗氧,有利损伤心肌的修复。方法是餐后 15 分钟,仰卧于床上,将自己的右手掌置于上腹部,左手压在右手背上,按顺时针方向(和胃的正常出口方向一致)缓慢绕圆轻按摩 50 次。

3. 宜散步

《摄养枕中房》中说:"食止,行数百步,大益人。"民间人们常说,饭后百步走,能活九十九。以上是说,饭后活动有益健康,但从现代人体生理角度讲,饭后不宜立即活动,这是因为饭后胃内装满食物,胃变得饱满沉重,如果饭后立即活动,哪怕是轻微的散步,胃也会受到振动,既增加胃肠及韧带的负担,又使血液较多的流向肢体,导致胃肠等脏器的供血减少,使消化吸收能力减弱。

据研究,饭后 15~20 分钟,胃进入机械消化阶段,胃蠕动次数增多,蠕动幅度增大,消化液分泌增加,此时以散步活动促进胃肠活动,有助增加胃蠕动次数,增加胃蠕动幅度,促进胃液分泌,加强机械消化,为化学消化夯实基础。饭后活动必须是小量运动,散步是最佳方式,宜在饭后 20 分钟进行,步距要小(40 厘米),速度宜慢(每分钟 70 步),时间宜短(每次不超过 30 分钟)。

4. 忌吃水果

一些病人家属为了给心肌梗死康复病人增加营养,摄入较多的食物种类,常在饭桌上增加水果,让病人在饭后吃,这种做法看似合理,但很不科学,对病人也没有益处。饭后吃水果,增加胃内容量,极易引起饱胀不适,水果丰富的碳水化合物及纤维素使胃肠蠕动增加,引发腹痛,甚至腹泻,既影响肠道对营养素的吸收,又增加新的不适。因而水果宜在饭后 2 小时吃。

5. 忌喝冷饮料

饭后喝冷饮料常发生在炎热季节,高温高湿的气候使机体散热不良,在

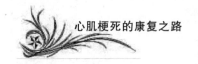

吃饭时机体吸热产热增多,使人感到酷热难耐,于是一些人喝冷饮料解之。研究表明,适宜人体内脏器官的温度是接近人体表的温度,低于10℃的水温能引起胸腹内脏器官平滑肌的痉挛,引发胃肠绞痛。作者曾遇到1例冠心病人,在盛夏的饭后饮从冰箱冷藏室取出的碳酸类饮料一瓶(300ml)约10分钟后出现上腹剧痛,伴大汗,急送医院,查胸腹透视未见异常,心电图示急性下壁心肌梗死,化验心肌酶支持心肌梗死的诊断,经抢救治疗转危为安。作者提醒人们饭后忌喝冷饮料。

6. 忌放松裤带

调查表明,有些心肌梗死康复病人就是不听医生的忠告,喜欢或习惯每餐吃饱,饭后放松裤带以缓解饱胀不适。饱食使腹内压力在较短的时间内升高,放松裤带又使腹内压力骤然下降,引起胸腹腔的血流方向和血流速度发生变化,导致心脑血管供血减少,使心肌缺血变得更为明显,同时增大了胃肠脏器和韧带的负荷,易造成老年病人的胃肠发生扭转,时间长了,便形成胃下垂,发生新的痛苦。

九、喝茶有益心肌梗死的康复

茶叶的种类繁多,历代的"本草"类医书都记载茶性苦寒,有止渴、利尿、明目、除烦、提神、去腻、消炎解毒的功效。目前的研究表明,不论哪种茶叶,都含有维生素 B_1、维生素 B_2、维生素 C、维生素 E、维生素 K、胡萝卜素、叶绿素、钾、镁、钙、锰等矿物质及茶多酚、茶多醣、咖啡因、芳香油等多种成分,其中的一些成分对人体有兴奋神经、促进新陈代谢、消解脂肪、降血压、软化血管、增加弹性、预防动脉粥样硬化、增强心脏机能、补充维生素和微量元素、提高机体免疫力等作用。由此看出,心肌梗死康复病人适宜喝茶,但要根据自己的体质、茶叶的属性、季节,选喝不同种类的茶叶。

1. 春天喝花茶

春天大地阳气升发,人体随气温之势散发冬季积存在体内的寒邪,调整气血运行,以顺应春生春长的自然现象。《中药大辞典》记载,花茶能理气开郁,辟秽和中。现代科学研究表明,花茶有兴奋神经、促进新陈代谢、增强心脏机能的作用。春天喝花茶,茶叶中的生物碱能帮助机体驱散寒邪,起疏肝解郁、消除春困、增强机体免疫力、促进损伤心肌修复的作用。

2. 夏天喝绿茶

夏季属火,火性为阳,人体受酷热的影响,湿热易积聚上火;火通心,最易干扰心神,引起心脏机能紊乱。盛夏消暑止渴、清心火的最好方法莫过于喝绿茶。中医认为,绿茶性凉,有清热解毒,生津除烦的功效。据现代科学研究,绿茶含有较多的营养素,其中儿茶素的含量最多,占茶多酚总量的 60% 以上,儿茶素是一种天然的抗氧化剂,抗氧化作用比维生素 E 高出 18 倍,在人体内有消除自由基、尼古丁,降低血液胆固醇水平,预防或逆转动脉粥样硬化的作用。炎夏,尤其是热性体质者的心肌梗死康复病人可通过喝绿茶,消除体内暑湿,改善血管病变,增强心脏机能,促进心肌梗死康复。

3. 秋天喝半发酵茶

秋始天凉,肃杀万物,人体汗腺及浅表血管收缩。秋燥当令,燥易伤阴,秋天饮茶应能以生津止渴、润喉清肺、扶阴敛阳为原则,以改善人体代谢。半发酵茶具有以上功效,其性质介于绿茶和红茶之间,既有绿茶的清香,又有红茶的甘醇。现代科学研究表明,半发酵茶在发酵过程中产生的一些成分,具有消解脂肪的作用,适合体质肥胖者饮用,能预防人体因易"贴秋膘"带来的体重增加。常见的半发酵茶有乌龙茶、普洱茶、老青茶等。

4. 冬天喝红茶

冬天寒气袭人,机体汗腺闭塞,血管收缩,阳气潜藏。冬季喝茶应有助机体驱寒,增加热量,促进气血运行。通常认为,红茶属于热性,能驱寒健胃、补益身体。研究表明,喝红茶能抑制体内自由基生成,起主要作用的是儿茶酚,儿茶酚还能刺激胰岛素分泌,对降低餐后血糖峰值非常有益。实验表明,饮红茶后一小时外周血液向心流动速度明显加快,当红茶水浓度达到 5%,饮用后能杀死体内流感病毒,因此认为喝红茶除能预防心肌梗死外,还能预防流行性感冒。

红茶属于全发酵茶,制作过程中鞣酸的含量明显减少,饮用后一般不引起便秘。需要注意的是红茶必须热饮。

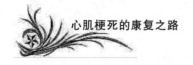

5. 热性体质者喝绿茶

绿茶是未经发酵制成的茶叶。中医认为,绿茶性寒味苦,具有清热去火,消暑解渴的功效,特别适宜热性体质,尤其是在炎夏经常上火者饮用。现代科学研究发现,绿茶在制作过程中保存了鲜叶中 85% 的茶多酚、儿茶素、叶绿素等成分,具有很好地保健养生作用。

6. 寒性体质者喝红茶

红茶是经过发酵制成的茶叶,冲泡后茶汤色红。中医认为红茶性温,味甘,具有健脾、暖胃、散寒、除湿作用,非常适宜脾胃虚寒、胃脘冷痛、腹胀便溏者饮用。现代科学研究表明,红茶在加工过程中基本上消除了茶多酚,而产生了较多的茶黄素、茶红素、黄酮类化合物,饮用后能促进外周血液循环加快,改善冠状动脉供血,起到预防心肌梗死的作用,伴有寒性胃病的心肌梗死康复病人可长期饮红茶。

7. 血脂高者喝普洱茶

现代科学研究认为,普洱茶含他汀类物质,具有抗脂质过氧化作用,能降低血液中总胆固醇、甘油三酯、低密度脂蛋白含量,并有提高高密度脂蛋白水平的作用,经常饮用普洱茶有协助降脂治疗的功效,因而适宜心肌梗死康复期血脂高者经常饮用。

8. 血压高者喝苦丁茶

苦丁茶含有皂苷、熊果酸、黄酮素、氨基酸、硒化合物等多种成分。黄酮类物质有维持血管正常渗透压,降低血压,改善冠状动脉循环,增加心肌供血,提高心肌耐缺氧能力的作用。苦丁茶所含的锌、硒等微量元素高于其他茶叶,锌能增强人体的免疫力,硒是人体内重要的抗氧化剂,能保护血管内皮细胞免受一些致病因子的侵袭,心肌梗死康复期伴有高血压的患者尤适宜喝苦丁茶。

9. 血糖高者喝乌龙茶

乌龙茶属半发酵茶,性质相对平和。研究表明,乌龙茶含有多酚类化合物,这些多酚类化合物能通过提高机体的抗氧化功能增强肝脏中葡萄糖激酶的活性,使糖异生减少,肝糖原输出减少,从而降低空腹血糖水平。近年有报道称,用乌龙茶煮饭能明显减轻糖尿病患者三多一少的症状,并能促进肥胖体质者体重逐渐恢复常态。

10. 宜喝泡茶

我国各地喝茶的方式不同,北方人喜喝煮茶,南方人多饮泡茶。现代科学研究表明,不管哪种茶叶,都宜泡不宜煮。那么,如何泡茶呢?一般来说,泡茶的水温是影响茶水质量的主要因素,实践证明,泡花茶、绿茶水温宜低,80℃左右为佳,水温过高(90℃以上),茶水发黄,茶味苦涩,大部分维生素被破坏。泡发酵茶,如乌龙茶、普洱茶、沱茶,因茶叶粗老需用100℃沸水冲泡,水温越高,茶叶的有效成分浸出越多,茶水越浓,味越甘醇。不论喝泡茶还是喝煮茶,都要注意两方面的问题:①茶叶投放要少,每次10g即可,茶叶投入越多,茶水越浓,茶水中的咖啡因浓度越高,饮后兴奋交感神经的作用越强,心跳越快,心肌耗氧越多,越易引发心绞痛;②茶水的温度适宜,中老年人的咽、食道、胃黏膜对热刺激的敏感性降低,过热的茶水(50℃以上)能灼伤上述部位浅表组织,发生糜烂或形成浅表溃疡,且经久不愈。经自然冷却的茶水,温度一般在15℃以下,和机体内部的温度相差较大,饮后有滞寒、聚痰作用,易引起胃炎、肠炎、甚至引起胃肠痉挛,还可能诱发冠状动脉痉挛,引起心绞痛或心肌再梗死。接近人体表的温度(30℃~38℃),对人的咽喉、食道、胃黏膜没有任何刺激,饮后不出现任何不适,所以说,茶水既不能热饮,也不可冷饮,而应温饮,30℃~40℃之间的茶水温度最为适宜。

11. 忌空腹饮茶

空腹饮茶,茶水中的咖啡因很快被吸收入血,导致交感神经兴奋,使心率增快,血压上升,既增加心肌耗氧,又增大心脏负荷,还会引起头晕、心慌、恶心、出汗、四肢软弱,心神恍惚等症状,造成病人精神紧张,引发心动过速,加重心肌缺血,诱发心绞痛,甚至心肌再梗死。

12. 忌饭前饭后饮茶

饭前饮茶,茶水冲淡唾液、胃液、既影响食欲,又降低消化功能,使胃黏膜吸收蛋白质等营养素的能力减弱,时间一长便出现营养失衡,使抵抗力降低,除易继发各种细菌、病毒的感染外,还影响心肌梗死的康复。

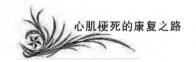

饭后饮茶,茶水中的鞣酸与食物中的蛋白质结合,形成块状的鞣酸蛋白,覆盖在肠黏膜表面,人体对这种蛋白质难于分解,使肠黏膜对铁的吸收能力减弱,时间长了便出现缺铁性贫血,还易造成便秘,给病人带来潜在危险。

13. 忌午后饮茶

研究表明,茶水中的咖啡因既有兴奋提神作用,又有利尿功效。午后饮茶,易引起夜间入睡困难和增加小便次数而影响休息。心肌梗死康复病人高龄者居多,肾脏浓缩功能低下,午后饮茶会使夜尿次数明显增多,严重影响休息。

14. 忌饮隔夜茶

隔夜茶放置时间长,茶水中的维生素、蛋白质、糖等营养成分是病原微生物繁殖生长的养料,尤其是夏秋季节,经一夜静置的茶水,因病原微生物的生长繁殖而腐败变质,饮后会出现腹痛腹泻,给病人增加新的痛苦,也影响心肌梗死的康复。

（本章编写：高望宗）

第四章 运动篇

一、有氧运动促进心肌梗死康复

进入Ⅱ期康复的心肌梗死患者，心肌不同程度地存在缺血、坏死、纤维化、瘢痕或室壁瘤，使收缩力明显减弱，造成上述病变的冠状动脉粥样硬化、狭窄或闭塞病变的持续存在，使心肌供血不足，细胞代谢缓慢，能量生成减少，病人总感到站起来就心慌，走一步就气喘。

现代医学研究表明，冠状动脉病变的程度是影响心肌耗氧的主要因素，但机体活动时的强度则是决定心肌耗氧量大小的决定因素。当发生急性心肌梗死时，心肌的供氧降到了最低点，而心肌的耗氧则因病人卧床休息减到最少，使心肌血氧供需矛盾得到缓解。运动医学研究表明，人体在安静状态下心肌的摄氧只能维持细胞的正常代谢，而没有增强心肌储备力的作用。病人不能总卧床休息，随着病情的好转要站起来走出门去，参与社会活动，只要人体有活动，心肌耗氧就会有增加（运动量不同，心肌耗氧量就不同），心肌的收缩能力在不断的运动中增强，已有的研究表明，体力活动与冠心病危险性呈负相关，适度的体力活动（有氧运动），能改善心脏结构，使心肌的顺应性增加，细胞的新陈代谢增快，心肌的收缩力增强。

人体内氧的储备很少，必须依靠环境氧的供给，通过呼吸和血液循环，不断完成氧的摄取和运输，保证细胞呼吸需要。心肌梗死进入Ⅱ期康复，随着康复运动的展开，对氧的需求量增加，但这一时期，心脏对耗氧十分敏感，医生要指导病人开展与自己心功能相适应的运动方式和运动量，通过

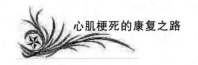

适宜的运动量提高心输出量,以增加冠状动脉循环血量,改善心肌供血,促进损伤心肌修复,增强心肌的储备力。

二、做好康复运动前的准备

1. 选择好场地

心肌梗死康复病人散居在城乡,有些可能住在偏远山区,所处气候环境不同。许多病人可能同时患有颈、腰椎及肢体关节退行性病变,行动迟缓,平衡能力差,如在凹凸不平、通风不良、人多拥挤的场地活动,易因眩晕或站立不稳摔倒,造成新的伤害。家属要在病人康复活动前帮助病人选好场地,要求场地要向阳、平坦、通风、干燥、空气清新、人流量少、嘈杂声小。生活在城市里的病人,多喜欢去公园里活动,认为公园里风景好,空气新鲜。事实上,公园里人多,噪声大,在人多拥挤,嘈杂声大的场所活动,极易精神紧张,引起心率增快、血压上升、心慌气短、头晕目眩,还有可能因心脏自主神经过度活动引起心绞痛。初进行康复活动的病人不宜去公园,一般来说,城市小区院内休闲场地适合心肌梗死康复病人运动。在农村,田野空旷、空气清新、庄间小院、门前屋后的空地都是活动的好地方,需要注意的是,在寒冷季节,活动时要背朝风向,避免颈、胸部受风着凉;炎夏季节活动时应面朝阴,背向阳,避免阳光直接照射面部;活动 10 分钟左右就到阴凉处休息片刻,避免身热出汗,引起血液浓缩,诱发心绞痛。如果室外太热或太冷,可在室内活动,但空气一定要流通。

2. 选对时间

严寒和酷热影响心肌梗死的康复。心肌梗死康复病人多因高龄对冷热的敏感性降低,耐受性差,在严冬或盛夏季节活动时易引发急性心脑血管意外事件,因此选择好活动时间非常重要。

(1)冬春季节,冬春季节的气候特点是气温低,湿度小,早晚温差大,夜晚的后半夜至晨起时的一段时间气温降到最低,地面的散热速度也快于白天。研究表明,当近地面温度迅速下降时,近地面空气层中的水汽增加,至黎明时达到饱和状态而凝集成小水滴,漂浮在近地层空气中形成雾,雾中积聚了大量对人体有害的物质,如晨起即去外面活动,体表的血管遇冷收缩,吸入冷空气刺激气道,引起气管黏膜痉挛,污浊的空气还使呼吸道黏膜产生炎性水肿或过敏,使通气不畅,导致心脏负荷增大,极易引发心血管事件。太阳升起后,随着阳光照射、地面温度上升,空气中的有害物质向高空散去,近地面空气逐渐变得清新,由此看出,冬春季节太阳升起前不宜外出活动,活动的最佳时间是上午 9:00~10:00 时。

（2）夏秋季节。夏秋季节自然环境的特征是气温高,湿度大,高温高湿最易影响人体产热和散热平衡。实验证明,当环境温度达到 33℃时,人体在安静状态下也出汗。运动医学研究表明,环境温度上升到 31℃时,人体不宜再活动,环境温度上升到 35℃时,机体无法耐受运动,这时必须以静制动,而且要给机体补充水分。运动带给人体最直接的变化是心率增快、循环加速、新陈代谢增大。高温下,人体全身汗腺孔开放、血管扩张,大量出汗引起体液和血管内容量减少,使血液浓缩,血流缓慢,脂质向血管壁沉积加快。心肌梗死康复病人多为中老年人,老年人体内水分本来就少（老年人比青壮年人减少约 15%）,耐热的能力降低,如在高温高湿的环境里活动,极易因血容量减少,血液黏稠而易形成血栓,引发心脏血管发生缺血性病变。

3. 睡好觉

中老年人的睡眠时间减少,尤以深度睡眠时间减少为著,人在深睡眠时较浅睡眠激素分泌多,免疫细胞活跃,能量聚集储存多,损伤细胞修复快,代谢废物排出迅速,疲劳消除快。每天进行康复活动的心肌梗死康复病人,白天要保证有较长的平卧休息时间,晚上至少有 8 小时的睡眠,如果因某种原因前一天晚上没有睡好觉,次日上午就不要出去活动,傍晚活动时宜适当减少活动时间或放慢活动的速度,不要勉强进行康复运动。

4. 吃好早餐

晨起时人的腹中空空,血液中葡萄糖的含量低,血液呈浓缩状态,血流缓慢。如果不吃早餐就去活动会引起心跳增快,呼吸加深,水分排

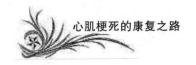

出增多,葡萄糖消耗增加,使血糖水平明显降低,血液更为浓缩,既增加心脏负荷,又易形成血栓。美国哈佛大学公共卫生学院的一项研究发现,人不吃早餐会使患心脏病的风险增加27%;日本大阪大学和国立癌症研究中心共同完成的研究显示,不吃早餐的人发生心脑血管疾病的风险会增加约36%。

一般来说,心肌梗死病人的心血管病变已相当严重,伴发病也多,年龄大,脏腑机能差,细胞代谢迟缓,因晚餐吃得清淡,加之一夜滴水未进,至晨起时体内热能明显不足,使机体对环境的适应能力和对自身代谢的调节能力及对病变的修复能力明显减弱,需要及时补充热能维持细胞正常代谢和体能,这就要求早餐不但要吃,而且还要吃好,最好是吃一些含水分较多的碳水化合物类食物。

5. 穿好衣服

夏秋季节宜穿浅颜色的衣服,冬春季节宜穿深颜色的服装;衣服要宽松,内衣应有良好的吸湿性,外衣应具有较强的透气性;忌穿紧身内衣,女性不宜戴胸罩;肥胖者宜穿得单薄,体瘦者宜穿得较为厚实;严寒季节以不感到冷,炎热季节以不感到热为原则。炎夏时节外出活动时要带上防暑降温的遮阳伞、遮阳帽、墨镜;冬春季节外出锻炼时要戴厚实的棉帽,系上围巾,戴上口罩;鞋要防滑,夏秋季宜穿平底或软底的布鞋,冬春季宜穿宽松厚实、底平、稳固性好的棉鞋或运动鞋。

6. 饮水

无论哪个季节,是晴天还是阴天,上午还是傍晚,外出活动前,不管你是否想喝水,都应喝些白开水,冬春季少喝一点(100~150ml),夏秋季多喝一些(200~300ml),以防活动时身热出汗,造成血液浓缩,给机体带来潜在危险。炎夏季节还应带上一些水,活动过程中如有口渴欲饮感觉时就应立即饮水,在身热烦躁时还可往身上洒少许水以帮助散热,消除燥热感觉。

7. 带上救急包

心肌梗死康复病人外出活动时一定要带上救急包(救急包内应备有

救急卡、硝酸甘油片、速效救心丸、十滴水、藿香正气水、仁丹、清凉油、风油精等），还要带上电话，约上好友或自己的另一半，运动中如出现不适，可随时对症处理，如有紧急情况，可拨打 120 急救电话，在救护人员及车辆未到来前，家属或朋友要帮助病人就地休息、服药、看护或送病人去医院，以防出现不测。新近出版的《英国运动医学》期刊上的一篇文章称，经常结伴运动的人，其血压值、心跳速率、胆固醇指数都较单独运动者低，研究人员认为，这可能与活动时的心理活动有关。这项研究表明，患有心脑血管疾病的病人如经常与亲朋好友结伴到户外活动，能降低患中风、心肌梗死的风险。

8. 确定活动量

急性心肌梗死的程度差异很大，同样进入Ⅱ期康复的病人对运动量耐受明显有别，临床医生常根据心肌梗死的程度和有无心功能不全及病人年龄、性别制定运动方式和运动量，以指导患者的康复运动。

运动使冠心病人首先出现感觉上的变化，其次是发生外周水肿，如运动量过大，引起机体新陈代谢加速、心率增快、心肌耗氧增加，病人会出现胸闷、气短、心悸、头晕等不适，使原有病情加重。如运动量过小，不引起机体新陈代谢改变，心率不增加或增加有限，活动后患者没有任何感觉，心脏的储备力得不到提高，则达不到有氧运动的目的。

心肌梗死康复病人对急性心肌梗死时的剧痛及以往的劳力性心绞痛有恐惧心理，对将要开展的康复活动心有余悸，怕活动不当引发心绞痛或心肌再梗死。病人的担心是有道理的，因为心肌对缺氧十分敏感，康复活动理应从最小运动量做起。临床医生确立的活动，一般都是从散步开始，对大面积心肌梗死伴并发症的患者又从慢速散步做起（散步有运动量大小区别，一般将每分钟 60~79 步，步距 40~45cm 的散步定为小强度，每分钟 80~99 步，步距 50cm 的定为中等强度，每分钟 100~119 步，步距 60cm 的定为大强度），慢速散步虽有心率增快，但心肌耗氧增加不多，一般不会引起不适，病人应放心地去做，而且还应适时地向中等强度、大强度过度。运动医学对散步的要求是持续走一定的时间，不能走走停停，但心肌梗死康复病人完全

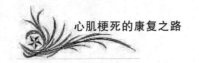

不同于普通病人，初散步时不能机械地按预定的时间完成活动，而应走10分钟停下来自我体会一下，如无不适则继续散步走完预定的时间，若有心悸、气短、头晕时要中止活动原地休息，同时口服随身携带的救急药物，30分钟症状不缓解者应去医院检查治疗。

一般心肌梗死病人的初期康复运动宜从中等速度的散步开始，每次30分钟，大强度散步后无任何不适者可过渡到一般性运动项目。

三、适宜心肌梗死康复病人的运动项目

1. 散步

散步属于小强度运动，散步时双下肢肌肉、血管、神经及骨关节都得到了运动，促进了机体血液循环，增加了冠状动脉供血，改善了心肌代谢，因而有提高心脏储备力的作用。

人体解剖学研究证实，机体50%的肌肉、50%的血管、50%的神经分布在双下肢，从人体血液循环的特点看，静脉血回心过程要依靠肌肉收缩来完成，散步时双下肢肌群的每一次收缩都是对血管、神经的一次良性挤压，促使下肢血液流速加快，回心血量增加，冠状动脉循环改善，心肌得到更多富含氧和营养物质的血液灌注。

许多人认为，散步就是走走停停没有速度要求，这种认识是不对的，散步有运动量大小的区别，决定散步运动量大小的因素主要是步速，其次是路面情况，再是风速，还有时间等。一般地走走停停达不到有氧运动的要求。适宜心肌梗死康复病人的散步是中等步速，路面要平坦，风力Ⅱ级以下，步距约45cm，每次30分钟时间。监测显示，这种步速（每分钟90步）、环境和时间里的散步，心跳有加快，但不过速，一般每分钟不超过110次，心肌耗氧有增加，但不出现供需矛盾，因而能改善心肌代谢，促进修复损伤心肌，增强心肌的储备力。

2. 慢跑步

快速（每分钟100~119步）散步30分钟无任何不适者可过渡到慢跑活动。慢跑步以双下肢为主要活动部位，慢跑时全身血液循环加快，新陈代谢

加速,冠状动脉循环血量增加。据测定,慢跑时机体吸收的氧比静止时多8~10倍,冠状动脉血流量较安静时增加10倍。有报道称,长期坚持慢跑的冠心病人,安静时的心率一般都在每分钟60次左右,较不运动或很少运动的冠心病人的心率明显要慢,这就使心脏能够充分休息。研究表明,慢跑时机体主要动用肌肉中的慢收缩纤维,依靠消耗游离脂肪酸提供能量,因而有阻止血脂水平升高,减少血清胆固醇在血管壁上的沉积,预防动脉粥样硬化的作用;慢跑步能延缓双下肢软组织的变性,增加关节的灵活性,增加腿部的力量;慢跑步还能促进胃肠蠕动,增加消化,促进吸收,这些都是心肌梗死康复病人需要的。需要注意的是,慢跑是散步活动的升级,首次慢跑的病人不宜立即进入跑步状态,应先以散步的速度让双下肢肌肉、关节、韧带有个适应过程,这个时间不应超过10分钟。另外,慢跑的姿势直接影响气血运行,要求跑步者情绪要稳定,全身自然放松,口微闭,略挺胸,双上肢肘关节屈曲,上身略向前倾,双手握成拳状,两臂前后摆动,用鼻呼吸或口鼻并用,脚要抬起,脚掌先落地。

Ⅱ级康复中的心肌梗死患者,心肌病变的程度、心功能状态、年龄、体质差异很大,慢跑时不要受时间、距离的束缚,根据自身的感觉灵活掌握,以跑后有轻微的气喘,但能与人正常交谈为适宜强度;跑后呼吸正常,提示跑的速度太慢,运动量偏小,应适当提高跑步速度;跑后能与人交谈,但有些困难,表明跑得速度太快或时间太长,运动量偏大,宜适当降低以后的跑步速度;慢跑中如出现心悸、气短、头晕、恶心、出汗等不适时,要立即停止原地休息,及时口服所携带的救急药物,半小时内症状不缓解者应去医院诊疗。

从人体生物钟现象看,下午4:00~6:00心血管功能处于最佳状态,其次是上午10:00~11:00,早晨6:00~7:00最差,进行慢跑活动的病人应将时间选在下午4:00后或上午10:00后,忌晨起后就去跑步。

3. 打太极拳

打太极拳是一项全身性运动,打太极拳时全身肌肉交替伸缩和各关节活动挤压血管,使全身的血液循环加快,微循环血量增多,在减轻心脏负荷

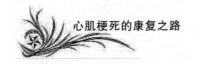

的同时,心肌细胞供血增加,因而有益于心脑血管病患者,同时能增强四肢肌肉的收缩力,保持关节灵活。

打太极拳没有速度和力量的要求,据现代科学研究,这种迟缓性运动的确能引起体内氧的分解代谢加强,主要靠肌肉中的慢收缩纤维做功,通过消耗游离脂肪酸为机体提供能量,因而有降低血脂、减少胆固醇向血管壁沉积、延缓动脉粥样硬化和预防血栓形成的作用。近年,上海复旦大学和美国南佛罗理达大学的研究人员研究发现,打太极拳能增加大脑生长因子,使脑体积增大,特别有助于改善记忆力,增加思考力。

打太极拳要求精神集中,心平气和,这种精神和行为结合的运动使大脑皮层运动中枢和第二信号系统在高度集中统一中实现意、气、行有机结合和气沉丹田,使全身气血运行流畅、心脏得到更多富含氧和营养物质的血液,因而非常适宜心肌梗死康复患者。

4. 健身走

健身走的强度有大中小之分,一般以健身走后即刻 1 分钟心率不超过 110 次为小强度;即刻 1 分钟心率达 130 次者为中等强度;即刻 1 分钟心率超过 150 次者为大强度,健身走的强度越大,心肌的耗氧越多。

人体在安静状态下,全身的毛细血管是轮流开放的,细胞的新陈代谢慢,健身走时,下肢肌肉交替收缩,对血管产生挤压,在引起静脉回心血量增加的同时,促进全身的毛细血管尽量多的开放,使微循环的血量增多,细胞的新陈代谢加快。健身走时,下肢肌群交替、规律、有张力的收缩对动静脉血管具有良性物理刺激,除能改善血管的弹性外,还能增加心脏的代偿能力。研究表明,健身走还能提高体内脂蛋白酶的活性,加速脂蛋白分解、转运和排出,因而有减少血液中脂类物质的作用,健身走的速度越快,机体的代谢就越强,脂肪的消耗也就越多,预防或逆转动脉粥样硬化的作用越明显。一般来说,健身走适宜已过渡到一般性运动项目的病人,但是,每个病人的情况不同,有的病人对运动的强度很敏感,健身走后即出现心肌病变骤然加重。作者通过对年龄接近、性别相同、心肌梗死程度差异不大、不伴有并发症的 II 期康复患者健身走的对比观察认为,以健身走后即刻 1 分钟心率数界定健身走的强度不科学,因为心肌梗死康复病人安静时心率差异很大,有些病人安静时心率已接近每分钟 100 次,稍有活动心率就超过每分钟 110 次,而有些病人安静时心率较慢,每分钟 60~70 次,大强度的健身走才能使心率上升到小强度时的心率次数。心率是反映心脏机能的金标准,运动强度越大,心跳次数越快,心肌梗死康复病人可通过健身走前后心率的变化来掌握适合自己健身走的强度,方法是健身走前测安静时 1 分钟心率数,健身走 30 分钟后即刻测 1 分钟心率,如果 30 分钟健身走后的即刻 1 分钟心跳数未超过安静时 1 分钟心跳数的 30 次, 表明健身走的强度是适宜的,要是超过 30 次,提示健身走的强度大了,需降低以后健身走的速度,要是不足 20 次,表明健身走的强度太小,应适当增加以后健身走的速度。

有健康专家指出,不同时段内的健身走,对脂肪的消耗程度不一样,早晨空腹走 1 小时几乎不消耗脂肪,饱餐后走 30 分钟,脂肪的消耗明显增多,晚餐后 2 小时走 30 分钟,体内脂肪消耗最多,建议伴有肥胖、高脂血症、高血糖的心肌梗死康复病人,将健身走的时间安排在晚餐后 2 小时进行。

5. 走楼梯

走楼梯较散步、慢跑、打太极拳费力,同健身走一样有大中小强度之分。决定走楼梯强度的主要因素是跨台阶速度,因为跨高动作要克服地心引力和空气阻力,下肢肌群必须加强收缩才能完成。走楼梯时交替伸缩的下肢肌群挤压血管,使双下肢的血流加速,促进了静脉回流,增加了心室的血液灌注,使心脏在收缩时能够泵出更多的血液,这个过程还引起呼吸肌群运动增强,使呼吸深度增加,血氧交换加强,为机体输送更多富含氧和营养物质的血液。机体为了适应走楼梯时热量增加的需要, 中枢神经系统调动和协调各器官的功能,使一些内分泌腺体兴奋,激素释出增多,糖、脂肪、蛋白质等营养物质加快代谢,并迅速地把营养元素和热能传递给机体的功能器官, 当心肌细胞持续得到富含氧和营养元素的血液时,细胞的生理生化反应加强、能量释出增加、心肌收缩力加强。对照研究证实,同年龄段心脏功能接近的心肌梗死康复病

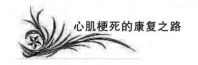

人经常走楼梯锻炼者比从不走楼梯者心脏工作的耐力强得多，走楼梯后心慌、气短、乏力的症状轻许多。

走楼梯活动不受天气的影响，一年四季均可进行，尤适合冬春季节，雨雪雾霾天气时活动，可避免老年人怕受风寒，怕吸入灰尘，怕路滑跌倒的担心。需要注意的是，走楼梯时要精神集中，跨步要慢，一步一个台阶的进行。实验表明，每分钟跨10个台阶属中等强度运动，心功能正常的病人可按中等强度标准进行，心功能不全者不宜进行走楼梯活动。

6. 练习书法

医学研究表明，练习书法能愉悦心情、振奋精神、调节人体气血及内分泌代谢。有报道称，在能使人长寿的二十种职业中，书法名列第一。

练习书法是一种全身性活动，而且是脑力劳动和体力劳动的结合，整个过程包括理纸、蘸墨、写字、洗笔砚等。练习前要求身体端坐、心平气和，书写时要全神贯注，既要注意运笔姿势，又要观察字体结构，运笔时要悬腕悬肘、伸臂，此时，腕、肘、臂、腰乃至全身都在用力，运笔过程中通过大脑皮质中枢调控，使各部位的力融合一体形成合力，静气宁神使心静，理纸运笔使身动，这种静与动的结合，既能调节情绪，又能使注意力集中，还能舒展筋骨，促进气血运行，因而能增加冠状动脉循环，改善心肌供血。

心肌梗死康复病人情绪多不稳定，有的烦躁焦虑，有的抑郁沉闷，练习书法时要根据自己的情绪选练字体，楷书、隶书、字体端庄秀气，练习时可使人心神安宁，消除烦躁和焦虑，适宜平时易烦躁、爱生气的病人练习。行书、草书，潇洒活泼，书写时如行云流水，能振奋心阳，使人心情舒畅，适合平时情绪低沉，精神抑郁者练习。用练习书法强身健体，是个持续和渐进的过程，如能持之以恒坚持下去，将会收到养心气、提精神、聚阴精、通气血、强脏腑、促恢复作用。

7. 听音乐

《黄帝内经》记载，"天有五音：角、徵、宫、商、羽；地有五行：木、火、土、金、水；人有五脏：肝、心、脾、肺、肾。"中医五行学说认为，五音与五脏通过五行关系相对应,角音入肝胆经,有疏肝利胆,护肝养目的作用;徵音入心经和小肠经,能疏通血脉,平稳血压和清利小肠的作用;宫音入脾胃经,具和胃健脾,清胃火,除脾湿之功效;商音入肺经、大肠经,有宣肺理气,清肠除浊的能力;羽音入肾经膀胱经,能旺肾强肝,交通心肾,维持阴阳平衡。

中医认为,心属火,主控人的精神和血脉。解剖生理学研究表明,心脏活动受神经体液的调节。临床医学从实践总结中发现,人的心脏有病时会出现胸痛、胸闷、气短、心悸、头晕、乏力、失眠、多梦、口舌糜烂等症状。据现代研究,音乐能与人体五脏发生共振,轻松、活泼、热烈、欢快的音乐能引起大脑皮层的觉醒更集中,这种微兴奋能使交感神经功能增强、儿茶酚胺分泌增加、新陈代谢加快、全身的血液循环加速、冠状动脉循环血量增加、心肌供血得到改善。

人是万物之灵,音有万物之情,心肌梗死康复病人的病机主要是气虚血滞,欢快轻松的音律能刺激肾上腺素分泌,如《娱乐升平》《步步高》《矫健的步伐》《锦上添花》《十五的月亮》等,使机体产生类似轻度体育锻炼的效应。据介绍,江南地区的汉族民歌《紫竹调》音律既有能入心经的徵音,又有能入肾经的羽音,听此音乐既疏通血脉,促进气血运行,又增强肾脏机能,交通心肾,维持水火既济,如同给人体直接补充津液和热量。心肌梗死康复病人如能每天坚持听30分钟轻松悦耳的音乐,对促进康复十分有益。

四、四季健身宜忌

1. 活动时要专心

有调查表明,心功能正常的心肌梗死康复病人虽能坚持每天的康复活动,但许多病人活动不专心,主要表现为边活动边与同伴交谈或听收音机,这样的活动因注意力不集中而收效甚微。

现代医学研究表明,人在活动时受大脑不同部位的神经中枢指挥,协调神经、内分泌腺兴奋与抑制和血管、肌肉的收缩与舒张,使耗能和产能达到和谐统一,如果边活动边与人交谈或听收音机或思考别的问题,引起大脑主管语言思维的神经中枢兴奋,由于兴奋的扩散,导致大脑皮质主管运动

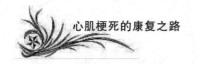

的神经受到抑制,出现思维和运动不协调,使心理活动与躯体运动达不到和谐统一,失去通过运动促进组织、器官充分利用氧和营养物质修复损伤的意义。另外,注意力不集中,极易引起老年人发生扭伤和摔倒,造成意外伤害。

2. 活动要慢

心肌梗死病人的康复活动要把握一个非常重要的原则——慢。这是因为,虽然溶栓或安置支架让血管再通,但冠状动脉粥样硬化和增龄造成的自然衰老使动脉血管失去弹性,内壁有粥样斑块,管腔凹凸不平的基本病变仍然存在,有些病人的心肌还可能有纤维化、瘢痕或室壁瘤,活动时如出现动作急或用力大会使心跳骤然增快,血压急剧波动,引起粥样斑块脱落或心室腔内压力迅速升高使室壁瘤破裂,顷刻间导致猝死。心肌梗死康复病人伴患颈椎病的(骨刺、椎管狭窄、椎间盘突出、椎体滑脱等)比例很大,运动时常因转动头部引起骨赘刺激交感神经,使椎动脉痉挛或牵拉硬化的椎动脉,使大脑供血急剧减少或一过性中断,引起眩晕、复视、四肢软弱或偏瘫而摔倒,即引起新的伤害,还可能诱发心肌再梗死。另外,心肌梗死康复病人中患腰腿病者多见,常因腰椎退化或肢体关节炎性病变,使下肢神经变性,肌肉萎缩,关节韧带松弛,导致功能减退,出现行走或下蹲困难,使支撑和保持机体平衡的能力大大下降,由于以上原因的存在,每当活动时行动急、用力大,神经系统的协调能力又跟不上而易被摔倒,造成跌伤或骨折。

心肌梗死康复病人活动时一定要慢字当先(包括起床、穿衣、洗漱、排便及各种训练活动),否则,就有造成急性心脑血管意外事件及发生摔伤的可能。

3. 坚持每天活动

健康专家讲,增进健康的方法很简单,就是坚持每天运动。现代科学研究表明,每天活动 30 分钟的人心脏功能最好。监测显示,适度活动一次的效应在体内可维持 2~3 天,故被健康专家认为,每周活动三次,对心脏同样有益。研究还表明,运动使心跳加快,心输出量增加,冠状动脉循环改善,心肌供血增加的效应一直可持续到心率140次/分钟,这提示人体提高心脏储备力的空间很大。

心肌梗死康复病人是冠心病人群中的弱者,这部分人的情况又千差万别,有些病人年龄尚轻、体质较好,一般性活动项目都能胜任,活动锻炼积极、规律、认真。有些病人年迈体衰或伴患其他慢性疾病,没有体力或缺乏意志不进行锻炼,这是不对的。不论体质如何,只要不是卧床不起,就应坚持每天活动,至于活动的强度、时间,可根据自己的实际情况掌握,既使是一些卧床病人,也应每天主动或被动的在床上活动肢体,以促进血液循环,改善心肌供血。

据现代科学研究,人体有记忆自己行为模式的能力,如经常在一个相对固定的时间活动时,大脑皮层细胞便会对此形成记忆(或称条件反射),记忆一旦形成,中枢神经细胞便沿着记忆自我调节,起到调节平衡和修复损伤的作用。心肌梗死康复患者最适宜每天坚持活动,还应将活动的时间保持相对固定。

4. 散步不要背着手

笔者观察发现,许多心肌梗死康复病人散步时背着手,这是不对的,因为心肌梗死康复病人多为中老年人群,脊柱退行性变明显,有些病人的脊柱病变相当严重,使身体伛偻,如再背着手散步,除双上肢固定不动外,手和臂向内旋转,上臂及前端向前旋出,使胸廓前倾,身体更显得伛偻,看上去完全是一副老态龙钟的模样。更重要的是,这样的散步姿势,限制了胸廓和双上肢的活动,上半身的血液循环因此变得不畅,虽然在活动,但冠状动脉的供血得不到改善,心肌在乏氧中进行代谢,乳酸生成增加,能量生成减少,不但没有改善心肌代谢的作用,反而有损已有缺血的心肌,还因重心不稳导致散步时稍有不慎就会摔倒,尤其是遇路面坑洼不平时易向前扑倒,造成面部、双手、前臂受伤。

散步时要保持正确的走路姿势。走路姿势正确,四肢活动才能伸缩自如,血液循环才能得以畅通,器官、组织、细胞才能够获得更多富含氧和营养物质的动脉血,因而有益康复。正确的走路姿势是微挺胸,略收腹,双目

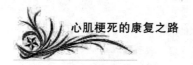
平视前方,两臂自然摆动,抬脚迈步,以小腿带动大腿,步距宜小(40~45cm),这样,胳膊与腿的动作协调,身体平衡,迈出的步子有力,能有力地促进双下肢静脉血向心脏回流。

（本章编写:高博）

第五章　住 宅 篇

一、对住宅的基本要求

人生的多一半时间在住宅中度过,良好的居住环境能提高人体的生理机能,增强机体的免疫力和抵抗力,而低劣的居住条件首先给人的精神以负面影响,使人心情郁闷或焦虑,时间一长,便导致躯体发生疾病或使原有病情加重。心肌梗死康复病人在室内度过的时间更多,这些人的抵抗力弱、免疫力低,需要一个优越的居住环境来保健养生。对住宅的基本要求有:

1. 朝向

我国地处北半球,属大陆性季风气候,人们依据自然环境及风水理论,多建造坐北朝南的住宅。仲夏和隆冬是具代表性的两个季节。夏季,太阳位置多偏南,偏南的太阳光线与坐北朝南房屋的墙夹角小,室内接受太阳辐射的时间短,吸收的热量少,尤其是中午前后,太阳的位置最高,阳光几乎直射地面,强烈的太阳光照射不到室内。夏三月又多吹东南风,东南风能直接进入坐北朝南的居室,十分有利于通风降温,改善室内空气质量,避免室内温度过高。如住宅坐南朝北,除接受太阳照射的时间长外,东南风又绕墙而过,不能进入室内,使居室空气流通差,污染重,室温易过高,人会感到闷热难耐、出汗、烦躁、心跳呼吸增快、血压上升、心肌耗氧增多。冬季,太阳的位置最南,坐北朝南的居室便于阳光从外面斜射进来,光照时间长,室内温度上升快,冬天又多吹西北风,西北风绕坐北朝南房屋的墙而过,使冷风不能直接入室,非常有利于保持室内温度。如果居室坐北面南,除接受不到太

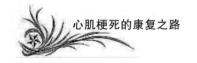

阳照射外,西北风还直接进入室内,不断地给室内带来冷空气,又造成室内空气污染,很易引发上呼吸道感染等疾病。由以上看出,坐北朝南的居室最适宜心肌梗死康复病人保健养生。

2. 结构

目前,我国近一半的人口住在城市,其中大多数人家住楼房,面积较小,光照相对不足,隔音欠佳。据调查,城市人口中心肌梗死的发病率高于农村人口,许多心肌梗死康复病人住高层楼,给康复活动、生活、休息带来诸多不便。一般来说,心肌梗死康复病人宜独院独门居住,独院独门最大的优点是住宅独立、安静、空间大、采光好、空气流通、便于病人休息、活动。我国传统的四合院为最佳。在农村,现代住宅结构多样,但以独院独门者为多,环境有利于病人康复。不论在城市,还是在农村,心肌梗死康复病人的卧室应完全独立,隔音要好。

3. 面积

现代卫生学要求,居室面积至少应在 $15m^2$ 以上,城市每人平均 $6\sim9m^2$,农村每人平均 $8\sim12m^2$,室高 $2.6\sim2.8m$。古人说:"室大则多阴,台高则多阳,多阴则蹶,多阳则痿。"现代人认为,居室大小、高低与采光和通风有关,过大、过小、过高、过矮都易导致温湿度变化,进而影响人体健康。心肌梗死康复病人的卧室应适当宽敞一些,不宜少于 $16m^2$,以便病人在室内活动和摆放一些基本家具。

4. 温湿度

(1)温度:影响室内温度的因素很多,如气温、湿度、风速、光照等。夏三月日照时间长、气温高、湿度大、风力小,易使室内温度过高,当室内温度上升到 30℃ 时,人体调节温度的中枢受到影响,人会感到闷热难耐,如果同时存在散热不良,人体温度会持续上升,当环境温度接近人体或高于人体正常温度时,人体全身汗腺孔开放,汗液外泄,体表血管扩张,心率增快,心肌耗氧增加,血液浓缩,人会出现烦躁、头晕、心悸、胸闷、恶心等不适,此时极易引发急性心脑血管意外事件。冬三月日照时间短,气温低,气候干燥,风力大,易引起室内温度过低,当室温接近人体冷耐受界点时,人体出现御寒性收缩,汗腺闭塞,皮肤紧绷,浅表血管收缩;当室温低于人体冷耐受界点时,人体浅表血管痉挛,血压升高,心脏排血阻力增加,新陈代谢减慢,心肌供血减少,肌纤维强力收缩时引起寒颤,通过反射机制诱发冠状动脉痉挛,引发心绞痛或心肌梗死。

心肌梗死康复病人对冷热的耐受力降低,环境温度易对机体构成危险,炎夏和隆冬心脑血管疾病高发就是例证。一般认为,适宜心肌梗死康复病人的温度是20℃~26℃,但这个温度在没有空调的居室难以保持,家属应给心肌梗死康复病人的卧室安装空调,不具备安装空调的人家,夏天可用风扇给病人的室内降温,将室温控制在26℃以内。隆冬,在现代集体取暖方式或没有供暖要求的地域,当室温低于20℃时,可用电暖气为室内增温,将室温维持在20℃以上。

(2)湿度。实验表明,当人体处于湿度过大(超过90%)的环境时血液循环变慢,器官、组织、细胞缺氧,新陈代谢降低,人会出现难以言表的不适。当机体处于湿度过小的环境时(低于30%),呼吸道黏膜首先出现失水,人会感到口干舌燥,此时极易引发上呼吸道疾病。夏日,室内湿度易过大,湿度越大,机体散热越慢,人越感到闷热。冬天,室内湿度易过小,湿度越小,机体散热越快,人越易感到寒冷。研究表明,室内湿度在40%~60%时,机体血液循环流畅,心脏负荷最小,自身的抵抗力最强,空气中的病原微生物也难于传播,患上呼吸道感染性疾病的概率最低。

心肌梗死康复病人多体弱、免疫力低、抵抗力差,易受到室内湿度变化的影响引发新的疾病,家属要想方设法为病人调控好湿度,一般要求室内湿度上限值不宜超过70%,下限值不宜低于40%。

5. 采光

现代医学研究表明,人体健康要求居室的光照时间一天之中不能少于2小时,一年之中不能少于500小时,这是因为阳光能愉悦心情,使人快乐;阳光能促进人体合成维生素D,保持血钙正常;阳光中的紫外线能杀死环境中的细菌、病毒等病原微生物,降低人体患感染性疾病的概率;因此,人们在设计住宅时,把采光放在最优先的位置考虑。

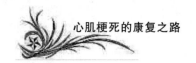

大多数心肌梗死康复病人,每遇酷热、严寒、雾霾、雨雪天气时就足不出户,怕中暑,怕受凉,怕吸入灰尘,怕路滑跌倒,这样就使许多病人接受太阳光照射的时间大为减少,导致一些病人长期心情抑郁,维生素 D 缺乏,患上骨质疏松。所以,给心肌梗死康复病人安排卧室时,尤其要注意选择日照充足的房子。

6. 照明

居室照明包括两个方面,一是自然光(即阳光);二是灯光,居室结构良好的住宅,自然光完全可以满足白天的室内照明,灯光只作晚上照明用。研究表明,室内光线不足,易使人心情抑郁,长期室内照明不足,能使人精神神经受抑,一些内分泌激素释出减少,降低新陈代谢,影响气血运行。居室过于明亮,易使人焦虑烦躁、心率增快、心肌耗氧增加,长期过于明亮时使人交感神经兴奋性提高,儿茶酚胺释出增多,导致大脑皮质的兴奋与抑制失衡,引起睡眠节律紊乱,严重影响人体健康。

阳光和灯光有着本质上的区别,阳光有多种颜色和波长,对人健康非常有益,白天室内自然光不足影响人体对维生素 D 合成,时间长了便引起骨质疏松。晚上照明主要用的是白炽灯,白炽灯发出的光源带有紫外线,但白炽灯发出的紫外线完全不同于阳光中的紫外线,白炽灯发出的紫外线被人体皮肤吸收后易引起体内细胞发生遗传变性,使外周血液中变异细胞数量增加,这种变异细胞能诱发皮肤发生癌变。给心肌梗死康复病人住的卧室,白天的自然光一定要充足,晚上照明的灯光亮暗要适中,尽量减少应用白炽灯的时间。

二、居室的安全保障

1. 卧室的设施要简单

心肌梗死康复病人的卧室要宽敞,室内设施应简单,一张床,一张桌,一把椅即可,留出较大的空间让病人活动;床宜宽大,人睡在上面四肢应能伸展自如;床宜低,高不宜超过 50cm,防病人夜间从床上滚下造成跌伤;床边应有固定的台灯,晚上床下应备便器,避免夜间去厕所。室内不宜摆放电视机、影碟机、电脑等家用电器,电器工作时能产生电子雾,形成的辐射对人的神经系统有损害,时间一长,引起病人焦虑烦躁或使患者的睡眠节律紊乱,导致病情加重。

2. 清除居室里易绊脚的障碍物

老年病人多视力减退,腿脚不灵,室内的家用电器线及家具放置不当时易绊脚或碰撞造成伤害,各种电器线应顺墙根走行并固定,家具要靠墙摆放,放置要稳固,不能左右摇摆。

3. 地面、楼梯要防滑

心肌梗死病人多因年老体弱和伴患颈腰椎病而腿脚不灵,走路时重心不稳,易因地面不平或有积水滑倒,经常走动的地面,楼梯应铺防滑垫,垫面要平整,上面不能有杂物和积水,在室内活动时不要穿拖鞋。上下楼梯时手要扶住栏杆,脚要踩稳楼梯,伴有脑血管病及心功能不全的病人应借助手杖辅助行走。

4. 居室色泽要单调

心肌梗死康复患者多因眼底动脉硬化及增龄使视觉分辨能力减弱,在室内活动时易因视物障碍发生碰撞,室内应有足够的照明,白天自然光线不足时要开启灯光辅助照明,电灯开关的位置高低要适宜,以方便病人使用。居室的玻璃门窗应贴上图标,色泽要质朴自然,避免将室内的色泽弄得纷杂,防病人分辨不清撞坏物体伤及自身。

5. 妥善保管家用药箱及危险品

病人日常服用的药品应放在患者的床头柜上,服用剂量和次数要书写醒目,防病人服错药;救急药品应单独存放,由家属保管,以方便急用;其他家庭备用药应集中放在家用小药箱内,不要让病人随意使用;家里存放的空气清新剂、洁净剂、杀虫剂、灭火器、氧气装置等危险物品要集中存放,不要让高龄病人使用,以防错拿错用或使用不当,给自己和家人造成损失或伤害。

6. 晚上睡觉要有人陪伴

许多心肌梗死康复病人敏感多疑,晚上单独睡觉时易产生不安全感,

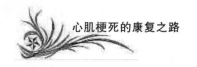

甚至出现恐惧,诱发心绞痛,甚至发生心肌再梗死。因此,心肌梗死康复病人应夫妇同睡或家人陪睡,如有不适,可及时发现和处理。

7. 厨房门要上锁

厨房里有许多不安全因素,如燃气炉、煤气罐、锅灶、刀具等。厨房门最好上锁,不要让高龄病人随意出入;一些年龄较轻、生活能自理的病人。下厨时要防碰翻锅灶、刀具伤害自己;使用燃气炉时要格外小心,随时关闭,防气体外溢,引发火灾。

8. 洗澡要有人看护

洗澡时先让病人坐在牢固的木头椅子上,待家人调试好水温后(36℃~38℃的水温接近人体表温度,洗时感觉最舒适),再让病人手拿喷头坐着洗。洗后起立时要有人搀扶,整个洗澡过程要有人陪护。

9. 救急电话要醒目固定

家有心肌梗死康复病人时,最好有一部固定电话,安装在病人的床头柜上,如发生紧急情况,病人、家人都能及时使用。

三、居室美化宜忌

1. 宜养花

许多人认为,心肌梗死康复病人居家不能种养花草,更不能在病人的卧室里摆放花卉,理由是大多数花卉在晚上释出二氧化碳,吸收氧气,导致室内空气中氧含量降低,病人会吸入较多含二氧化碳的空气,诱发心绞痛或心肌再梗死。近年的研究表明,许多花卉适宜心肌梗死病人居家种养,即使到了晚上,也不必拿出室外,它们不仅不影响室内夜间的空气质量,而且还能吸收空气中的一些有害物质,如现代建筑和装修材料中含有甲醛、二甲苯等对人体有害的化学物质,使用这些材料建造和装修的房屋空气中就散发着一些有害气体,而一些花卉就能很好地吸收这些有害成分。

适宜心肌梗死康复病人居家种养的花草很多,以红色和绿色的花卉(如红花、玫瑰花、吊兰、铁树)为佳。现代医学研究表明,心肌梗死康复病人气多滞,血多瘀,气滞血瘀是阻碍康复的主要病机,而促进康复的主要方法就是活血化瘀,理气止痛。中医学认为,红色入心,如居室摆放红色花卉,其气味经鼻吸入后能使血液循环加快,加强新陈代谢,进而改善冠状动脉血液循环,增加心肌供血。玫瑰花的气味经鼻吸入后还能刺激人的免疫细胞,使免疫细胞的活性增加,提高人体的免疫力,协调人体精神、神经及循环系统的机能,增强代谢,改善心肌供氧。绿色被认为有镇静作用,室内摆放一些绿色花卉,能对人的神经系统产生一种良性刺激,使精神放松,皮肤温度下降,心率减慢,血压降低及调节新陈代谢,尤其是伴有焦虑失眠的病人,非常适合在室内摆放吊兰、芦荟、仙人球、龙舌兰、铁树、月季等植物。以上花卉被认为是美化环境的绿色植物,是大自然的天然净化器,它们共同的特点是夜间吸收二氧化碳,同时吸收空气中的甲醛;铁树还能吸收隐藏于壁纸中的二甲苯;月季花昼夜能释放挥发性香精油,有清新空气、沁人肺腑、消除疲劳的作用。

以上提及的花卉,仅是一些常见且易种养的品种。心肌梗死康复病人宜根据自己的病情、室内空气质量、自己的爱好、居室装修情况,选择一些合适的品种摆放在室内,但要遵循不释放有害物质(丁香、夜来香,白天进行光合作用时吸收大量氧气,夜间则释放出废气)、机体不对其过敏(绣球花、紫荆花、天竺葵易致人过敏,引起缺氧,出现气喘,皮疹等)、香气平和(玉丁香、接骨草、松柏类植物能释放异味,引起恶心,胸闷,头晕;牡丹、郁金香、兰花,香气浓重,易使人兴奋、失眠)的原则,在庭院、阳台、客厅、卧室摆放,以美化居室,愉悦心情,改善病情。

2. 忌养鱼

调查表明,城市居家的心肌梗死康复病人基本上都养鱼,他们认为,家里养鱼能为病人增加生活乐趣,有益疾病康复。事实上,心血管病人居家不宜养鱼。这是因为,鱼缸里的水分子不断散发,使鱼缸周围的空气湿度增大。如鱼缸大,养鱼数目多,不仅居室空气湿度增大,而且鱼的排泄物增多,带有大量病原微生物的鱼粪随水分子散发,居室空气受到污染。

心肌梗死康复病人抵抗力弱,许多人同时患有慢性呼吸道疾患,吸入污染的空气后极易引发支气管炎、肺炎或过敏性哮喘,增加心脏负荷,给病

人带来致命的危险。老年人又多伴有睡眠障碍,养鱼用的水族箱发出的噪声,会影响病人的睡眠,进而影响机体健康。因此,家有心肌梗死康复病人者忌养鱼。

（本章编写:高博）

第六章 穿 衣 篇

一、穿衣影响心肌梗死康复

1. 新衣对人体有害

作者说穿新衣服对身体有害，可能不被一些人理解，这里我们向大家详细解释穿新衣服对健康有害的原因。服装面料在生产加工时离不开化学药品，如将棉花加工成织物的过程中，需要多种化学物品来处理，包括染料、去污剂、杀虫剂、防霉剂、防腐剂、阻燃剂、氧化剂、催化剂、整理剂等，而将面料加工成服装的过程中需要加入酸性或碱性制剂，这样生产出的织物及服装就带有化学物质残留。这些残留在服装上的化学物品不断挥发，当穿上这样的服装时，人体通过皮肤将其吸收，对机体产生危害。主要有以下5个方面。

（1）甲醛。在纺织生产过程中，为了提高织物的防水性、耐压性、防火性、提高织物的色度和抗皱能力，需加入人造树脂等化学物品。在织物印染和整理阶段，要加入多种染料，如整理剂。这些树脂性化学品含有甲醛，虽然面料在后期整理时对甲醛要进行清除，但现代工艺还不能将其完全清除干净，制成的服装上仍留有甲醛。由于甲醛具有挥发性和刺激性，人穿上含有甲醛成分的衣服时，除皮肤受到直接刺激和吸收外，不断散发出的甲醛通过口鼻吸入，引发哮喘，出现眼睛刺痛、头痛等。据研究，进入体内的甲醛对人体造血系统有损害，有引起白血病和再生障碍性贫血的可能。

（2）芳香胺。芳香胺来自偶氮染料，属环境内分泌干扰剂，因其色泽绚丽鲜艳，被广泛用于织物印染。一般来说，彩色织物都含有芳香胺，由这些

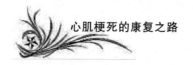

织物制成的新服装就有残留的芳香胺,测定表明,芳香胺能不断地被分解,并对皮肤有刺激性,还能通过透皮吸收,进入机体后引起内分泌代谢紊乱,降低新陈代谢,降低免疫力,使人易患感染性疾病。

（3）酸碱度。面料在加工成服装的过程中,要加入不同性质的化学制剂,如加工毛料时要用酸性制剂,而处理棉质面料时要用碱性制剂,这就使新生产的服装带有酸性或碱性。测定表明,人体皮肤一般呈弱酸性,pH 值多在 5.5~7.0 之间, 皮肤的这种弱酸性环境可保护机体免受一些病原微生物的侵害。据介绍,我国质量技术监督部门规定,服装面料直接接触皮肤的pH 值应在 4.0~7.5 之间,而非直接接触皮肤的 pH 值应在 4.0~9.0 之间,如果人体皮肤的弱酸性环境被衣服的碱性环境所破坏, 皮肤的抵抗力就降低,且易受到病原微生物的侵袭,造成皮肤感染。研究表明,服装 pH 值超过正常人体皮肤 pH 值时易发生致癌作用。

（4）病原微生物。用毛、皮、羽绒等材料在加工服装时常因消毒不彻底使服装上留有畜禽身上的各种病原微生物(细菌、病毒、寄生虫等),当穿上带有病原微生物的衣服时,易造成皮肤过敏或经腔道(呼吸道、肠道、泌尿道)进入人体引起感染性疾病。

（5）农药。应用于加工的天然植物纤维在种植时常使用农药(杀虫剂、除草剂等),如棉花,生产商在加工这些纤维时首先对农药进行消除,如清除不彻底,生产出的织品就带有对人体有害的农药成分,当这样的织品制成服装又与人体接触时,残留农药极易经皮肤吸收进入人体,引起皮肤黏膜损害或造成慢性中毒。

2. 科学穿衣促康复

据生产服装的厂家介绍,所有的服装都含有甲醛,其含量在服装的水洗标签上可以看到,用 A、B、C 字母代表,其含意是:A 类为婴幼儿用品,甲醛含量最低,一般不高于 20mg/kg;B 类为直接接触皮肤的服装,甲醛含量在 75mg/kg 以内;C 类为非直接接触皮肤的产品, 甲醛含量多不超过 300mg/kg。一般来说,服装的面料颜色越艳丽,甲醛含量越高,服装上的刺鼻气味越大,甲醛含量越高,免熨的服装甲醛含量高,超白的服装含有较多的荧光增白剂。

心肌梗死康复病人因增龄关系,皮肤防御能力减弱,宜穿甲醛含量中等的 B 类服装,其 pH 值与人体皮肤 pH 值相接近,对皮肤的刺激性小,吸收少,对机体代谢影响弱,纯棉或棉混纺,不染色或浅色为首选。对新购买的服装需先用清水浸泡 2 小时以上,然后用洗涤剂清洗,再用流动水冲净,挂在通风处晾晒干后方可上身;直接接触皮肤的内衣最好多浸泡几次,易褪色的服装应反复漂洗、晾晒;对不便即刻清洗的新衣,要及时打开包装,挂在通风处晾晒至少一周,以上做法能有效减少甲醛的含量;干洗服装时常用四氯乙烯,而四氯乙烯对人体有害,干洗后要将衣服挂在通风处晾晒几天,尽可能地让四氯乙烯散发掉。以上做法虽麻烦费时,但对健康有益。

3. 紧身衣服影响人体气血运行

心肌梗死康复患者体胖者居多,又因增龄的关系身材常出现变形,于是一些病人选择穿紧身衣服以改变体型,这对疾病的康复不利。

(1)限制胸廓运动。穿上紧身衣服,胸廓被紧束,吸气时胸廓不能充分扩张,胸腔负压增加很少,肺组织不能完全舒张,吸入的空气量少;呼气时肺的弹性回缩力差,呼出气体减少,肺内残存气量增多,导致血氧交换能力降低,使血氧饱和度下降,引起心肌供血减少,使受损伤的心肌细胞修复延缓。

(2)压迫内脏。穿上紧身衣服,腹部被紧紧包裹,使腹内脏器受压,脏腑血液循环不畅,由于腹内压力升高,将膈肌向上推举,使胸腔容积变小,引起肺循环阻力增加,心脏负荷增大。腹部被紧裹后,还使双下肢静脉血回流受阻,导致冠状动脉供血减少,降低心肌的有氧代谢,同时引发下肢水肿。

(3)影响盆腔血液循环。穿上紧身衣服,小腹、腰骶被紧束,盆腔的血液循环因此变得不畅,局部血管内压升高,血流缓慢,易引发肛周及下肢静脉出现曲张,还使回心血量减少,影响冠状动脉血供,使心肌修复迟缓。

(4)引发会阴部疾病。穿上紧身衣,会阴部被紧勒,而且密不透风,局部又是汗液和分泌物较多的部位,且不易散发,刺激外阴,引发外阴炎及一些局部皮肤疾患,给病人增加新的不适。

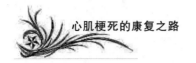
4. 女性病人戴胸罩弊大于利

调查表明,有相当一部分老年女性心肌梗死康复病人因乳房下垂经常戴胸罩,她们认为,戴上胸罩,下垂的乳房被托起,能改善胸部的血液循环,对疾病康复有利。实际上,这种认识不妥,戴上胸罩胸廓被紧束,胸背部的血液循环因受压迫而不畅,使这些部位的肌肉、关节出现退行性变,椎体增生肥大,椎间盘变性,韧带硬化、钙化,导致继发性椎间孔狭窄,病人会出现颈强、头晕、心悸、胸闷、恶心、手麻木等症状,严重影响心肌梗死的康复。相比较,戴胸罩只是改善了乳房的血液循环,弊大于利。

5. 衣服内气候影响体表血液循环

人们的穿衣习惯不同,有人喜欢穿西装,有人喜欢穿夹克,有人喜欢衣服宽松,有人喜欢穿得紧身,有人喜欢穿深色服装,有人喜欢穿浅色衣服,有人习惯穿得单薄,有人习惯穿得厚实,衣服不论穿多穿少,宽松还是紧身,颜色深还是颜色浅都与健康有关,这是因为衣服与人体之间存在着一定的空隙,这部分空间内的环境称为衣服"内气候"。衣服"内气候"受穿衣件数、松紧、厚薄、颜色的影响,研究表明,衣服内气候能影响人体表血液循环,进而影响机体健康。

现代科学研究表明,适宜心肌梗死康复病人的衣服内气候范围,温度32℃±1℃,湿度50%±10%,风速0.25米/秒±0.15米/秒,在以上条件基本稳定时,人的体温调节中枢处于正常状态,全身血液循环畅通,心肌供血充足,损伤心肌的修复加快。若衣服内气候易变,人的体温调节中枢处于不稳定状态,导致机体内环境易变,使体内气血运行忽畅忽滞,冠状动脉供血忽多忽少,心脏负荷忽大忽小,心肌代谢忽快忽慢,严重影响心肌梗死的康复。就以季节分明,气候特征明显,对人体影响最大的冬夏两个季节为例来说。隆冬,外界温度低、气候干燥,受寒冷刺激的影响,皮肤汗腺闭塞,毛细血管收缩,体表温度下降,新陈代谢变慢,机体要求保暖;服装保暖以毛织品为最佳,棉织品其次,丝织品最差,因为毛织品多孔,能储存较多的空气,而空气能调节温度;毛棉纤维吸湿性好,也有较强的透气性;深色面料有吸热能力,便于保持干燥,穿深色、厚实的毛棉服装是冬天最好的选择,如在寒冷的季节穿得单薄,衣服的吸热性又差时,使衣服内气候温度下降,湿度降低,寒冷引起体表血管强烈收缩,甚至痉挛,皮肤紧绷,严重时出现全身寒颤,极易诱发冠状动脉痉挛,引发心绞痛或心肌再梗死。炎夏,环境温度高、湿度大,湿热使人体衣服内气候温度上升,热传于体表,引起皮肤汗腺孔开放,毛细血管扩张,新陈代谢加快,这时机体需要降温,要求穿得单薄、宽松;服装应具有良好的吸湿性、透气性和反光性,如病人穿的衣服不能充分吸湿,透气性又差,又有吸热效应时,人体就会出汗不止,被汗水浸湿的衣服紧贴皮肤,使衣服与皮肤之间的空隙消失,如同时存在着散热不良,人体极易发生热痉挛,诱发心绞痛或心肌再梗死。适宜夏天穿的衣服,面料应是棉质或丝质,因棉质面料多孔,有很好地吸湿性和透气性,有利于散发人体浊气和排出汗液,如再选择白色或浅色服装,便更有利于减少热辐射,保护机体免受高温高湿的伤害。

二、四季穿衣宜忌

1. 春天

立春之后,自然界的阳气逐渐上升发散,草木萌生,春风拂面。人体阳气随气温升高而上浮,使体内气血津液、脏腑功能发生一系列变化,表现为血液循环加快,新陈代谢加速,精神愉快,肢体轻松舒适。但春季气候多变,春风后气温上升较快,早晚温差大,冷空气仍活跃,气温忽升忽降。受环境温度的影响,人体阳气亦时浮时沉,气血运行时滞时畅,尤其是心肌梗死康复病人对冷热的调节能力差,适应能力弱,易因寒冷刺激引发血脉凝滞,诱发心绞痛或心肌再梗死。

中医学认为,人体上半身属阳,下半身属阴,机体阳经多循于上半身,而阴经多走行于下半身,阳经多的部位阳气旺盛,阴经多的地方阳气较弱。由此看出,人体上半身对风寒之邪的抵御能力强,而下半身对风寒侵袭的抵御能力差。双足在人体的最低点,远离心脏,血液循环最差,是阳气最为薄弱之处。心肌梗死康复患者春天穿衣要顺应春季气候的特点,穿颜色较深、宽松、较厚实、透气性好的服装,有利于维持衣服内气候,还应根据一日

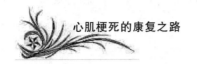

气象指数及自己的体质随时增减衣服。《寿亲养老新书》中说，"春天天气渐暖，衣服宜渐减，不可顿减，使人受寒。"根据中医对人体的认识，减衣宜先减上衣，后减下衣。一些年龄大体质差需要春捂的病人，要将春捂的重点放在阳气薄弱的双下肢和双足，不要将全身捂得严严实实。

2. 夏天

夏季属火，火性为阳。夏季的气候特点是温度高、湿度大。人体也阳盛阴弱，汗腺孔昼夜开放，血管呈持续扩张状态，体液外溢，血液黏稠，细胞聚集性增强，心跳快，心肌耗氧多，血压高，心脏负荷大。高温高湿的环境极易引起人体内环境不稳，此时如穿衣不当，会使阴液减少，湿热内聚，气血凝滞，引发心绞痛或心肌再梗死。夏季的穿衣要注意以下几个方面：

（1）单薄。人体的散热主要靠辐射、对流、蒸发方式来完成。衣服的面料越薄，穿的件数越少越易散热，纯棉或真丝面料的服装织孔多、透气性好、散热快，是夏天穿衣的首选。

（2）颜色。现代医学研究表明，浅颜色的服装有镇静安神、降低新陈代谢的作用（如浅蓝色、浅绿色）。一般来说，服装的颜色越浅反光性越强吸热越少。心肌梗死康复病人易因酷热而烦躁，烦躁增加心肌耗氧，穿浅色服装能使人心身平静，降低心肌氧耗。

（3）吸湿。夏天人体多汗，皮肤温度高、湿度大，人体衣服内气候温度达到峰值，穿衣要求宽松、吸湿性好、透气性强，便于快速吸收汗液，增加散热，纯棉及亚麻面料的服装具有以上特点，是盛夏时节的首选，尤适合伴有心功能不全的卧床病人穿。

（4）穿旧。据测定，新衣中甲醛含量最高，也最易释出。仲夏，人体汗腺孔全开，体表血管持续扩张，服装上的甲醛等有害物质更易被皮肤吸收，这就是炎夏不宜穿新衣的原因，最好穿半新的衣服，因半新的衣服经过多次洗涤晾晒，甲醛含量明显减少，如确实需要穿新衣，穿之前应尽量多泡洗晾晒几次，以减少新衣服上的甲醛含量。

（5）勤换洗。当环境温度接近人体正常温度时，人的双腋下、会阴部总是湿乎乎的，这些部位透气性差，极易造成病原微生物的滋生繁殖，散发难闻的浊气,还易引发局部皮肤瘙痒,甚至发生糜烂,引发一些男女科疾病。夏季穿衣一定要勤换洗,保持干净无汗渍,内衣内裤最好一天一换洗。

3. 秋天

秋天的气候特点是,早秋以湿热为主,中秋以燥为盛,晚秋则应寒为著。秋始,一早一晚凉风习习,人体顺应季节转换阳消阴长,但不稳定,汗腺孔时开时闭,体表血管时舒时缩,血压时升时降,心脏负荷时大时小。心肌梗死康复病人耐冷的能力降低,易因早晚凉风的侵袭而感冒,宜适当增加衣物,但不要急于穿上秋装,避免早秋因多穿衣物产生身热多汗,耗损津液,阳气外泄。但我国地域辽阔,同属秋季的各地,气候差异很大,有十里不同天,一日有四季的说法,病人要根据当地气候变化情况随时增减衣物。

医学研究表明,心肌梗死的发生与冷空气的突然降临有密切的关系,老年人对冷的敏感性降低,当自我感觉到身冷时加衣已晚,平时要注意收听收看中央或地方天气预报节目,当日气温差大于8℃时要及时添加衣物,尤其要注意对双下肢和双足的保暖,可选择穿颜色较深、厚而松、透气性好的服装和鞋袜,以保持皮肤温暖和干燥,使阴精内蓄,阳气内守,避免寒冷刺激引起心绞痛或心肌再梗死。

4. 冬天

《黄帝内经》中说"冬三月,万物闭藏,水冰地冻,无扰乎阳。"人体受寒冷的影响,阳气潜藏,新陈代谢降低,气血津液化生减少,血液变得黏稠,体表血管收缩痉挛,使外周阻力增大,心脏负荷增加。新陈代谢降低导致机体御寒能力减弱,使脂肪层薄,血管表浅的头、颈、双足部位更易因寒冷刺激引起血管痉挛,反射性地引起冠状动脉痉挛,引发心绞痛或心肌再梗死。

进入冬季,保暖是心肌梗死康复病人的第一要务,穿衣要以敛阴护阳为根本,选择穿颜色深、厚实、宽松、质地柔软的服装与鞋袜,戴既暖和又轻便的帽子,外出活动时系上围巾,戴上口罩。

5. 宜整洁

调查表明,有些心肌梗死患者存在逆反心理,常表现得不修边幅,头发、胡须长了不剪,脸、手脏了不洗,衣着不整,面无表情,走路无精打采,说话

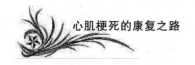

有气无力,看上去活像一具木偶人。

现代医学研究表明,形象是心灵的体现,人长期的不良行为易导致内心世界的变化,并形成负性心理。长期的负性心理极易造成疾病的发生与发展或加速死亡,这是因为负性心理能使心脏自主神经兴奋性降低,一些内分泌激素释出减少,新陈代谢变慢,细胞、组织、器官的修复延缓或停止,而良好的行为能使人心情愉快、精神振作。人在情绪高昂时神经内分泌组织能够分泌大量的酶类和乙酰胆碱等物质,这些物质能促进新陈代谢,加速气血运行,因而有利于心肌梗死的康复。

作者从众多的冠心病人身上观察到,穿衣整洁的患者一般都情绪稳定、精神振作、乐于交往,愿意配合医护的检查和治疗,病情恢复较快,而一些蓬头垢面,精神不振的病人不愿与人交往,不听医生忠言,也不积极配合治疗,病情也不易稳定。因此,家属要为病人经常梳洗换衣、理发、刮胡、修剪指甲,让病人衣着干净整洁,容貌清秀,帮助病人建立良好的生活习惯,促使心理转变,为康复增添正能量。

6. 领扣宜松

调查表明,老年人中约有 1/3 的人颈部反射亢进,每当衣领硬,领扣扣的紧或用手触摸颈部时就发生眩晕。究其原因,在人体颈部两侧,甲状腺上缘血管搏动处有一呈卵圆形的组织,医学上称为"颈动脉窦",在颈动脉窦的周围分布着丰富的感觉神经末梢,这些末梢神经与大脑中的心血管中枢相连接,担负着调节血压的重任,当血压升高时,颈动脉窦周围的感觉神经立即将感受到的高压力信息迅速传递到心血管中枢,通过神经反射作用的调节,使血压下降,故有人将颈动脉窦形象地称为血压变电所。颈动脉窦非常接近体表,这一部位对外来的刺激十分敏感,由于增龄、动脉血管粥样硬化等原因,使老年人的颈动脉窦变得反射亢进,一旦颈动脉窦受到机械压迫或牵拉时便立即引起心血管反射,使血压迅速下降,引发眩晕或晕厥,所以,心肌梗死康复病人穿的上衣衣领要做得大一些,领子不要用硬衬,靠近颈部的纽扣平时也不要扣,打领带系围巾时也不要拉得紧,更不要用手触摸颈部。

7. 袜口要松

人体 50%的血管分布在下肢,下肢静脉血的回流要靠双下肢肌肉群收缩挤压来完成,由于受地心引力的影响,下肢静脉血循环较慢,老年病人常因下肢静脉瓣损伤,使下肢静脉血有不同程度的倒流,如果穿的袜子口紧(如机制弹力袜),阻碍双下肢静脉血回流,使伴有心功能不全的病人易出现足踝水肿或使原有足踝水肿加重。因此平日宜穿敞口的布袜或毛袜。

8. 裤带不宜勒得紧

心肌梗死康复病人中腹型肥胖者居多,穿裤子时习惯将裤带勒得紧,这就使腹腔压力升高,阻碍盆腔及双下肢静脉血回流,导致直肠、肛周及下肢静脉易出现曲张或在已曲张的静脉内形成血栓,给病人带来潜在危险。心肌梗死患者平时穿裤子时不可将裤带勒得紧,只要裤子不往下掉就行,吃饭时宜将裤带适当放松,午睡时应将裤带完全放开。

（本章编写:高博　高望宗）

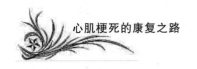

第七章 睡眠篇

一、睡眠与心血管

研究表明,没有良好的睡眠就没有健康的心血管,这是因为心血管受交感神经和副交感神经的双重支配,一刻不停地工作。白天,心血管活动主要受交感神经支配,表现为心跳快、心输出量多、外周循环阻力大、心肌耗氧多。到了晚上,心血管活动主要由副交感神经控制,心跳变慢、心输出量减少、外周阻力下降、心肌耗氧降低。

据测定,绝大多数正常成年人安静时心率每分钟约 70 次,一个心动周期约 0.9 秒,其中收缩期占 0.3 秒,舒张期占 0.6 秒,表明心脏在一个心动周期里 1/3 的时间在工作,2/3 的时间在休息。熟睡后,迷走神经完全主导心血管活动,心跳次数减慢至每分钟约 50 次,较安静时减少约 20 次,这时的一个心动周期时间增至 1.2 秒,较安静时增加约 0.3 秒,监测表明,这 0.3 秒完全增加在心脏的舒张期,即心脏舒张期的时间由安静时的 0.6 秒增加到 0.9 秒,表明心脏有自主调整作息时间的能力。心室舒张期的延长,一方面增加了心室的充盈量;另一方面使心肌得到充分的休息,经过充分休息的心脏在下一次做功时收缩力显著增强,能将完全充盈的心室血液泵出去,使每博输出量增加,尽管入睡时心率慢,但每博输出量并不减少,反有增加,有效地维持了血压,保障了冠状动脉的供血。

据中国睡眠学会不完全统计,我国成年人患睡眠障碍者约占 38%。现代医学研究表明,睡眠障碍影响人体各系统的机能,对心血管系统影响尤为明显,能直接导致血压升高,损伤血管内皮系统,增加患高血压、冠心病和中风的危险。监测显示,睡眠良好的正常成年人晚上入睡后血压比白天下降15%左右,而睡眠不好的人血压只下降4%,严重睡眠不足者晚上的血压较睡眠正常者晚上的血压明显升高,这表明睡眠不好的人心血管承受的压力较大。《美国医学会杂志》的一篇文章表明,每天睡眠不足5小时的人,发生动脉硬化的比例高达27%,而每晚睡眠时长达7小时的人发生动脉硬化的可能仅6%。另有研究称,入睡困难者患心脏病的风险增加27%,每晚睡眠不足的人患心脏病的风险增加45%,长期睡眠不好的人神经及内分泌活动紊乱,血管内粥样斑块变得不稳定,患心肌梗死及中风的风险明显增加。

　　以上表明,睡眠不足与心血管疾病关系密切。睡眠不足的常见表现是失眠,失眠在成年人中的发生率达22%,在冠心病人群中占的比例更大。睡眠不足不仅影响心血管病人的生活质量和病变的修复,而且还使心血管承受的压力明显增大,并使动脉粥样硬化斑块变得不稳定,易脱落,增加发生心绞痛、心肌梗死和脑中风的危险。临床上,心血管疾病的一些症状如心悸、气短、胸闷、胸痛影响病人夜间睡眠,但病人对疾病的担忧和恐惧更使一些人烦躁、焦虑而无法入睡,使深度睡眠时间减少,甚至完全没有深睡眠,导致心血管疾病发生或发展。

二、做梦影响心肌梗死康复

　　现代医学研究发现梦与冠心病有密切的关系,冠心病人经常做梦者,冠状动脉粥样硬化呈进行性加重。新近的一项调查表明,在猝死的疾病中,冠心病占71.5%,其中50%发生于睡眠中。

　　人的睡眠有深睡眠和浅睡眠之分,在深睡眠时人睡得实,大脑神经细胞处于完全抑制状态,自己听不到周围的任何声响,别人也不易唤醒,白天的记忆表象也不会复现,因而不做梦或很少做梦,一觉醒来神清气爽。在浅睡眠状态下,大脑神经细胞抑制不完全,少数神经细胞处于醒觉状态,日常记忆中的某些片段不受抑制的在睡眠中复现,出现千奇百怪的梦,由于大脑中少数神经细胞兴奋,使迷走神经不能完全控制心脏在夜间的活动,出现心率较深睡眠时快的现象,表明心脏的耗氧量在浅睡眠时多于深睡眠,尤

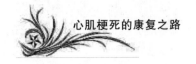

其在做噩梦时,心脏自主神经活动过度增强,诱发冠状动脉痉挛,是导致夜晚发生心绞痛或心肌梗死的主因。

做梦影响睡眠,进而影响心脏休息。有些病人整夜做梦,似睡非睡,心跳持续加快,使心肌耗氧在夜晚也居高不下,严重影响心肌梗死的康复。经常做梦的病人,尤其是经常做噩梦的冠心病人,要去医院看医生,寻找经常做梦的原因,辅以药物治疗,并积极治疗原发病,让心脏在良好的睡眠中得到充分的休息,促进心肌梗死康复。

三、睡眠要遵循自然和人体生理两个基本规律

人的睡眠与醒觉状态受生物钟的控制,其基本活动方式是条件反射,而条件反射的建立和完善是在个体生活中实现的,像自然规律中的昼夜之分一样,人体最基本的生理活动规律,即醒觉与睡眠在遗传基因中体现,从胚胎到出生期形成,至成年时完善,奠定了人体生物钟的基础。

调查表明,相当一部分进入Ⅱ期康复的心肌梗死患者伴患失眠。临床研究显示,许多心肌梗死康复病人失眠是由生活失去规律所致,由于大病刚过体力不支,大部分病人用较多的时间卧床休息,在不知不觉中入睡,白天瞌睡睡完了,晚上就没有睡意翻来覆去睡不着,烦躁、焦虑相继而来,导致心脏自主神经活动增强,引起心肌耗氧增加,使头晕、心悸、胸闷、气短的症状长期存在。

清代名医张隐庵说:"起居有常,养其神也,不妄作劳,养其精也。"意思是说,起居有常是调神养气的法则。心肌梗死康复病人尤其要顺应自然和人体生理规律,坚持白天走出门去,参加力所能及的康复锻炼和社会活动,到了晚上,一上床就安心思睡,避免思考各种杂事,让醒觉与睡眠既符合自然规律的昼动夜息,又适应人体生理规律的一张一弛,实现天人合一,日出而作,日落而息,保障心肌梗死康复。

四、影响睡眠的常见的因素

1. 环境

居室周围安静与否直接影响睡眠质量,在宁静的夜晚人自然易入睡,而且也易进入深睡眠。影响人夜晚睡眠的主要是噪音,居室噪音90%来自室外,一般都是由门窗传进来,强烈的噪音能引起人耳鸣、耳痛、听力受损;连续的噪音可使熟睡的人从深睡眠向浅睡眠回转,这时段最易出现梦境,也缩短了深睡眠时间;突然的噪音能使人惊醒,并出现惊吓感。心肌梗死康复病人对噪音很敏感,当睡眠过程被噪音干扰时,一方面使睡眠质量降低;另一方面引起心脏自主神经活动增强,使心肌耗氧增加,严重妨碍损伤心肌的修复。因此,给心肌梗死康复病人安排的卧室,一定要周边无噪音,隔音要好。

2. 居室大小

卧室过小使人感到压抑,导致机体气血运行不畅,使人心神不宁,晚上睡不实,且易生噩梦。卧室过大使人感到空旷,在夜深人静时易产生紧张乃至恐惧心理,引起心率增快、血压波动,既增加心肌耗氧,又加重心脏负荷。心肌梗死康复病人的卧室宜宽敞,以14~16m² 为妥,宽敞适中的卧室使人轻松愉快,睡觉时也宜放松身心,缩短大脑皮层由醒觉向睡眠过渡的时间,使人易入睡并能保持较长时间的深睡眠。

3. 居室温湿度

研究表明,最适宜心肌梗死康复病人睡觉的室内温度是23℃,湿度是50%,在这个温湿度下,心血管病人的新陈代谢稳定,内分泌激素释出适中,心率平稳,血压波动小,心肌耗氧少,心脏负荷轻,十分有利于损伤细胞的修复。但我国南北气候差异大,城市与农村住宅条件明显有别,每个病人都不可能在理想的温湿度环境下睡觉。健康专家认为,能被心肌梗死病人接受的温度是20℃~28℃,湿度是40%~70%,家属应根据当地的气温、湿度,应用现代或传统的方法调整居室的温湿度,尽量让病人感到舒适。一般要求,夏秋季的室温宜在18℃~28℃之间,湿度40%~60%;冬春季节室温20℃

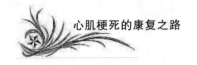

~25℃,湿度 40%~70%;装有空调的卧室应将温度调控在 20℃~23℃,湿度在 40%~60%。

4. 居室照明

室内照明影响人的睡眠。研究表明,室内过于明亮,使人醒觉程度更集中,由于大脑皮质细胞兴奋的持续扩散,醒觉时间延长,晚上迟迟不能入睡,即使入睡后也不易进入深睡眠,做梦不断,也易惊醒。室内照明过于昏暗,使大脑皮质细胞受抑,心情郁闷,提不起精神,时间一长,导致睡眠节律紊乱,白天抑郁思睡,晚上烦躁失眠。不论是室内过于明亮,还是过于昏暗,都使人晚上睡不实,心脏得不到充分休息。

心肌梗死康复病人多高龄,睡眠时间减少,尤以深睡眠时间减少为著,室内照明要有利于病人入睡,质朴自然,明暗适中的灯光有益于大脑皮层兴奋与抑制的平衡,晚上既易入睡也易进入深睡眠。

5. 室内空气

据测定,一般人的卧室晚上的空气最混浊,空气中飘浮着大量的尘埃及病原微生物。实验证实,人的鼻腔黏膜只能阻隔直径小于 10μm 的尘埃,大量细小的尘埃及病原体(小于 5μm)在睡眠中被病人吸入气道,引起咳嗽,有些病人对粉尘过敏,诱发支气管痉挛,使人不易入睡,入睡后也易憋醒。家属应在晚睡觉前 2 小时给病人的卧室开窗通风换气,保持夜间室内空气清新,以利患者入睡和保持较长时间的深睡眠。

6. 卧具

心肌梗死康复病人的卧具应宽敞、平整,睡上去四肢要能伸展自如,躯干能放平直。如床小,肢体不能自由屈伸,床不平时躯体无法完全放松,易使人感到困倦不适。一般要求床宽不应小于 1.5m,床长不能短于 2.0m,床高不超过 50cm。宜睡硬板床,床垫软硬要适中,床单要有吸湿性,被子既要暖和又要轻便。一个宽敞、平坦、软硬适中、温暖干爽的卧具有利病人入睡和保持深睡眠。

7. 情绪

《老子恒言》中说:"人清醒时神上注于目,睡觉时则神归于心,心主神志,心神以宁静为本。"心肌梗死康复病人情绪多不稳定,抑郁、焦虑者多见,是影响睡眠的重要因素,有以上不良情绪的病人,到了晚上,就要放松身心,不再思考各种杂事,上了床就立即熄灯闭目专心思睡,只要心静,神安适,就一定能较快入睡和进入深睡眠。

8. 被窝里的温湿度

据研究,被窝的温度在 32℃~34℃,相对湿度在 50%~60%,人最易入睡和进入深睡眠;如被窝温度过低,入睡后受冷刺激的影响,机体汗腺孔闭塞,浅表血管收缩,皮肤紧绷,甚至发抖,需人体温度为被窝增温,既消耗人体热量,又使人长时间不能入睡;如被窝里温度过高,入睡后受热辐射影响,汗腺开放,汗液外溢,皮肤血管扩张,使被窝里温湿度上升,湿热使人心烦意乱,长时间没有睡意。

现代居室,寒冷季节多集中供暖,室温一般在 22℃以上,只要家属多为病人经常晾晒被褥,保持干爽,被窝里的温度就不会过低,湿度也相对稳定。炎热季节没有空调的卧室,只要勤开窗通风,室内和被窝里的温湿度一般能保持正常。不论仲夏、隆冬,只要室温能被病人接受,被窝里的温湿度就不会使人体有明显的不适。

9. 睡姿

一般人都是习惯怎么舒适就怎么睡觉,认为只要睡得舒服就不影响睡眠质量。实际上,人的睡姿影响睡眠质量是显而易见的。

心肌梗死康复病人多为中老年人群,老年人呼吸道肌肉松弛,仰卧位睡觉时气道易塌陷,舌头向后坠,使通气不畅,入睡后易憋醒,减少有效睡眠时间;仰卧位睡觉时胃内容物易反流入气道,引起呛咳,使人惊醒;仰卧位睡觉时膈肌上抬,使胸腔容积变小,心脏受到压迫,导致气血运行不畅,易出现心悸、失眠,降低睡眠质量;仰卧位睡着时手易搭胸,压迫胸部,使人易生噩梦;仰卧位睡觉时背部肌肉受压较多较重,易产生胸痛,需不断变换体位,以上原因都能减少深度睡眠时间。老年人多患有颈椎病,俯卧位睡觉时头扭向一侧,使颈部肌肉被牵拉,引起骨赘向外压迫刺激椎动脉上的交感神经,引起椎基底动脉收缩痉挛,出现头晕、头痛、手麻、心悸等不适,使

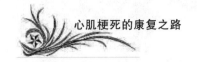

入睡变得困难；俯卧位睡觉时胸腹及大腿部分肌群受压，心肺得不到完全放松，气血运行受阻，肢体易出现困倦不适，使得睡姿不断变换，减少有效睡眠时间，降低睡眠质量。侧卧位睡觉时脊椎向前变得近似 S 型，这种姿势体表受压面积少，四肢摆放自如，全身气血运行畅通，使人既易入睡，又易进入深睡眠。

以上表明，心肌梗死康复病人适宜侧卧位睡觉，尤以右侧卧位睡姿为佳，更适合伴有心功能不全的病人采用，但伴有反流性食道炎的患者不宜右侧位睡觉，因会使反流加重，引起胸骨后疼痛，影响睡眠。

10. 朝向

古人认为，睡眠质量与睡觉朝向关系密切，认为头朝南足朝北睡，可使阳气从头顶进入体内向下运行，阴气从脚下进入体内向上运行，促进心肾水火相交，实现阴阳平衡，维持较长时间的深睡眠。

唐代医学家孙思邈在《千金要方》中说："凡人卧，春夏向东，秋冬向西。"中医认为："人体需春夏养阳，秋冬养阴，以合天人而顺时。"从季节看，春夏属阳，秋冬属阴；从方位讲，东方属阳，西方属阴；从人体说，春夏阳气升发旺盛，秋冬阳气收敛潜藏而阴气盛，故春夏头向东睡是顺应阳气运行，秋冬头向西睡是顺应阴气运行。现代医学研究表明，头朝北脚朝南睡觉的人群，心脑血管疾病发病率较其他朝向睡觉的人群高出许多，且易引发心脑血管意外事件发生。这是因为人的头面部脂肪层薄，血管极为丰富，头朝北睡觉时北方的阴寒之气易侵袭头部、面部血管，引起收缩或痉挛，使血脉凝滞，心脑供血减少。现代人的住宅，占半数以上的是楼房，坐向不一，设计都是低窗户，许多人摆放床时，喜欢把床顺着窗子的宽度放，认为这样摆床白天接受阳光多，晚上干燥温暖，殊不知，睡这样摆放的床，人身体的一侧靠着外墙，因为有窗户，接收的湿气多，受寒邪的侵袭，易出现半身麻木，又因近窗户，噪音多，虽说挂有窗帘，但隔音不一定好，受其影响，使人不易入睡，尤其对伴有失眠的病人更为不利，特别是昼夜温差大的季节，很易使人受凉感冒，既增加新的不适，又影响睡眠质量。

给心肌梗死康复病人摆放床时，床头一定要朝向房屋的内墙，睡觉时

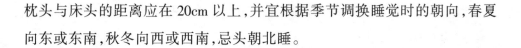

枕头与床头的距离应在 20cm 以上，并宜根据季节调换睡觉时的朝向，春夏向东或东南，秋冬向西或西南，忌头朝北睡。

五、睡眠宜忌

1. 宜睡硬板床

据报道，日本国内近年盛行"西氏健康法"养生，其核心内容是睡硬板床，国内健康专家经过对睡硬板床的研究认为，心肌梗死康复病人睡硬板床有益康复。

人睡硬板床，床不因体重压力而下陷，脊柱保持自然状态，躯干周围的血管、神经不被牵拉，上半身的气血运行通畅。四肢能完全放松，肌肉、关节、韧带、血管、神经都能得到放松，胸廓保持了正常形态，心肺及大血管舒展自然，大小循环通畅，心肌供血充足，便于入睡和进入深睡眠。

2. 宜用凉枕头

祖国医学认为，人的头部属阳，宜凉不宜热。人睡觉时头与枕头紧密接触，枕头受人体温度的作用变热，头受热枕头的影响出现头皮血管扩张，引起头昏、烦躁，使人不易入睡。

美国睡眠研究中心的专家认为，符合人体要求的枕头能显著提高睡眠质量。符合人体要求的枕头填充物应是稻谷皮壳，性凉，软硬度适中；仰卧睡，枕头受压后高度不低于 5cm；侧卧睡，枕头受压后不低于 10cm。中国人喜欢用荞麦皮作枕头的填充物，研究表明，荞麦皮性凉，具有清热祛火作用，而且可塑性强，能随着头的转动而改变形状，对颈部有较好的支撑和保护作用，还有较好的吸湿性和通气性，尤其适合热性体质者使用。至于枕头的大小高低，作者认为应根据病人的颈长、胸厚两个参数制作，一般来说，中国人的颈长大约 10~12cm，胸厚约 12~15cm，也就是说，枕头的宽应为 10~12cm，高应为 12~15cm，这种宽度和高度的枕头不论是仰卧，还是侧卧都能保持颈部的生理曲度，有利颈胸部的肌肉、关节、血管、神经放松，保持血液循环通畅。一些个头高、体态胖的病人，做枕头时要实测自己颈长和胸厚两个数据，根据测得的数据做出的枕头，再配上自己喜爱的填充

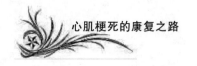

物,一般都能符合个体的要求,需要注意的是,填充物的性质必须是凉性。

3. 宜裸睡

现代医学研究表明,心肌梗死康复病人最适宜裸睡,裸睡时全身没有任何束缚,皮肤、肌肉、关节及内脏都能得到放松,血管、神经舒展条达,气血运行通畅,十分有利于入睡和进入深睡眠。

裸睡对人体有益,但也易引起一些不适,要注意防范。①裸睡时人体皮肤直接接触床单被套,使机体脱失的皮屑、汗水掉落在上面,汗水中含有大量的盐及其他有机物,是细菌滋生繁殖的温床,一些致病微生物和皮肤密切接触,引起皮肤瘙痒。有些人对灰尘、虫螨过敏,引发皮肤过敏或支气管痉挛,出现全身瘙痒或咳喘,使人难于入睡;②高龄病人对冷的敏感性降低,裸睡时易受凉感冒;③裸睡易引起静电,对人体产生危害。

经常裸睡的病人,要勤洗澡,勤洗床单、被套,勤晾晒被褥。寒冷季节为被窝里增温,选用纯棉织品做床单、被套,以减少静电。

4. 宜夫妇同睡

调查表明,许多心肌梗死康复病人晚上单独睡觉,他们认为一方有病,分开睡有利于休息和康复,但心理学家研究表明,心肌梗死康复病人夫妇分居不利于康复,原因是病人多年老体弱,睡眠时间减少,活动锻炼不足,人际关系疏远,随时需要亲人精神上的慰藉,如果到了晚上夫妇再分室而睡,病人很易产生孤独、失意、忧伤、焦虑等不良情绪,使病人长时间不能入睡。如果晚上夫妇同床共枕,语言交流和肌肤接触使病人的心理得到安慰,既易入睡又能保持较长的睡眠时间。

另外,医学上有一种"睡眠急死"的病症,常发生在熟睡中。心肌梗死康复病人在夜间睡眠中易发生再梗死或猝死,需要有人监护和照顾。夫妇之间,尤其是老夫妇之间的精神寄托、情感依赖和相互照顾是其他任何人无法代替的,同室睡有利于消除不良情绪和提高睡眠质量,减少发生意外事件的概率。

5. 宜睡"回笼觉"

"回笼觉"指的是清晨醒来后再次入睡。医学研究表明,多数人清晨醒来,由于睡眠惯性的原因,大脑由不全抑制状态逐渐向醒觉过渡,直至完全清醒过来,这段时间大约需 20~30 分钟。也有一些人清晨醒来后并不出现由抑制向觉醒的过渡,而是不全抑制逐渐加深直至进入完全抑制状态(即重新入睡)。

心肌梗死康复病人多为中老年人群,睡眠时间减少,早醒是共同特点,这样,昼夜之中,交感神经主导心脏活动的时间占比例大,心肌消耗的氧气多。睡一次回笼觉是对晚上睡眠不足的有效补充,在一定程度上增加了迷走神经控制心脏活动的时间,因而能使心脏得到较多的休息时间。

心肌梗死康复病人早晨醒来不要急于起床,宜继续闭目养神一小段时间,如果又来睡意,就依势而行,睡一次回笼觉,对促进损伤心肌修复非常有益。

6. 宜午睡

睡午觉,是古人睡眠养生的重要方面。现代科学研究发现,睡午觉能使上午疲累的心脏获得短暂的休息,为午后的劳作储备动力。近年的临床医学研究表明,心肌梗死康复病人有规律地午睡,能明显降低心肌梗死后心绞痛的发生和心肌再梗死的可能。

睡眠专家认为,最佳的午睡时间应是早晨醒后 8 小时到晚上睡觉前 8 小时,也就是一天劳作中间的 13:00~14:00。由于年龄和习惯的不同,有些人不睡午觉,有些人睡的时间短,有些人睡的时间长。研究表明,午睡的目的是平衡体内阴阳,养精养血,不睡午觉或午觉睡的时间长对健康都不利。心肌梗死康复病人睡眠时间减少,睡眠质量不高,体内阴液不足,气血运行不畅,更需要午睡来收摄心神、滋养阴液,促气血运行。有午睡习惯的病人要坚持,没有午睡的病人要培养午睡习惯。坚持午睡,对促进心肌梗死康复十分有益。

但是,午睡的时间不宜长,若午睡的时间超过 30 分钟,大脑皮层细胞抑制加强,进入不易醒的深睡眠期,此时体内代谢降低,气血运行缓慢,心肌供血减少,对冠心病患者最易构成危险。2015 年 3 月,国内一家媒体刊文称,英国剑桥大学的科研人员以 1.6 万名 40~79 岁的志愿者进行为期 13 年

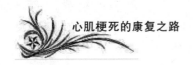

的睡眠规律研究后发现,午睡时间越长,死亡风险越大,午睡超过 2 小时的人,死亡风险升至 32%。国内的研究认为,冠心病患者的午睡时间以 30~40 分钟为宜。

7. 忌蒙头睡觉

生活在城市里的心肌梗死康复病人对噪音十分烦恼,尤其是居家近邻马路、广场、菜市场、夜市的病人更是身受其害,一些病人晚上睡觉时用被子将头蒙住,以减少噪音影响。

用被子蒙住头睡觉,导致空气不流通,氧气逐渐被消耗,二氧化碳浓度越来越高,至凌晨时被窝里空气中的氧降到最低点,易因缺氧憋醒。另外,心肌对缺氧十分敏感,极易引发半夜心绞痛。

居家周围嘈杂声大的人家,要给病人的卧室安装隔音装置,不要让病人用被子蒙住头睡觉,否则会给病人带来危险。

8. 睡前忌喝能使人兴奋的饮料

茶、咖啡、可乐含咖啡因,咖啡因有兴奋神经的作用,睡前喝含有咖啡因的饮料,引起交感神经兴奋,使醒觉程度集中并延长,导致长时间没有睡意。另外,咖啡因有利尿作用,增加起床排尿的次数,减少有效睡眠时间,降低睡眠质量;咖啡因兴奋神经的作用使心跳加快,心肌耗氧增多;利尿引起血容量减少,血液浓缩,易引发急性心血管意外事件。

9. 忌睡觉前玩手机

现代老年人几乎都随身携带手机,一些入睡困难的心肌梗死康复病人常在入睡前玩手机,以消磨时间。睡觉前玩手机,易使大脑皮层细胞兴奋,导致长时间不能入睡,入睡后也不易进入深睡眠,出现睡不实,易做梦,甚至做噩梦,降低睡眠质量使心脏得不到充分的休息,易引发心绞痛、心肌再梗死甚至猝死。老年心血管病人睡前应禁玩手机。

10. 忌整夜开空调睡觉

盛夏,一些体胖的心肌梗死康复病人喜欢整夜开着空调睡觉,增加舒适感以促进入睡。持续开空调,在引起室内温度下降的同时造成空气污染,当室内温度低于 18℃时,人体汗腺闭塞,毛细血管收缩,散热停止,暑湿在体内滞留,引起热伤风。持续开空调使室内氧气不断减少,二氧化碳浓度上升,病人吸入的空气氧含量少,使血氧饱和度降低,新陈代谢变慢,乳酸在体内蓄积,感到疲乏无力。所以,有空调的房间,空调不可整夜开着,间断使用空调是最好的选择。

11. 忌带着义齿睡觉

据调查,心肌梗死康复病人带义齿较普遍,但许多带义齿的病人晚上睡觉时又不取下。口腔是个开放的环境,口内常驻众多的致病及非致病微生物,睡觉时不取下假牙,附着在假牙周围的致病菌乘机繁殖,因老年人口腔自净能力差,局部抵抗力弱,很易引起感染性牙周病。更为重要的是老年人食道肌肉松弛,夜间不自主运动增多,带着义齿睡觉,口腔不自主活动会使假牙脱落,有被吞入食道或气管的可能,引起吞咽困难或剧咳,影响睡眠或因义齿的铁钩刺穿食道伤及主动脉,造成大出血危及生命。

12. 忌在室外睡觉

酷夏,当夜幕降临,凉风习习时,一些体质较好的心肌梗死康复病人喜欢移床于室外睡觉纳凉,欣赏夜空美景,数着星星睡觉,既凉快舒适,又易入睡。但是,盛夏的凌晨湿气重、凉风多,在室外睡觉,易受湿气凉风的侵袭,引发感冒、支气管炎及风湿性关节病,既增加新的病痛,又影响心肌梗死的康复。

六、有益睡眠的食物

1. 莲籽

中医认为莲籽性凉,味苦,有安神、清心、凉血、除烦、止渴、补肾功效,临床上多用其补心肾,健脾胃,常用于心肾不交的心烦失眠。现代研究表明,莲籽含有丰富的钾、镁等元素,能调节神经系统兴奋与抑制的平衡,对冠心病人的心烦性失眠有良效。可单独水煎食用,每次 20g,每晚一次,亦可配党参 15g,茯苓 15g,麦冬 12g,肉桂 10g 一同用水煎服,每日一次。

2. 桂圆

桂圆性温,味甘,有养血安神、益智补脾功效。临床应用证实,桂圆对气

血两虚性失眠有很好的疗效。进入Ⅱ期康复的心肌梗死病人伴有失眠健忘、心悸气短、精神恍惚者可用桂圆5枚加水200ml煮15分钟，每晚服一次。热性体质者可加莲籽20g一起煮汤服用，两药同煮后药性变平，镇静、安神、补心、益气作用增强，对改善睡眠、消除疲劳十分有益。

3. 核桃

核桃性温，味甘，中医学认为核桃有安神、补血、健脾、润肺作用。现代科学研究认为，核桃对神经衰弱引起的失眠、健忘、多梦有很好的治疗作用，能显著提高睡眠质量。有神经衰弱的心肌梗死康复病人每天可生吃核桃15g，也可将核桃仁15g同黑米50g，粳米100g一同熬粥服用，每晚一次，但血脂高者不宜常食。

4. 红枣

红枣作为中药在临床上应用已有2000多年的历史，中医认为红枣性温，味甘，具有补五脏、益脾胃、安神补血、强壮筋骨等作用。现代研究证实，红枣富含蛋白质、脂肪、糖类、胡萝卜素、B族维生素、维生素C、维生素P、钙、磷、铁和环磷腺苷等成分，具有很高的营养价值。临床实践证明对气血两虚引起的失眠有显著的作用。心肌梗死康复病人多气血俱虚，如能适当多食红枣，对改善睡眠，促进康复非常有益。鲜枣、干枣功用相同，每日8~10枚生吃或水煮煲汤均可，但伴患慢性胃病者不宜多食。

5. 百合

百合为常用的药食兼用佳品，中医称百合味甘，性微寒。味甘长于敛气养心，性寒强于清热润肺，具有显著的镇静安神作用，特别对心火旺盛引起的失眠大有裨益，对热性体质者尤佳。百合可煮、炒、蒸食用，也可与莲籽20g一同熬汤服用。临床上常配酸枣仁20g，远志15g水煎服，每日一次，对神经衰弱有良效。

6. 小米

小米性凉，有安神，健胃、脾之功效。现代科学研究认为，小米含人体必需的氨基酸，主要是色氨酸，能促进大脑神经细胞分泌5-羟色胺，而5-羟色胺具有很好的镇静安神作用。心肌梗死康复病人情绪多不稳定，烦躁、焦虑者多见，老年病人又常伴患脾胃虚弱，如能经常食小米，除能缓解烦躁、焦虑，促进入睡外，还能健脾和胃，增强胃肠机能，每晚可用 100g 加水 200ml 熬汤一次服用。

7. 牛奶

牛奶属优质蛋白质，具有很高的营养价值，据现代研究，牛奶含人体必需的色氨酸和肽类物质，色氨酸在人体内能促进大脑神经细胞分泌 5-羟色胺，5-羟色胺是一种神经递质，有促进入睡和维持深睡眠的作用。一些肽类物质能和中枢神经细胞结合，发挥镇静促眠作用。每晚睡前饮 200ml，除能促进入睡增加深睡眠时间外，还能补充人体蛋白，对促进康复有益。

七、自然疗法除失眠

1. 闻气味法

取鲜生姜 30g，洗净切成碎末，置于塑料纸上，放在病人的枕头边，闻着生姜气味睡觉。中医认为，生姜性温味辛，入脾胃肺经，具温中散寒、止呕、止咳、通血脉功效。现代科学研究表明，生姜含姜醇、姜稀酚、柠檬酸等多种成分，有抑制大脑皮层细胞兴奋的作用，其气味有挥发性，能通过鼻腔毛细血管吸收，促进入睡和延长深睡眠。

2. 用药枕法

取酸枣仁 30g，夜交藤 200g，竹叶 150g，合欢皮 100g，薄荷 100g，菊花 15g，一起装入 10cm×10cm×55cm 布袋内，每晚睡觉时枕。中医认为，酸枣仁镇静安神，养心敛汗；夜交藤镇静通洛，养心安神；竹叶清心除烦，清热利水；菊花凉血止眩，养肝明目；合欢皮宁神解郁，消肿止痛；薄荷舒肝开郁，消火利咽，上述干药混装在一起，药性互补增强，能经透皮吸收和气味吸入发挥作用，促进入睡和保持较长深睡眠时间。

3. 敷肚脐法

黄连、肉桂各 10g，研为细末，用温水调成糊，填入肚脐内，外盖纱布，用胶布固定，每晚换一次。黄连性寒味苦，有清心泻火作用，临床常用于治疗心火炽盛引起的心烦不眠。肉桂性热，味甘，有温补肾阳和散寒的作用。心肌

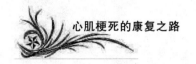

梗死康复病人气血两虚者多见,而肾则虚寒交杂,肚脐与肾相近,又有经络相连,以上两药合用,清心泻火,温肾散寒作用加强,通过透皮吸收,起到交通心肾,促进入睡的作用。

4. 泡脚法

取磁石 60g,夜交藤 30g,先将磁石用 200ml 清水浸泡 2 小时,再加入自来水 1000ml,然后加入夜交藤,用大火烧开,文火煮 30 分钟,滤去渣,将药液倒入洗脚盆内,待水温降到 38℃左右时放入双脚泡 30 分钟。磁石性寒,味辛,有镇静安神作用,夜交藤性平,味甘,具安神宁心功效,以上两药水煎后药性变平,38℃的水温能扩张双足毛细血管,汗孔开放,药液通过透皮吸收起安神镇静作用。实践证实,能明显缩短神经衰弱患者的入睡时间。

（本章编写:高博）

第八章　性　爱　篇

一、性爱的保健作用

《礼记》中说:"饮食男女,人之大欲存焉。"意思是说,性生活和饮食一样,是人类生存最基础的事,是人的本能,生理的需要,应摆在同等重要的位置对待。现实生活中,一些人认为,老年人性器官衰退,精液枯竭,体力不支,不宜再过性生活;但现代医学研究表明,性生活类似于人进行体育锻炼,能增进新陈代谢,加快血液循环,改善情绪,过一次性生活相当于进行一次中等强度的体育锻炼;已有的研究表明,适度、有规律地性生活能延缓胸腺退化,预防动脉粥样硬化等作用。

1. 延缓胸腺退化

胸腺是人体免疫系统的重要组成部分, 它对淋巴细胞有促进作用,淋巴细胞是人体免疫主力军,能吞噬体内的病原微生物及微小异物,但胸腺随增龄退化至老年时较为明显,导致免疫力下降,使人易患一些感染性疾病。现代医学研究表明,性生活有延缓胸腺退化的作用,老年人如能坚持适度、有规律的行房,可延缓胸腺退化,保持胸腺机能,维持人体正常免疫力。

2. 预防动脉粥样硬化

现代医学研究表明,焦虑紧张情绪能使血液中低密度脂蛋白胆固醇增加,与之相反的是,轻松愉快的心情可使血液中高密度脂蛋白胆固醇增多。众所周知,低密度脂蛋白胆固醇是引起动脉粥样硬化的主要原因,而高密度脂蛋白胆固醇有阻止动脉粥样硬化发生发展的作用。性医学研究发现,性生活能使血管中高密度脂蛋白胆固醇升高,研究者认为这可能源于性生

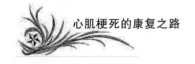

活改善或消除了病人焦虑、紧张心理所致,因而认为和谐的性生活有预防或延缓动脉粥样硬化的作用。

3. 预防性生理早衰

研究表明,每一次性活动都会刺激性神经中枢,使睾丸、卵巢产生大量的性激素;阴茎、阴蒂的每一次勃起都伴随着局部血管扩张充盈,对全身的血液循环也是一次促进。老年人性激素分泌减少,性器官机能降低,但并不是性激素分泌停止、性器官功能丧失。70岁以上的男性睾丸未完全萎缩,性激素照样生成,60岁以上的女性有性刺激时照样分泌激素,并渴望性交。老年人只要适度、有规律地性生活,就可使睾丸、卵巢不会因缺少刺激而发生萎缩;阴茎、阴道不至于因长期疲软松弛发生血管闭塞;阴茎海绵体肌、阴道环形肌不会因长期失用发生废用性萎缩。

4. 缓解神经衰弱

近年,美国康奈尔大学的一项研究成果表明,性生活是缓解神经衰弱的好方法,研究人员认为,神经衰弱一般都是心理因素引起的高级神经活动紊乱所致,而性生活要靠高级神经的指挥来完成,当完成一次和谐的性生活后,大脑皮层的兴奋由减弱向抑制过渡并不断加深,睡意自然而来,也易进入深睡眠。大多数成年男女都有性生活后极易入睡的体会,这就是很好的例证。

5. 缓解性功能障碍

性学专家指出,性交是一次集中的新陈代谢,从性唤起到阴茎、阴蒂完全勃起,从阴茎插入阴道至完成交合,激动紧张的神经开始放松,肌肉舒展,心身完全进入松弛状态,睡意很快来袭,而且很易进入深睡眠。一觉醒来,美好的回忆使自信心得到提升,产生新的性趣,是对男女双方的心因性阳痿和性冷淡的集中有效治疗。

6. 缓解经前期紧张综合征

女性在行经前数天,循环于盆腔的血液开始增多,引起近邻组织淤血肿胀或痉挛,导致腹胀腹痛,烦躁不安,医学上称为经前期紧张综合征。近年的研究表明,性生活能缓解经前期紧张。研究者认为,性交时心率增快,心输出量增多,进入全身大血管的血量增加,转流到盆腔的血量亦增多。性交时会阴部及近邻的肌肉有规律地收缩挤压血管,促进血液从盆腔流出,加速了局部乃至全身的血液循环及新陈代谢,从而缓解经前期因盆腔淤血引起的近邻组织淤血肿胀、痉挛造成的小腹胀痛。女性未绝经者可在行经期前3~4天内过性生活,以加快盆腔血液流出,改善不适。

7. 预防生殖系统疾病

随着增龄,男女性的生殖系统开始退变,男性的雄性激素减少,睾丸开始萎缩,前列腺增生肥大。女性卵巢功能减退,雌激素分泌不足,阴道上皮细胞变薄,外阴萎缩。尽管男女因增龄而性兴奋降低,但性欲并没有消失。男性如长期禁欲,前列腺液(占精液的30%)会随着性欲的产生在体内积聚,导致前列腺经常充血,极易引发无菌性前列腺炎,出现腰痛、小腹痛、尿急、尿痛、尿浊的情况。研究表明,男性精液中含有精液泡浆素,是一种有独特功能的蛋白质,能抑制女性阴道中的一些致病菌生长。女性如长期没有性生活,缺少精液泡浆素的阴道极易发生感染性疾病,如阴道炎、宫颈炎、子宫内膜炎等。保持适度、规律的性交,能减少男性与女性疾病的发生与发展。

8. 延长寿命

适度的性生活能延长寿命,这是北爱尔兰首府贝尔法斯特皇家大学的研究人员对公共健康状况与性生活相互关系进行研究后得出的结论。研究表明,性欲旺盛且经常能拥有性高潮的成年男性死亡率比很少有性生活或根本没有性生活的男性相比较要减少一半,尽管这个理论有待商榷,但适度的性生活对人体有益是不可否认的。

二、急性心肌梗死后性生活恢复

1. 急性心肌梗死后3个月内忌过性生活

急性心肌梗死患者进入Ⅱ期康复,一些年龄较轻、体质好、性欲旺盛的病人就恢复性生活,结果导致心肌再梗死,有的发生了猝死。有些病人则怕过性生活消耗体力,加重病情,坚持禁欲。不论是随意恢复性生活,还是长

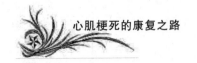

期禁欲,都是不对的。国内有报道称,急性心肌梗死病人初恢复性交时心跳增快,心率峰值平均每分钟 107~118 次,约 20%的病人出现心电图 ST-T 改变及心律失常,以室性早搏为多见,表明性交能明显增加心肌耗氧和增大心脏负荷,能引发梗死后心绞痛或心肌再梗死。笔者曾诊治的一例急性心肌梗死病人出院后即过性生活导致发生再梗死,经抢救无效死亡(病例见后)。国外医学研究表明,过一次性生活消耗的氧量类似于参加一次中等强度的体育锻炼消耗的氧量。

急性心肌梗死进入Ⅱ期康复,心脏需要等张运动锻炼来提高储备力。这种运动就是人们常说的有氧运动,一次性生活就是一次有氧运动,从这点上看,适度、有规律地性生活能达到类似康复训练的效果,因而对心肌梗死康复有益。那么,患急性心肌梗死后多长时间能恢复性生活呢?临床医疗专家认为,从发生急性心肌梗死算起 3 个月内忌过性生活,3 个月后仍有室性早搏,心功能在Ⅱ级以上(包括Ⅱ级)应继续禁欲,直到早搏消失,心功能恢复正常后方可恢复性生活。一些年龄较轻、体质尚好、无合并症,自我感觉良好的病人 3 个月后可过性生活。

2. 初恢复性生活时的注意事项

(1)在准备恢复性生活前,病人需先做劳力性耐力试验,以评估心脏机能及体力能否适应过性生活。跑步试验简单易行,可作为评估心功能的首选,方法是先选定一段平坦的路面,长 300m。跑步试验前自测 1 分钟安静时的心率,然后以每分钟 100 步(每步距约 45cm)的速度跑完 300m(用时约 6 分钟时间),跑完后即刻测 1 分钟心跳数,如跑步后 1 分钟心率不超过跑步前 1 分钟心率数的 30 次,又不出现头晕、心悸、气短、胸闷者表明心脏及体力能适应性交劳作,可恢复性生活,反之应继续禁欲。

(2)急性大面积心肌梗死合并心律失常、心力衰竭的病人,在进入Ⅱ期康复后想恢复性生活者,应去医院做平板运动试验,平板运动试验无异常者可恢复性生活。平板运动试验出现 ST-T 压低大于 0.25mv 者要继续禁欲,直到再次平板运动实验 ST-T 无改变者方可恢复性生活。

(3)预防性服药,经跑步和平板运动试验能恢复性生活的病人,为安全起见,在准备恢复初次性交前30分钟服硝酸甘油1片,性交过程中一旦出现心悸、胸闷、气短、出汗时要立即中止,并迅速口服硝酸甘油片等救急药物,然后放松心情,仰卧位休息,半小时症状不缓解者要送医院检查治疗。

(4)初次恢复性交,性前戏时间要短,性交动作要轻,抽插速度要慢,高潮出现即止。

(5)跑步试验,平板运动试验评估不能恢复性生活的,而一些男性病人对性生活有强烈要求者,女方应理解和配合,并采取主动体位,让病人节省体力,以缓解病人强烈的性欲望,这对稳定患者的情绪,促进心肌梗死康复有益。

(6)冠心病患者因性交发生急性心肌梗死,甚至猝死者国内外都有报道。急性心肌梗死进入Ⅱ期康复的病人,只要仍有症状(如胸闷、心悸、气短、头晕、乏力、失眠)心电图示有早搏或ST-T有压低者要坚持禁欲。

3. 关于房事频率

心肌梗死病人年龄跨段大,其中一些病人可能为青年,对性生活要求强烈,另一些病人可能已属高龄(80岁以上),性功能完全丧失,而大多数病人为中老年人,性功能虽减弱,但有性唤起时仍渴望性交,这部分病人在恢复性生活后对性交频率十分关心,性交次数少,不能满足心理和生理需求,对心身产生负面影响,不利心肌梗死的康复。性交次数多,消耗体力,直接增加心脏负荷和心肌耗氧,可能诱发心律失常或心力衰竭,甚至造成猝死。

现代医学研究表明,绝大多数老年人的性生活可以持续到70岁,极少数人可保持到80岁。国内的统计表明,65岁到74岁之间的夫妻每周性生活平均0.3次,75岁到79岁的夫妻每周性生活平均0.1次。作者认为,心肌梗死康复病人年龄有青、壮、老之分,体质有强、弱、差区别,原发病有轻、中、重不同,临床医生在指导患者恢复性生活时要明白无误地告诉病人,性生活可能给你的生命带来威胁,要谨慎对待。已经恢复了性生活的,一定要有节制地过好性生活,至于性交的频率,应根据自身的

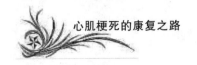

体力、疾病恢复的程度、有无并发症、对性的渴望程度灵活掌握，原则是一次性生活后不出现心悸、气短、胸闷、头晕、出汗及早搏，翌日无疲乏无力的感觉。

三、性生活宜忌

《黄帝内经》中讲："智者之养生也，必须顺四时而适寒暑。"现代医学研究表明，气温、湿度、环境能影响人做爱时的情绪，继而引起神经、内分泌及脏腑机能变化，这对健康成年人并无大碍，但对患有心脑血管疾病者则构成生命威胁。心肌梗死康复病人的性生活必须顺应春温春生，夏热夏长，秋凉秋收，冬寒冬藏的气候特点。

春天，阳气上升，天地俱生，万物以荣。人体和万物一样，阳气顺应自然向外向上发散，脏腑机能开始活跃，性激素分泌增加，性欲增强。随着机体阳气上升，身体轻松，心情愉快，性兴趣增多，此时，尚未恢复性生活的病人千万不可随意进行性生活，但可认真评估疾病康复的程度和体力情况，为恢复性生活做心理上和体能上的准备。已经恢复了性生活的病人，应顺应性反应，让其升发，有性交欲望时可过性生活，以保持心理和生理上的畅达，这样有助身体各器官的新陈代谢，增强机体的活力。但春季气候多变，人体汗孔时闭时开，易受风邪侵犯，如行房过度，极易耗伤阳气，严重影响损伤心肌细胞的修复。春天的性活动原则是顺其自然，既不压抑，也不放纵。

夏天，天气炎热，各种植物枝繁叶茂，一派生机。人体受酷暑的影响，皮肤汗腺孔大开，体表血管持续扩张，血液循环加快，新陈代谢增强，人们穿衣单薄，情绪高涨，性欲旺盛，性生活增多。盛夏人体因热极而溢液，使阴液减少，引起血液浓缩，增加心脏负荷。暑湿交织，还易使人食欲减退，导致蛋白质代谢呈负平衡，使人体免疫力降低、抵抗力下降。心肌梗死康复病人更易因暑湿影响而湿热内聚，造成血脉凝滞，引发梗死后心绞痛或再梗死，故性生活要顺应自然阴消阳长，阳气主泻态势，尚未恢复性生活的病人，应推迟到秋凉后再恢复，已经恢复了性生活的应尽量减少性生活的次数，以保持机体内环境稳定,降低再梗死的发生率。

秋天,阳消阴长,风干物燥,人体顺应气候的变化,阳气逐渐内敛,阴气不断增长,皮肤汗孔闭塞,体表血管收缩,皮肤粗糙,口舌干裂,大便干结,男女性腺分泌减少,性生活要顺应秋凉秋收与人体性腺分泌减少的特点。心肌梗死康复病人尚未恢复性生活的应闭欲,以维持机体内环境稳定,恢复了性生活的患者要尽量减少房事,保持体内阴液不再向外宣泄,以养其精,使心肾水火相济,促进梗死心肌的修复。

冬天,百虫蛰伏,阳气藏封,气温变化剧烈。受寒冷刺激,人体表血管痉挛,外周循环阻力增加,心脏负荷增大,是心脑血管疾病高发时段。受气候环境的影响,心肌梗死康复病人多闭门不出,心情变得抑郁,性兴趣减少,有的甚至消失,这有利病人保持肾阳,维持生理机能。如果冬季行房多,易导致阴精不足,不能固摄阳气,使虚阳外浮,引发虚火上扰,引起血压上升,甚至引发中风。患有心脑血管疾病者冬天应禁欲,以减少体液体力消耗,保持人体生命原动力旺盛,促进心肌梗死康复。

1. 性生活前宜先饮水

人在睡觉时呼吸、排汗照常进行,这些生理活动消耗体液,使血容量减少,血液变得黏稠。性生活一般都在晚上进行,随着性前戏的展开,呼吸加深、心跳增快、血压上升,至交合出现高潮时心率、血压、心肌耗氧、心脏负荷达到峰值,一般正常成年人的心血管都能适应这种强度较大的劳作,但心肌梗死康复病人的心血管则完全不同,冠状动脉因硬化、狭窄或有闭塞无法通过较多的血液,使心肌供血不能相应增加,这种急剧出现的供需矛盾极易引发心脑血管发生意外。

性生活前饮水,水能很快被胃肠黏膜吸收,既增加血容量,又稀释血液,降低血黏度,使血液循环畅通;水极易透过细胞膜,促进细胞内新陈代谢,增强体力;水中的钙、镁等微量元素,对心肌代谢有促进作用,除能提高做爱时心脏的耐力外,还能增进房事质量,缩短性交后体力恢复的时间,有效降低性交诱发心肌梗死的风险。

2. 性前戏时间要短

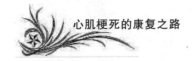

一般情况下,男女双方从开始性前戏到性生活结束大约需 20~30 分钟。心肌梗死康复病人多因年老体弱,性唤起迟缓,需较长时间的性前戏才能进入性兴奋,从性器官开始勃起、心率增快、呼吸加深、血压上升、心肌耗氧增加,至性交出现高潮时达到峰值,如果性前戏时间长,心脏因消耗较多的氧陷入疲惫状态,做爱时心肌因缺乏足够的收缩力使泵血减少,降低冠状动脉供血量,引发梗死后心绞痛或心肌再梗死。所以,患有心血管疾病的患者行房前要尽量缩短前戏时间。

3. 性交动作要轻缓

性生活时,人体交感神经兴奋,肾上腺素分泌增加,导致心率增快、血压上升、心肌耗氧增加,这种变化与性兴奋程度及性交时抽插频率成正比,即性兴奋程度越高,抽插的频率越快,心率、血压、心肌耗氧峰值越高。心肌梗死康复病人的冠状动脉因粥样硬化、狭窄或闭塞而循环不畅和流量减少,做爱时心肌耗氧急增,而心肌血液灌注不能相应增多,尤其当性兴奋程度高、抽插频率快时,心肌耗氧猛增,而心室充盈却不足,使泵血减少,导致冠状动脉供血急剧减少,极易引发心肌再梗死。

4. 男性更年期心肌梗死康复患者易补肾

男性更年期出现的时间较女性晚,一般在 55~65 岁之间,这个年龄段也是心肌梗死的高发期。男性进入更年期,睾酮分泌减少,睾丸逐渐萎缩,阴茎在直接刺激下方能勃起,硬度下降,持续时间缩短,但仍能激起性兴奋,得到性满足。有些男性更年期心肌梗死患者一般性症状多且重,头晕、失眠、耳鸣、心悸、胸闷、疲乏、腰酸困痛、无性欲、勃起无力持续存在,导致病人心事重重,既恐惧心肌梗死不能缓解,又担心失去性能力,而上述症状又易被医生误认为是心肌梗死迟迟不能好转。

中医认为,男性在更年期出现的许多不适症状与肾虚有关,笔者在医疗实践中对心肌梗死康复病人的肾虚表现在积极治疗原发病的同时给予滋阴补肾,养精养血治疗,较快地改善了症状,促进了康复,表明对更年期男性心肌梗死病人适当的补肾有益康复。

现代医学研究表明,缺锌影响性机能,补锌能保持肾脏机能的旺盛,症状轻的病人可用食补,含锌成分高的食物有虾肉、牡蛎、鱿鱼、扇贝、牛肉、羊肾、麻雀、核桃、花生、红枣、苹果、芒果、荔枝、紫菜、韭菜、豌豆、小麦及胚芽等可适当多食,对一些症状重的病人可服用中成药或中药治疗,常用的中成药有龟鹿补肾丸、海狗丸、男宝胶囊、养精赞育胶囊、龟龄集胶囊等,服中药者应由中医大夫辨证施方。

5. 忌晨起前同房

现代医学研究表明,清晨是心脑血管疾病高发时段,这与机体经过一夜代谢,腹中空空,血糖低,血黏稠有关,从这点看,清晨过性生活对机体无益。我国古代养生学家说:"五更色是人体之大忌。"调查统计显示,清晨做爱在成年人中相当普遍,并无大碍,但心肌梗死康复病人则不然,性生活引起交感神经兴奋,儿茶酚胺分泌增加,使新陈代谢加快,心率增快,外周血管痉挛,血压升高,心肌耗氧增多,心脏负荷增大,而能量供给相当不足。黏稠的血液在凹凸不平、狭窄、痉挛的血管里又流通不畅,导致冠状动脉供血减少,这种急剧发生的供需矛盾极易导致患有心脑血管疾病者发生意外。

6. 忌在气候突变时过性生活

中医认为,气候影响人的情绪和体能。现代医学研究表明,气候突变与心脑血管疾病突发关系密切,如高温高湿能使人精神紧张,神经紧绷,内分泌代谢紊乱,脏腑机能失调,导致生命体征(血压、脉搏、呼吸、体温)出现异常。心肌梗死康复患者适应能力及调节能力降低,如在异常气候下(奇热、异寒、沙尘暴、雷电暴雨狂风交加,持续雾霾)过性生活,性兴奋及体力劳作和异常气候对人体的影响作用叠加,导致中枢神经、内分泌系统、脏腑机能发生急剧变化,而应激调节又跟不上,易引发急性心脑血管事件。

7. 忌在洗浴后过性生活

据测定,洗一次热水澡消耗的体能和一次中等强度的体育锻炼消耗的体能很接近,过一次性生活消耗的体力同一次中等强度的体力劳作消耗的体力相差无几,浴后即过性生活消耗的体能是两次中等强度劳力相加之和,这对健康成年人没有什么影响,但心肌梗死康复病人则完全不能承受,

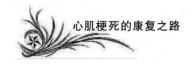

如果洗浴后即过性生活,由洗浴引起的组织、器官疲惫尚未恢复又要重新启动工作,再次消耗体力,心脏因不能耐受连续的作功发生衰弱,引发心律失常、心力衰竭,甚至导致猝死。

8. 忌房事后喝冷饮料

监测表明,性生活时胃黏膜下血管呈扩张形态,这种改变在同床后需较长时间方能恢复到常态。许多人做爱后有燥热、口渴欲饮的感觉,于是喝冷饮料解之,这对正常人虽能造成胃部不适,但并没有大碍,可是心肌梗死康复病人对冷热的适应能力降低,如在性生活后因口渴身热即喝冷饮料,胃黏膜下扩张的血管突然遇冷刺激而强烈收缩引起胃痉挛,出现剧烈腹痛、恶心、呕吐,甚至诱发冠状动脉痉挛引发心绞痛或心肌再梗死。正确的做法应是睡觉前准备好白开水或淡茶水,放在床头柜上(能伸手可及),做爱后欲饮即喝,既不影响性交后极欲入睡的倦意,又因进入胃中的水温接近于人体温度,不对胃黏膜造成刺激,还因水能很快被吸收,有利维持机体内环境稳定,降低因同房引发心肌梗死的风险。

9. 忌情绪不佳时同房

心肌梗死康复病人多有恐病心理,许多患者平日情绪不佳,没有性反应或缺乏性能力,也不愿过性生活,夫妇中健康的一方要能理解,不要诱导或要求病人过性生活,因为没有性兴趣和体能不支的勉强性交会使双方都得不到满足,导致情绪沮丧,身体因此出现气滞而血运不畅,使原有病情加重。

10. 前列腺肥大者不可禁欲

男性心肌梗死康复病人同时患前列腺肥大者很普遍,前列腺肥大的早期,由于增生的前列腺充血,刺激交感神经,常在半夜或清晨出现阴茎勃起,频繁的阴茎勃起使前列腺组织持续增生,形成前列腺肥大。轻度前列腺肥大者可过性生活,但一定要有节制,否则会使前列腺疾患持续加重。严重前列腺肥大的病人,必须严格控制性生活,但不可禁欲。研究表明,禁欲会使大量的前列腺液积聚于腺泡和腺管内,引起前列腺组织肿胀,导致排尿不畅,出现小腹及会阴部胀痛。性交可使积聚的前列腺液排出,减轻前列腺肿胀的程度,有利于缓解症状和对前列腺疾病的治疗。心肌梗死患者同时患前列腺肥大者,在进入 II 期康复后宜适时恢复性生活,并根据年龄、体力、原发病程度,保持适度、有规律地性生活,既有利于前列腺疾病的治疗,又有利于心肌梗死的康复。

（本章编写：高望宗）

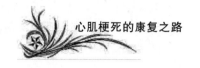

第九章 卫生篇

一、个人卫生

1. 洗手

检测表明,正常活动的人两只手上大约附着 80 万个细菌,其中大部分是致病菌。

人们常说病从口入。研究表明,病菌一般都是经手送入口中。现代卫生学要求,饭前、便后、打扫卫生、户外活动、购物、接触钱币后都要洗手,但调查发现,多数人还做不到这些,就拿接触钱币来说,成年人几乎每天都要接触,但接触钱币后洗手者很少。据测定,一张流通的纸币上带有约 7000 个病菌,其中大多数是致病菌,有些纸币上还检测出了性病病菌,当人们接触这些钱币时,双手便沾染上了致病菌,如果不洗手或洗手不彻底,手上的致病菌通过手触摸口鼻或手拿食水吃喝被送入口中,当人体抵抗力低下时,便引发一些感染性疾病,如痢疾、肝炎、肺炎、结核等。

心肌梗死康复病人抵抗力弱,预防病从口入更为重要,洗手是减少自身被感染的关键。调查发现,许多心肌梗死康复病人就餐前仅简单的洗手或用湿毛巾擦手,日常活动后不洗手,而且还时不时地用手触摸口鼻,直接或间接地将致病微生物送入口鼻。认真是洗净手的前提,用流动水是洗净手的保障,正确的搓洗方法是洗净手的关键。卫生学要求的洗手方法是先用流动的自来水淋湿双手,抹上清洁剂(肥皂、香皂、洗手液等)将双手先洗一遍,再用清洁剂把水龙头清洗一遍,然后将消毒洗手剂涂抹在手掌、手背及腕部,充分用水淋湿,双手反复搓洗手掌、手背及每一个手指和手腕约 3

分钟,再将双手朝下,用有压力的自来水冲干净手上的泡沫,举起双手,让其自然晾干或用洁净的毛巾自手指向腕部擦干水分。无自来水的地方,可先用器物盛水,再由家人协助洗手,方法是让家人用器物内的水淋湿洗手者的双手,洗手者按前述洗手方法清洗双手。如果是饭前洗手,洗后直接吃饭,别再用洗净的手干别的事(如搬桌椅、拿抹布等),降低致病菌通过手进入口鼻感染机体的概率,保障心肌梗死康复。

2. 洗脸

(1)水温。检测发现,正常活动的成年人的头面部皮肤上每平方厘米约有100万个微生物,其中最多的是毛囊脂螨,它们三五成群地聚集在一起,组成一个"大家族",齐心协力地靠吸吮皮脂腺分泌的脂质为生,能造成头面部皮肤毛囊的感染,引发疖肿,其中有些致病微生物喜欢向口鼻腔道移行,最终潜伏于口鼻腔内,破坏该处的微生态平衡。研究表明,水温与体表血液循环及与水接触部位皮肤表层内微生物活性有关,水温越高,接触部位的血管越扩张,血液循环越快,该区域内微生物越活跃,水温越低,接触部位的血管越收缩,血液循环越慢,区域表皮层内微生物越静止。

心肌梗死康复病人免疫力低,抵抗力弱,洗脸水温度过高直接使接触水的双手及颜面皮肤血管扩张,导致血压波动,还促使局部表皮层内微生物滋生、繁殖、扩散,造成机体隐性或显性感染,既增加新的痛苦,又影响心肌梗死康复。如水温过低,引起双手及颜面皮肤血管收缩,反射性地引起冠状动脉痉挛,可能引发梗死后心绞痛或心肌再梗死。据研究,适合心肌梗死康复病人的洗漱水温在36℃~38℃之间。

(2)毛巾。检测表明,普通人群使用的洗脸毛巾上附有多种病原微生物,以金黄色葡萄球菌、沙眼衣原体多见。心肌梗死康复病人的免疫力降低,抵抗力减弱,洗脸毛巾上的致病菌易通过接触部位的皮肤破损处感染机体,引发局部疖肿或近邻器官的炎症,既增加新的不适,又不利于原发病的康复。因此,使用洗脸毛巾时必须注意以下一些问题。①专用。据调查,有些病人洗脸洗脚共用一条毛巾,这是不妥的,因为在不同部位使用同一条毛巾会沾染上不同部位的病原微生物,易引起同一部位混合性感染,应针

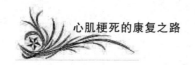

对洗脸、洗脚、运动后擦汗、洗澡等不同用途配备专用毛巾。②晾晒。洗脸毛巾每用过一次后,先用清洁剂清洗,再用流动的自来水冲净,然后展开挂在通风处晾晒,待干后放在干燥处待用。③消毒。a. 阳光中的紫外线能杀死毛巾上的大多数细菌和病毒,可定期不定期的将毛巾置于阳光下曝晒,每次 2 小时;b. 高温煮沸是最有效的消毒方法,可每周将洗脸毛巾放入沸水中煮沸一次,每次 20 分钟;c. 5%的白醋能有效杀死毛巾上的病原体,可将洗脸毛巾放入 5%白醋中浸泡 30 分钟,捞出后用流动自来水冲洗干净,展开晾晒 2 小时,干后收藏待用;d. 勤换,洗脸毛巾不论是否用破,应每两月更换一次新的,如果使用过程中出现变硬或霉变,则应立即更换新的;e. 忌直接使用新毛巾,新买回家的毛巾不宜直接使用(含有甲醛),应先用清水漂洗,再展开挂在通风处晾晒 24 小时,干后收藏,放在干燥通风处备用;f. 忌用洗涤剂洗毛巾,用洗涤剂洗毛巾,毛巾上往往残留一些洗涤剂,这些残留洗涤剂再接触皮肤时能改变皮肤表面环境,使皮肤的抵抗力减弱,尤其对老年人的皮肤更易造成伤害;g. 毛巾不宜总挂在卫生间里,卫生间阴暗潮湿,空气流通差,是细菌、病毒最易滋生繁殖的地方,经常使用的毛巾上附有大量的病原微生物,如将毛巾经常挂在卫生间,细菌、病毒等微生物迅速繁殖,随着使用引起传播,造成机体显性或隐性感染,既增加新的不适,又间接影响心肌梗死的康复。

3. 刷牙

调查表明,许多心肌梗死康复患者刷牙理念、方法、选用的牙膏不对,因而使口腔内积存的食物残渣及微生物不能及时清除,导致口腔微生态失衡。心肌梗死康复病人多为中老年人群,同时患牙周病者多见。研究证实,牙周病是冠心病发生与发展的独立危险因素。心肌梗死康复病人因自身免疫力低,抵抗力弱,在口腔卫生状况差时,极易引起或加重牙周病,也使原发病变得不稳定。日常生活中保持口腔微生态平衡的关键是科学刷牙,适宜的牙膏,洁净的牙刷,清洁的牙杯,也是重要的方面。

(1)科学刷牙。①刷牙宜在饭后 10 分钟进行。研究表明,饭后 10 分钟刷牙收效最好,这是因为饭后 10 分钟口腔内酸度达到了高峰,酸性液侵蚀牙齿表面的珐琅质,形成脱钙现象,增加患牙周病的风险。饭后10分钟刷牙,及时消除口腔内食物残渣,从根源上避免了菌斑的形成,能有效地预防和减轻牙周炎及牙周病。心肌梗死康复病人在家休养,有时间在每餐后10分钟刷牙,如能长期坚持,对促进损伤心肌的修复十分有益。②没有牙也应刷。据测定,一般人的口腔中藏有数以亿计的微生物,刷一次牙可使口内微生物减少约70%。心肌梗死病人的口腔内情况差异很大,有些病人牙齿掉光了,索性不刷牙了,这是不对的,刷牙不仅清洁牙齿,改善口腔卫生,还有按摩牙床的作用,如果因为没有牙不再刷牙,牙床长时间得不到良性刺激,就会逐渐萎缩。正确的做法是,牙齿掉光了的病人,应选用刷头小而软的牙刷,餐后轻刷牙床,既可减轻牙周疾病,又能预防牙龈萎缩,还有利于心肌梗死的康复。③忌用力刷。作者在临床上看到,有些心肌梗死康复病人的齿周积了厚厚的牙垢,为了祛除牙垢,刷牙时用力重,刷的时间长,这样,残存牙齿的珐琅质受到进一步的破坏,增加了患龋齿及牙周病的概率。正确的刷牙应该是用力中等,竖着刷,每次刷3分钟,即可达到清洁牙齿的目的。

(2)牙刷。检测表明,普通人使用的牙刷上附有约25万个细菌,其中绝大多数是致病菌,主要积聚在牙刷的毛端。许多人刷牙后习惯地将牙刷头朝下放在牙杯里,牙杯底部潮湿阴暗,牙刷毛端的细菌在潮湿阴暗的环境中能迅速生长繁殖,当下次使用牙刷时,大量的细菌被带到口内,人们虽经常刷牙、漱口,但却不能将致病微生物全部清除。近年的研究表明,心肌梗死康复患者同时患牙周病者心肌梗死的康复进程慢于无牙周病的病人,表明改善口腔卫生状态,既能促进口腔疾病的好转,又能促进心肌梗死的康复,因而提高口腔健康程度需要一把洁净的牙刷。牙刷每次用过后要用流动的自来水冲洗干净,甩干毛端的水分,将牙刷头朝上立在牙杯里,让其自然风干,而且应每3个月更换一次新牙刷。

(3)牙膏。市场上销售的牙膏种类繁多,功能有防蛀、止血、脱敏、美白、消炎等,但概括起来基本上是两类,即普通性和药物性,药物性牙膏是在普通性牙膏的基础上加入各种药物成分制成。牙病防治专家指出,牙齿、牙周

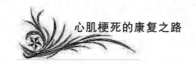

情况较好者,刷牙应选用普通牙膏。高龄心肌梗死康复病人,牙齿残缺不全、戴假牙、患牙周病者普遍,选用牙膏应结合自己口腔特点,一般来说,美白牙膏不适合老年人,因美白牙膏中含有亚硫酸盐和有机硅。亚硫酸盐是一种漂白剂,对人体有微毒,较长时间使用能引起口腔微生态失衡。有机硅是一种摩擦剂,比较坚硬,刷牙时需用较重的力,对牙及牙周组织损伤大。另外,老年人多患有骨质疏松,氟在体内能引起钙流失,易引起或加重骨质疏松,老年心肌梗死患者不宜使用含氟的牙膏,如果使用,刷牙后要多漱口,以减少氟在口腔内残留。老年人牙本质磨损大,冷热酸甜都可引起牙齿的不适,有这种症状的病人宜选用脱敏牙膏。患牙周炎伴牙龈出血的病人宜用有消炎止血功效的药物牙膏,药物牙膏虽能抑制口内微生物的生长繁殖,对防治牙周病有益,但易引起口腔微生态失衡。实验表明,含中药成分的药物牙膏对口腔内微生物的抑制没有选择性,主要依赖于牙膏中的药物浓度,而口腔内的白色念珠菌对药物牙膏普遍不敏感,使用时间一长,杀死了口腔内常驻细菌,使口腔内的条件致病菌产生耐药性,极易引起口腔、咽喉白色念珠菌病。有些牙膏中含有月桂醇硫酸钠的化学物质,它是一种阴离子表面活性剂,起发泡作用,目前认为月桂醇硫酸钠对人体有毒,可引起胃肠不适,较长时间使用会损伤牙龈,老年人同时患有胃肠炎及牙周病者忌用含月桂醇硫酸钠成分的牙膏。

从卫生学的角度讲,防治口腔疾病,科学刷牙比依赖药物牙膏更重要,不论使用哪种牙膏,都宜短期应用,一般不宜超过3个月。

(4)牙杯。调查发现,一些心肌梗死康复病人使用的牙杯底部积了厚厚的一层垢,研究证实这些垢是由经常使用的牙刷毛端所带的食物碎屑、微生物和未来得及干涸的水流入杯底后逐渐形成,研究人员从这些积垢中检出了许多致病菌,用这样的牙杯盛水,水就被污染了,再用污染了的水刷牙漱口,非但不能帮助清洁口腔,反而成了传染疾病的媒介。

心肌梗死康复病人多为中老年人群并带义齿,患口腔疾病者常见,积存于口腔内的食物残渣及病原微生物难于及时清除,再用经常污染的水刷牙漱口,增加了患牙龈炎、牙周炎及其他口腔疾病的风险。已有的研究表明,牙周病与冠心病关系密切,冠心病人同时患牙周病者心肌梗死的发病率较无牙周病者高。这就不难看出,使用清洁牙杯是保障口腔内卫生的重要方面,所以,牙杯每用过一次后要用流动的自来水冲流干净,放在干燥通风处晾干,也可每次用过后加入 50ml 白醋清洁杯底,再用清水冲净,让其自然风干或用 84 液每周浸泡消毒、清洗一次,最好是将牙杯放在沸水中煮沸消毒,每两周一次,每次煮 20 分钟。

4. 洗头

人的头皮血管丰富,而且能随气温变化。环境温度高时,头皮血管扩张,环境温度低时,头皮血管收缩。实验表明,洗头水温度过高或过低,能引起头面部血管扩张或收缩,使血压波动,增加心脏负荷,还有可能通过反射机制引发冠状动脉痉挛。

夏秋季节,环境温度高,头皮汗孔持续开放,浅表血管呈扩张状态,皮脂腺分泌旺盛,人外出活动多,头上易积灰尘和污垢,要求洗头的次数多。冬春季节天气寒冷,头皮血管收缩,汗腺孔闭塞,皮肤干燥,人在室内待的时间多,头相对清洁,洗头的次数相对少。心肌梗死康复病人应根据自己的发质(干性、中性、油性)、季节、当地环境、污染程度、个人外出活动多少决定洗头的次数,一般要求夏秋季应每 3 天洗一次头,水温宜在 37℃,适宜选用药液性洗发剂,伴有脂溢性皮炎者尤为适合。研究表明,晚饭前的一段时间(5:30~6:30)是夏秋季洗头的最好时间,洗后自然风干为佳,忌中午洗头。冬春季节,每周洗一次头即可,洗头的时间宜选在白天室内温度最稳定的时段,水温宜在 38℃上下,适宜用油性洗发剂,洗后用吹风机吹干,忌早晨洗头。不论哪个季节,洗头的姿势应是直立位,忌低头、仰卧位洗头,因老年病人患颈椎病者多,低头、仰卧位洗头易引起眩晕。

5. 刮胡

检测表明,男性胡须上布满各种微生物,尤以口鼻周围的胡须上最多。相关研究显示,人的胡须能吸附环境中的重金属离子及一些有害的化学物质,不论是胡须上的病原微生物,还是一些重金属离子等有害物质,都能通过媒介经口鼻腔道进入人体,对机体造成危害。由此看出,男性应经常清理

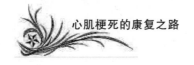

胡须。

（1）勤刮胡。老年人喜欢留长胡须。实验显示，长胡须尤其能吸附空气中的苯、甲苯、苯并芘、氢硫化物、氨、多环芳烃、铅等成分；长胡须又易与衣领、被子、枕头接触，沾染上皮屑、灰尘、细菌、病毒等微生物；留长胡须的老人还喜欢用手理胡须，这样，手上的致病微生物被转移到胡须上，胡须与口鼻近距离接触，一些病原体，重金属物便通过口鼻腔道进入体内。医学研究发现，进入人体的重金属离子能影响人的造血系统，苯并芘有明显的致癌作用，皮屑、灰尘又易引起人体过敏，细菌、病毒在机体抵抗力低下时易引起组织器官的感染，以上都是影响男性心肌梗死康复的直接或间接因素。因此，男性心肌梗死患者不宜留长胡须，而且必须勤刮胡，最好是每3天刮一次。

（2）胡刀要勤消毒。有报道称，研究人员在男性经常使用的胡刀上检测出大约120万个微生物，这比人们平时认为很脏的马桶盖上的细菌多125倍。调查表明，大多数男性在刮胡后不及时清理胡刀，随手将胡刀放在卫生间的梳洗台上，卫生间潮湿阴暗，尤其在夏秋季节，温暖潮湿的环境使胡刀上的微生物迅速滋生繁殖，数量猛增，当再次使用胡刀时，大量的致病微生物被带到面部经刮破的皮肤创口或口鼻腔道进入人体潜伏，给病人带来潜在风险。心肌梗死康复病人使用的胡刀，每次用完后应彻底刷洗，清除胡须碎屑等杂物，并用75%的酒精擦拭消毒，然后放在阴凉通风处以备再用。

（3）科学刮胡。①先洗脸后刮胡，据调查，清晨洗漱，男性一般是先刮胡后洗脸，测定表明，面部胡须在清晨时附着的微生物最多，洗脸能使胡须上的微生物数量明显减少，如果改变先刮胡后洗脸的习惯，即便刮破皮肤，进入人体的致病微生物数量也会少得多。②先刮口周，测定表明，面部各部位的胡须上附着的微生物及重金属离子的数量不同，以口周的胡须为最多。生活中，一些人刮胡时常先刮两鬓，次刮两颊，最后刮口周，这是不对的，如按这个顺序刮，胡刀将面部其他部位的微生物集中带到口周，导致从口鼻腔道进入人体的病原体明显增多，引起人体感染的概率显著增加。正确的刮胡顺序应是先刮上唇,次刮下颌,再刮两颊,最后刮两鬓。③轻刮,不论刮胡时使用何种胡刀,干刮还是湿刮,是自己刮还是别人替你刮,刮的动作一定要轻,以防刮破皮肤,使致病微生物乘机进入伤口,造成人体显性或隐性感染,给人体带来新的不适。

6. 洗澡

心肌梗死康复病人适应能力减弱,其中一些病人同时伴患其他脏器慢性疾病,洗澡不当,易引起虚脱、昏厥、中风、心绞痛、甚至心肌再梗死,病人及家属都要引起注意。

(1)水温。适宜心肌梗死康复病人洗澡的水温是36℃~38℃,温水能溶解皮脂,开放汗孔,扩张血管,从而促进代谢废物排出,产生较强的清洁作用。油性皮肤的人,水温宜略高一些,但不可超过40℃,如水温过高,超过45℃,热刺激引起皮肤汗孔大开,阴液外溢,体表较大的血管扩张,使血液较多的瘀滞在体表血管床内,引起有效血循环量减少,降低冠状动脉供血,导致心肌缺血加重,严重时引起缺血性心绞痛。如水温过低,低于20℃时,冷刺激引起汗孔闭塞,体表血管收缩,外周循环阻力上升,增加心脏负荷,使已受损的心肌再劳损。同时,冷刺激还能反射性地引起冠状动脉痉挛,引发梗死后心绞痛或心肌再梗死。

(2)洗澡时间。心肌梗死康复病人体力差,耐力低,洗澡时肌肉关节的运动和热刺激引起心跳加快,代谢增强,乳酸生成增加,极易出现疲劳。如果洗澡时间过长,血液较多地瘀滞在体表和双下肢的血管床内,引起有效循环血量减少,出现头晕、眼花,甚至昏倒,严重时引起脑中风或心肌再梗死。适合心肌梗死康复病人的洗澡时间是15~20分钟。

(3)忌站着洗澡。心肌梗死康复患者伴患椎动脉硬化及颈椎病者多见,洗澡时头、颈、背部肌肉活动,牵拉压迫局部血管、神经,引起大脑供血一过性减少或突然中断,导致发生晕厥,造成跌伤。洗澡时应坐在牢固的木头椅子上,调整好喷头淋水,用棉质毛巾轻刷皮肤,以防发生意外。

(4)忌泡洗。人体四肢血管面积占比较大,如果泡洗的时间长,血液较多地瘀滞于四肢血管内,使心脏等重要脏器供血减少,极易引发眩晕、虚脱

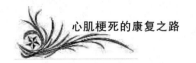

的出现。伴有心功能不全的病人,泡洗后还会使心力衰竭的症状加重。

(5)忌搓洗。洗澡时人们习惯用力搓洗身体各部位,以清洁皮肤。随着增龄老年人的下肢静脉瓣功能减弱甚至消失,如果搓洗下肢,会使下肢发生肿胀或加重原有的静脉曲张,还易引起静脉炎,甚至引起皮肤破溃,形成溃疡且经久不疗。

(6)忌空腹洗澡。老年人体内葡萄糖储量减少,空腹时血糖维持在最低水平,洗澡时肌肉关节的活动和热刺激促进了代谢,使葡萄糖消耗增加,如果空腹洗澡,极易引起低血糖反应引发虚脱。

(7)忌餐后立即洗澡。研究表明,进餐能引起机体血液重新分配,使血液较多集中在胃肠,造成有效循环血量减少。餐后即洗澡,热刺激引起皮肤血管扩张,加速血液向体表流转;洗澡时肌肉关节的活动又促使血液流向肢体;以上双重作用使胃肠供血减少,延长了食物的消化和吸收时间,使有效血循环量严重不足,引发脑中风或心肌再梗死。因而洗澡宜在餐后两小时进行。

(8)忌运动后立即洗澡。心肌梗死康复患者对运动量很敏感,有氧运动就能引起心跳加快、心肌耗氧增加。据监测,洗一次热水澡消耗的氧相当于一次中等强度运动所消耗的氧,如在活动后立即洗澡,疲劳的心脏重新加强做功,使耗氧猛增,而冠状动脉供血不能相应增加,供需矛盾急剧恶化,极易引发梗死后心绞痛或心肌再梗死。运动后需要洗澡的病人应在血压、脉搏、呼吸恢复常态后进行。

(9)忌用凉水洗澡。炎夏酷热难耐时,一些人喜欢用凉水洗澡,这对年龄轻、体质好的中青年没有大碍,但对患有心脑血管疾病的老年人则是危险的。有报道称,一冠心病人在夏天大汗淋漓时用凉水洗澡,诱发急性心肌梗死,经抢救无效死亡。心肌梗死康复病人适应能力差,如果不具备温水就不要洗澡,如因某种原因确实需要洗澡者,可用淋浴,将水压调小,间断淋水,洗澡的时间要短,5分钟即可并需专人陪护。

(10)不可勤洗。正常人体皮肤表面覆盖着一层皮脂,具有滋润皮肤和抑制一些微生物生长繁殖的作用,被称为人体天然的润肤霜和保护膜。心肌梗死康复病人因年龄的关系，皮肤变薄、皮脂腺减少、汗腺萎缩，如果洗澡太勤，会把皮肤表面的油脂全部洗掉，引起皮肤干燥、瘙痒，甚至引发干燥性皮炎，使病人经常处于奇痒难忍的痛苦之中，既影响病人夜晚的睡眠，又不利心肌梗死的康复。

7. 勤修剪指甲

自然界中的细菌、病毒等病原微生物处处与人相伴，如人们的指甲缝中就大量藏之，这些藏于指甲缝中的微生物极易滋生繁殖，且又不易被人清除，还易随着人手触摸口鼻，拿食物吃喝被带入口中，在口腔内潜伏或进入肠道寄生，在机体抵抗力降低时引发感染，既给病人增加新痛苦，又影响原发病康复。心肌梗死康复病人免疫力下降，抵抗力减弱，藏在病人指甲缝中的致病微生物极易引起机体感染，必须勤修剪指甲，剪后要涂上消毒洗手液，用柔软的毛刷刷洗甲缝3分钟，然后用流动的自来水冲洗，以降低由藏在甲缝中的病原微生物通过口鼻腔道感染人体的机会。

8. 常洗外阴

人的会阴部皮下脂肪丰富，汗腺密集，成年男女又有浓密的阴毛分布，加之现代人喜欢穿紧身内裤，使会阴部经常处在阴暗潮湿且又密不透风的环境里，尤其在夏秋季节，人体易出汗，会阴部更易藏污纳垢，藏在会阴部的病原微生物随时都可能逆泌尿道上行造成感染，引发疾病，如男性的尿道炎、附睾炎、精囊炎、前列腺炎、膀胱炎；女性的阴道炎、宫颈炎、子宫内膜炎、盆腔炎、附件炎等。局部污垢的刺激还易引发皮炎及各种癣类皮肤病，同时也是阴茎癌、宫颈癌发病的重要原因。

温水能扩张皮肤毛细血管，使汗孔开放，促进局部代谢废物排出。心肌梗死康复病人应每晚用温水（36℃~38℃）清洗会阴部，减少该部位皮肤上附着的病原微生物，降低引发疾病的风险。不具备每晚清洗条件的病人，可每3天清洗一次，水温可略高一些（38℃~40℃），较热的水更易改善局部血液循环，促进代谢。

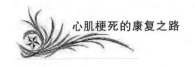

二、居家卫生

1. 卧室卫生

(1)室内空气质量要清新。农村居家的卧室一般呈半开放状态,外界环境卫生直接影响室内卫生质量。城市家庭的卧室较为密闭,外界环境卫生对室内卫生影响较小,就拿城市居家的卧室来讲,室内空气污染主要来自开窗通风时随外界空气进入的灰尘及扫地、扫床、擦桌椅、抖衣服等扬起的沉积物,还有人体代谢过程中经呼吸道排出的二氧化碳、氮等代谢废物。

研究表明,人的鼻腔只能阻隔直径超过 10mm 的尘埃颗粒,空气中漂浮的小于 2.5mm 的尘埃很容易随人的呼吸进入肺部,沉淀在肺泡壁,损伤呼吸道黏膜。被吸入的细菌、病毒等致病微生物在呼吸道黏膜内潜伏,当机体抵抗力降低时趁机繁殖,引起支气管黏膜上皮细胞及肺间质出现炎性改变,产生黏液阻塞呼吸道,加重肺循环阻力增加心脏负荷。尘埃中的其他一些物质,还易使人过敏,引发过敏性支气管炎或过敏性哮喘,以上种种改变,既增加新的病痛,又影响心肌梗死的康复。心肌梗死康复病人的卧室,要千方百计地降低空气污染,除定期开窗通风外,平时要用湿墩布擦地、用湿毛刷扫床、用湿抹布擦桌椅、忌在室内抖衣服、拍打被褥、擦皮鞋;忌在窗外有风、灰尘较多、雾霾天气时开窗。

(2)忌用空气清新剂。冬春季节,一些心肌梗死康复病人怕受风寒引起感冒,怕吸入灰尘引起或加重呼吸道疾患,怕寒冷刺激引起心绞痛或心肌再梗死,于是紧闭门窗,长期待在家里,导致室内空气污浊,异味浓烈,家属便用空气清新剂改变室内异味。据介绍,空气清新剂含戊二醛、甘油、醇类、香精、表面活性剂等物质,不论是气态、液态还是固态,都是随着使用不断散发出香味来掩盖异味,减轻人对异味的不适。研究表明,空气清新剂中的任何一种成分,都不能与有异味的空气发生化学反应,也不能净化空气,而且会随着使用对空气造成新的污染,如液态喷出后吸附空气中的细小尘埃,形成的混合物被人吸入后能引起呼吸道黏膜发炎及过敏,引发眼睛刺痛,阵发性咳嗽、胸闷、头痛等不适。由于一些病人科普知识较少,不知道使用空气清新剂后会出现上述不适,误认为是原有病情加重产生恐慌心理,导致冠状动脉痉挛,引发心绞痛或心肌再梗死。

真正的新鲜空气来源于大自然,消除或降低室内污染的最好办法是开窗通风换气,家属应根据室外气候环境的情况,定期或不定期开窗通风换气,以保持室内空气清新,以利康复。

(3)晨起忌开窗通风。人们常说早晨的空气好,于是就有了起床后立即开窗通风的做法,严格地说,这种说法和做法不妥。

早晨的空气质量因地域而不同,农村早晨的空气较城市早晨的空气新鲜,农村人家起床后立即开窗通风换气的确能改善室内空气质量,但在城市,尤其是大城市和特大城市居住的人家,早晨开窗通风换进来的气体较室内空气更污浊,这是因为午后到次晨的一段时间,大气环境最稳定气压也最高,白天人流、车流量大,人呼出的二氧化碳、车辆排出的尾气、随风扬起的地面灰尘、工厂排出的废气都集聚在大气层的底部,空气变得最为污浊,含有大量对人体有害成分及致病微生物,PM2.5浓度最高,心肌梗死康复病人吸入这样的空气,极易引发支气管炎或过敏性哮喘,增加肺循环阻力,加重心脏负荷诱发心律失常、心力衰竭。

在城市生活的人家,不要起床后就去开窗通风,应等到太阳升起后再开窗通风换气,大气经太阳光照射后气温上升,空气中的PM2.5向高空散去,一些病原微生物也被阳光中的紫外线杀灭,大气层底部的空气质量变得清新。一般来说,最适宜开窗通风的时间是,春夏季上午 9:00~10:00,秋冬季节上午 10:00~11:00。

(4)枕头要勤洗勤换。有研究人员取未曾使用过的枕头填充物检测,发现每一克材质里含有几千个真菌孢子,其中化纤枕头所含的真菌孢子最多,平均每个枕头里真菌孢子数多达 100 万个以上。

枕头与人的头皮反复接触,由头皮产生的皮屑、汗渍、油垢及一些微生物不断地渗入枕头,人睡觉时口鼻与枕头近距离接触,呼出的湿气被枕头吸收,尤其是用棉花、中草药、荞麦皮等填充物制成的枕头吸湿性很强,是真菌、细菌、病毒等微生物繁殖的温床。心肌梗死康复病人在家休息,与枕

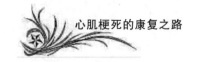

头接触的机会较普通老年人多，大量病原微生物易经口鼻进入人体潜伏，在机体抵抗力下降时引起近邻组织器官的感染，给病人增加新的不适，又直接或间接地影响原发病的康复。因此，家属要为病人经常换洗枕头，保持枕头无汗渍和油垢，尽最大可能减少由枕头不卫生引起的潜在风险，可采用的方法有：①每周将枕头放在太阳下曝晒一次；②用合成纤维或羽绒制成的枕头，每月可直接水洗一次，然后放在太阳下晒干；③用中草药、荞麦皮填充的枕头，每三个月将枕头填充物取出，放在太阳下曝晒2小时，然后装入枕芯待用；④不论用什么材质填充枕头，都应每年更换一次新的。

（5）凉席要勤擦洗。凉席有草编、苇编、竹编、藤编和亚麻凉席之分，草和苇编凉席易生螨虫，本身也是过敏源。竹编及藤编凉席易清洁，一般不具过敏性，亚麻凉席属现代产品，比传统凉席更适合人体。

炎夏，一些心肌梗死康复病人喜赤身睡在凉席上。这样，人的汗液、皮屑、灰尘不断地渗入凉席缝中，汗水中含有大量的盐及一些有机物，凉席上的微生物在潮湿阴暗的环境中极易生长繁殖，当再次赤身睡凉席时，大量的病原体就不断侵袭人体，使皮肤出现红斑、丘疹、瘙痒且反复不愈。暑湿易使心肌梗死康复患者免疫力下降，抵抗力减弱，赤身睡凉席（草或苇编）极易引起凉席性皮炎、过敏性支气管炎或哮喘，增加气道阻力，严重影响心肌梗死的康复。盛夏使用凉席纳凉者一定要注意以下几方面的问题。

①准备使用新买来的凉席前，首先要对凉席进行高温消毒处理，最好的办法是用开水冲烫，然后放在太阳下晒干，这样就能有效地杀死凉席上的致病微生物，避免人感染虫螨及一些寄生虫病；②凉席每用过一夜后，次日要放在干燥通风处晾晒，晚上睡觉前用洁净的湿毛巾擦拭一遍，以减少机体过敏及患皮肤病的可能；③忌赤身睡凉席，过敏体质者忌用草或苇编凉席，竹、藤编凉席一般不具过敏性，但也不宜赤身睡在上面，宜穿棉质宽松的睡衣；④据介绍，亚麻凉席有很好地吸湿性和通气性，由亚麻制成的凉席，如普通床单样柔软，能随意洗涤和折叠，而且亲肤性好，清凉感明显，也不起静电。同时，亚麻凉席还有抑菌、安神、降血压功效，非常适合患心脑血管病者使用。

2. 厨房卫生

（1）降低餐厅里的空气污染。餐厅里的空气污染主要来自厨房石油液化气或天然气燃烧不全所产生的二氧化碳、丙烯醛、环芳烃及开窗通风时随空气进来的外界灰尘。农村人家的厨房多为独立间，呈半开放状态，空气流通，厨房距卧室有一定的距离，病人一般不在厨房里吃饭，厨房里的空气对病人几乎没有影响。城市人家住的楼房呈整体结构，密闭性好，厨房和餐厅相连，距卧室也很近，由厨房产生的有害气体随气流到处漂浮，易被病人吸入，对呼吸道产生刺激，引起支气管黏膜发炎或引起过敏性哮喘，增加上气道阻力，加重心脏负荷，影响心肌梗死康复。

厨房烹饪人员可采用以下措施减少餐厅污染：①早开抽油烟机。调查表明，许多人在炒菜时待锅里的油冒烟时才开抽油烟机，这是不对的。实际上，当锅里的油冒烟时燃气灶已打开一段时间，天然气或石油液化气只要燃烧就有燃烧不全产物产生，而且随气流四处飘散，造成污染。正确的做法应是在打开燃气灶的同时开启抽油烟机，待饭菜做好后5分钟再关机，让燃烧不全的有害气体尽量多地排出；②炒菜时不要等到锅里的油冒烟时才下菜，因为油温越高产生的油烟越多，所含有害物质浓度越高，被人吸入的量越多，对人体产生的危害越大；③烹饪时不要用文火。文火易使燃气燃烧不全，产生更多的有害物质。科学的做法是大火炒菜，同时要打开厨房的外窗，关闭厨房的内窗，尽可能地减少厨房内的气体向餐厅等处飘散；④清洁厨房卫生时要湿式操作，避免扬起灰尘；⑤屋外有风或雾霾天时忌开窗通风。

（2）使用一次性筷子。检测发现，一般家庭使用的筷子每双上面附着1600~3100个幽门螺杆菌。已有的研究表明，幽门螺杆菌的侵袭力很强，能够在一个较大的范围内传播，传播方式是口—口或粪—口，人是唯一的传染源，人与人之间是唯一的传播途径，吃饭不分餐，夫妻间亲吻是传播的主要方式，感染率随增龄而增加。

存活在胃液中的幽门螺杆菌，通过胃食道反流进入口腔，滞留在牙齿的表面，人使用筷子吃饭时将幽门螺杆菌从唾液带到食物，再由筷子将感

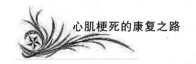

染幽门螺杆菌的食物送入口中，进入人体的幽门螺杆菌在胃黏膜里生长繁殖，是引起慢性胃炎，胃溃疡，胃癌的主要原因。如不治疗，可终生持续感染。

心肌梗死康复患者多为中老年人群，抵抗力降低，易感染幽门螺杆菌，家属应给病人分餐吃饭，最好使用一次性筷子，如反复使用，应每三天煮沸消毒一次或用 84 液浸泡消毒，每三个月更换一次新筷子。

（3）洗碗布要勤消毒。据美国国家科学基金会的一项研究发现，厨房里细菌最多的物品是洗碗布，洗碗布上积聚的细菌、霉菌、酵母菌是牙刷上的 150 倍。

近年，国内某研究机构展开了一次中国家庭厨房卫生调查，选择北京和上海两个城市的大型居民小区家庭，通过以旧换新的方式收集到 5 万多块抹布（包括海绵、棉布、毛巾三种材质），收集后 4 小时内送中国疾病预防控制中心进行细菌种类和细菌数量两方面检测。结果显示，单块洗碗布上细菌最多的有 19 种，包括大肠杆菌、金黄色葡萄球菌、沙门氏菌、白色念珠菌等，细菌数量最多的有 5000 亿个。

洗碗布上的微生物极易转移到碗碟、筷子等处，随着人们进食被带入口中，潜伏于口腔黏膜及胃黏膜，在人体内潜伏的幽门螺杆菌随时都在繁殖，引起人体感染，给病人健康构成威胁。厨房烹饪人员要有很强的卫生意识，洗碗布每用过一次，就要用消毒洗涤剂清洗，再用流动的自来水冲洗，挂在通风处晾晒，每三天用 84 液浸泡消毒 2 小时，捞出后用自来水冲洗，挂在干燥通风处晾晒，最好是每周煮沸消毒一次，每次煮 20 分钟，每月更换一块新的洗碗布。

3. 卫生间卫生

调查表明，城市住宅人家一般共用卫生间。监测显示，这些共用卫生间污染的程度是居室内其他地方的 3~4 倍。卫生间本身阴暗潮湿，适合细菌、病毒等病原微生物滋生繁殖。心肌梗死康复病人在家休养，与卫生间里的器物接触较多，由于自身抵抗力低，易被感染或传染，引发一些疾病，使机体出现雪上加霜的情况。尽管人们非常重视卫生间的清洁，但由于缺乏一些科普知识,清洁的方法不对,让卫生间看上去很洁净,但如用仪器检测,则到处集聚着细菌、病毒等病原微生物,给病人构成直接威胁。

科学的清洁方法是:(1)由高处向低处清洁,即先清洁位置高且相对干净的地方,如先清洁洗脸池台面,次清洗浴盆或浴缸,再清洗坐便器或蹲便器,最后清洁地面;(2)由外向内清洁,先由相对干净的门口向比较阴暗潮湿的深处清洁,如清洁的顺序不对,就会引起微生物的"搬家转移"而加重污染;(3)用专用抹布,如清洁洗脸池台面、浴盆或浴缸、坐便器或蹲便器、墙壁、地面都要用专用抹布,最好使用彩色抹布以明确区别,以防混用,每清洁完一处后用流动的自来水冲洗干净,拧干,搭在太阳下晾晒,干后收藏待用;(4)每周消毒一次地面,一般用含氯的消毒剂。

(本章编写:高博)

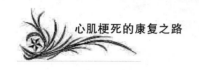

第十章　常用物品使用篇

一、手机

检测发现,90%的人使用的手机上附有多种病原微生物,有些人使用的手机上还检测出了链球菌等严重病菌。

现代老年人几乎都使用手机,检测显示,老年人使用的手机较中青年人使用的手机脏,汗渍、油渍、灰尘布满手机表面,这些污物为病原微生物生长繁殖提供了很好的条件。监测表明,普通人的一只手上附着约40万个细菌,这部分人使用的手机每平方厘米上附着多达12万个微生物,其中大部分是致病菌,随着手机的使用,手和手机上的微生物相互转移,导致手和手机上的病原微生物种类增多、数量增大。许多人还做不到使用手机后就洗手,用带有大量病原微生物的手触摸口鼻或拿食物吃喝时病菌被带入口鼻潜伏下来,当机体抵抗力低下时引发局部或近邻器官的感染。据监测,心肌梗死康复病人使用的手机比普通老年人使用的手机较脏,这就要求家属要给病人使用的手机经常做好清洁消毒工作,一般每周可用75%的酒精擦拭手机表面一次,然后放在通风处晾干即可。病人应尽可能减少手机的使用次数,并缩短每次使用的时间,使用后立即用流动的自来水和消毒清洁剂清洗双手。

新近的研究表明,过度依赖和使用手机,能使人患上"手机病"。国际医学界普遍认为,幻听症、眩晕症、抑郁症是最常见的手机病,这些病症一旦形成,不仅引起精神、神经、内分泌代谢失衡,还会引发和加重心脑血管疾病。心肌梗死康复患者尤其要重视这类由过度使用手机引起的病症对身体造成的不良影响。

二、钥匙

检测表明,普通人使用的钥匙60%带有大肠杆菌、痢疾杆菌等40多种致病菌。据调查,绝大部分心肌梗死康复病人做不到每次用钥匙后洗手,这样,由钥匙转移到手上的致病微生物随着手触摸口鼻和手拿食物吃喝被带入到口中送入胃里,在胃肠黏膜上寄居,当机体抵抗力降低时引发一些肠道感染性疾病,给病人带来新的痛苦,增大原发病的风险。

钥匙由金属品制成,用简单的方法就可杀灭大多数病原体,最好的办法是煮沸消毒,可每两周将钥匙放入沸水中煮20分钟,也可用84消毒液或来苏尔每三天浸泡一次,每次30分钟,捞出后用清水冲净,放在太阳下晒干即可。

三、纸杯

国家质检总局和国家标准化管理委员会颁布的纸杯国家标准要求,从2012年6月1日起生产的纸杯"杯口距杯身15mm内,杯底距杯身10mm内不得有印刷图案",但目前市场上销售的纸杯,杯身、杯底大都印有图案,有的图案花纹延伸到了杯口。据介绍,印刷这些图案的材料是油墨,油墨含有苯,已有的研究表明,苯能抑制人体造血系统,还能使神经痉挛。纸杯中还含有荧光增白剂,荧光增白剂对人体健康也有害。现代人使用纸杯十分普遍,许多体弱多病的老人尤其喜欢用纸杯,认为一次性使用卫生,能减少病从口入。实际上,纸杯带给人体健康隐患的不是病原微生物,而是印在纸杯上的油墨。纸杯在包装时套在一起,这样,纸杯底部及杯身的印刷图案被沾染到另一只纸杯的内壁,当用纸杯盛水时,纸杯内壁的油墨及荧光增白剂释入水中,随人们喝水进入胃里,经吸收入血,时间长了就能引起人体慢性苯中毒,严重者会出现再生障碍性贫血。

给心肌梗死康复病人购买纸杯,除选用正规厂家生产的外(正规厂家生产的纸杯外包装上印有厂家的名称、地址、QS认证标志、生产许可证、执

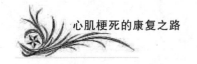

行标准、材质、保质期、产品等级)还要看印刷图案是否符合国家标准,闻是否有油墨味,测是否有荧光增白剂(可用验钞机或紫外线灯光照射,有蓝紫色光者,提示含有荧光增白剂)。只有这样,才能保证纸杯在使用过程中不给病人带来健康隐患。日常生活中病人最好用玻璃杯喝水。

四、面巾纸、卫生纸

日常生活中,面巾纸、卫生纸应用十分普遍,随处可见人们用面巾纸、卫生纸擦鼻涕、擦嘴唇、擦私处。作者观察到许多人不能正确使用面巾纸和卫生纸。

面巾纸和卫生纸都用纸浆制成,均经过高温消毒处理,相比较制造面巾纸用料要求较为严格,国家明确规定,必须使用原生纸浆制造,必须按"消毒产品生产企业卫生规范"、"一次性使用卫生用品卫生标准"进行隔离生产和消毒。据介绍,面巾纸在生产过程中加了湿强剂、柔软剂、活性剂、香味剂、荧光增白剂,有些面巾纸中还添加了滑石粉,因而手感好,在水中不易裂断。而卫生纸用料要求较宽,除生活废纸、医疗废纸、包装用纸不得用作原料外,其他废纸都可用于制造,能满足相关生产标准即可。由以上看出,面巾纸的卫生标准远高于卫生纸的卫生标准,如果将面巾纸当卫生纸使用,很有可能引起机体过敏,引发非感染性外阴炎、阴道炎、肛周炎等疾患,如果用卫生纸擦嘴,则易引起感染性口腔黏膜炎及胃肠炎等。

心肌梗死康复病人抵抗力差,如果面巾纸、卫生纸应用不当,极易引发局部过敏及黏膜发炎,增加新的不适。因此,面巾纸、卫生纸要正确使用。

五、口罩

心肌梗死康复病人在寒冷季节戴口罩能有效预防和缓解冷空气对呼吸道黏膜的刺激,并能阻挡空气中的一些较大颗粒物及病原微生物进入口鼻,是预防经呼吸道传染疾病和降低呼吸道患感染性疾病的有效方法,对保障心肌梗死的康复十分有益。但戴口罩必须注意以下几点。

1. 清洗。调查表明,一些老年人将买来的新口罩直接戴在嘴上,这是不对的。据检测,新买来的口罩上布满病原微生物及一些对人体有害的化学物质。对新买来的口罩,不论材质如何,都必须用消毒洗涤剂清洗,再用流动的自来水反复冲洗,拧干后挂在太阳下晒干,太阳中的紫外线能杀死口罩上的大部分病原微生物,流动的水能冲掉口罩上的化学物质。

2. 一次性使用。口罩最好一次性使用,因为一副口罩使用的次数越多,携带的病原微生物种类及数量就越多,如消毒不彻底,当再次使用时口罩上的致病微生物被带入口鼻腔道,潜伏于黏膜内,在机体抵抗力低下时,致病菌乘机繁殖,引起机体感染,给病人增加新的不适,也影响心肌梗死的康复。

3. 保持清洁。口罩戴上后,忌用手再去触摸口罩,因人的手上附有大量的病原微生物,用手触摸口罩,手上的病原体被转移到口罩上,口罩上的细菌、病毒通过移行进入口鼻,给健康带来隐患。若因某种原因必须触摸口罩时应先洗手再触摸,以减少对口罩的污染。口罩不戴时要及时取下,不要将口罩总挂在耳朵上或脖子上, 取下的口罩要将接触了口鼻的一面折叠在内,放在干净的纸袋内备用,再戴时必须将折叠在内的一面戴在嘴上。

4. 忌长时间戴口罩。有调查表明,在冬春季节,一些心肌梗死康复病人只要外出就戴口罩,而且一戴就是几个小时,这也不妥。因较长时间戴口罩减少了新鲜空气的吸入,使呼吸道黏膜的敏感性降低,抵抗力减弱,还使自己呼出的气体回吸入增多,引起血氧饱和度下降,加重心肌缺氧,出现胸闷、气短、心悸、头晕、甚至心绞痛。正确的做法是,冬春季节早晚外出遇雾霾天气或去公共场所及到人多、空气不流通的地方要戴上口罩,但一次戴口罩不宜超过2小时。

5. 忌戴化纤材质口罩。化纤面料的口罩吸湿性差,戴上后对自己呼出的和来自空气中的两种水汽不易散失,使口罩的湿度、盐分明显增加,为病原微生物滋生繁殖提供了良好条件。研究表明,化纤面料易带静电,静电吸附空气中的细颗粒物,随呼吸排出的代谢废物同来自空气中的细颗粒物不断积聚在口罩上。同时,化纤材质易使人过敏,甚至引起呼吸道痉挛,增加心肺负荷。使原有病情加重。心肌梗死康复病人的皮肤黏膜屏障功能减弱,

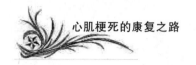

口罩上的致病微生物、灰尘及其他一些过敏原是造成机体隐性或显性感染及过敏的主要原因,戴口罩者应有意识的防范,否则会增加新的麻烦。

六、座椅

人体力学专家通过对木椅、沙发、藤椅的对比研究认为,坐不同的椅子,对人体双下肢的血液循环有不同的影响,因而得出结论,适宜的座椅有利于人体健康及疾病康复。

1. 木椅。木椅只要符合国家有关部门的规定,坐姿正确,就不会改变形体姿势,因而不影响人体双下肢静脉血回流,对健康没有伤害。但身体瘦弱者因臀部肌肉少,坐骨结节易受到刺激,使坐着人不停地移动身体,时间长了易引发坐骨结节滑囊炎。因此体瘦者不宜长期坐木椅。

2. 沙发。研究表明,久坐沙发的人思维敏捷性下降、精神懒怠、腰酸背痛、腿软无力的症状较坐其他椅子的人明显,原因是柔软的沙发对人体的支持不够稳定,人坐在沙发上习惯地往后靠,使臀部下陷,脊柱两旁的肌肉群受到牵拉,导致脊柱的原形发生改变,出现侧弯或后突,压迫近邻的神经、血管、淋巴管、引起肌肉退行性变,引发或使原有的颈腰椎病加重,时间一长便出现局部肌肉僵硬、肌力下降、甚至萎缩。心肌梗死康复病人坐在柔软的沙发上,在臀部下陷的同时挤压大腿内侧及会阴部,使双下肢静脉血回流不畅,极易形成或使原有的直肠静脉曲张及下肢静脉曲张加重,甚至引发静脉血栓,严重影响康复锻炼。另一方面,由于回心血量减少,引起冠状动脉供血不足,影响心肌梗死的康复。

3. 藤椅。藤椅的特点是靠背和扶手连在一起,扶手有一定的倾斜度,人坐上去往后一靠,头部、背部、臀部都能处于较自然状态,坐面又有一定的弹性,周围透气性也好,只要高低适宜,就不影响双下肢静脉血回流。

研究发现,不论坐哪种椅子,椅子的高低是关键,如果椅子过低,人坐在上面时膝关节呈过度曲屈位,足跟不能着地,双足呈半立位,导致双下肢血流缓慢,易形成或加重下肢静脉曲张。如果椅子过高,人坐上去足不能平放地面,上半身的重量压力集中在骨盆及大腿部位,使局部血管受压,引起血液循环不畅,易引发和加重腰椎病,伴有心功能不全的病人易使双下肢肿胀加重。

座椅的高度是按人体工程力学原理设计的,通过对国人身高的调查研究,有关部门制定出了座椅的高度范围是400~440mm。适宜每个人的座椅高度是自己足跟到膝盖的距离再减去1cm的数值,椅面比自己膝盖低1cm的椅子,人坐上去后双足正好能平放地面,膝关节自然屈曲,对大腿内侧的血管压迫小,有利双下肢静脉血回流。

心肌梗死康复病人在室内度过的时间长,坐椅子的时间多,而老年人的下肢肌力减退,协调能力差,座椅高低不当时站起来会出现重心不稳,易发生跌倒造成摔伤。一把合适的椅子除能保障双下肢血液循环畅通外,还能减少不安全因素。

七、电热毯

北方的冬天气候寒冷,室内主要取暖设施往往达不到令人满意的程度,一到晚上人们常用电热毯增温。使用电热毯后被窝温度迅速上升,湿度相对下降,出现里热外凉的情况,人睡进去后受电热毯微热感应电和热辐射作用,体表汗孔开放、毛细血管扩张、汗液外溢、血液浓缩,使人出现口干、烦躁、睡不实、不断翻身、多梦、易醒、降低睡眠质量,长期使用电热毯机体易产生依赖,稍有不慎就受凉感冒或引发其他一些不适,这对年龄轻、身体健壮者虽无益,但没有大碍。可心肌梗死康复病人则不同,睡电热毯引起的血液浓缩和睡眠质量降低使心脑血管承受的负荷增加,易诱发心脑血管发生意外。患有心脑血管疾患的病人夜间不宜用电热毯为被褥增温。

八、按摩器

心肌梗死康复病人伴患肌肉、关节、颈腰椎病者常见,其中一些病人常用按摩器来改善症状。按摩器通过高频机械振动来实现按摩。实践证明能促进局部血液循环、缓解疼痛、消除疲劳,对肢体关节退行性变及颈腰椎病有辅助治疗作用。但按摩器工作时振动刺激皮肤感受器,通过传入神经引

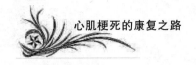

起支配内脏的植物神经(交感神经)活动增强,使心率增快、血压上升、心肌耗氧增加,同时损伤局部浅表血管,引起血液流向发生改变。

心肌梗死康复患者因增龄和冠心病导致的血管老化、退化、粥样硬化、狭窄和闭塞并存,如因伴患肌肉、关节病使用按摩器,按摩器的高频振动刺激极易引起交感神经活动增强并损伤血管,使不稳定的动脉粥样硬化斑块脱落引起细小血管栓塞,引发中风或心肌再梗死。对患有心脑血管疾病的人来说,按摩器属禁用之物。

（本章编写:高博）

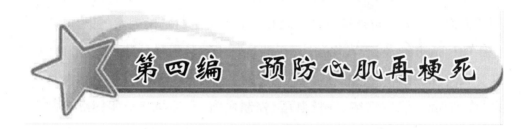

第一章　冠心病心肌再梗死的预防

　　曾经发生过急性心肌梗死的冠心病人，还会发生心肌再梗死。调查表明，心肌再梗死的发生率高达 29.6%，可发生于首次心肌梗死后的任何时间，最多见于 2~3 个月内。心肌再梗死一次，病情加重一次，心肌再梗死的死亡率要比初次心肌梗死死亡率高出数 10 倍。

　　1. 积极处置急性心肌梗死是预防再梗死的基础

　　积极科学地处置首次发生的急性心肌梗死是预防心肌再梗死的基础，临床上要对急性心肌梗死病人进行全面的询问和整体检查，寻找病人存在哪些冠心病的危险因素，何种危险因素是促发本次心肌梗死的主要原因，当前心肌梗死的程度如何，有无并发症，是否伴有其他慢性疾病（如高血压、糖尿病、高脂血症、脂肪肝、慢阻肺、肾功能不全等），哪些危险因素最易控制，结合病人的年龄、体质、性别、职业、民族、文化程度、嗜好确立个体化处理方案，恰当地应用治疗措施，保证大面积急性心肌梗死患者住院期间卧床休息时间不少于 4 周，积极干预不良生活行为，戒烟戒酒，稳定情绪，减少肥甘厚味，坚持有氧康复锻炼，让病人顺利地进入 II 期康复，为预防心肌再梗死奠定良好的基础。

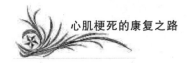

2. 坚持冠心病的一、二级预防

冠心病的一级预防和二级预防的含义和内容既有相同的方面，又有不同的方面。一级预防是指对没有冠心病的人群进行危险因素的干预，养成健康的生活方式，属于常规预防，目的是防止动脉粥样硬化的发生和降低发病风险，最基本的措施是改变不健康的生活方式、坚持有氧运动、合理膳食、戒烟限酒、稳定情绪、降低血压、控制血脂，目标是将总胆固醇控制在5.2mmol/L以下，血压120/80mmHg以下，体重指数25以下。二级预防是指对已患有冠心病的人群进行积极治疗，阻止病变发展并争取逆转，包括对冠心病患者及家属的卫生科普知识宣传教育，对形成冠状动脉粥样硬化的原因及能促进冠状动脉粥样硬化的因素采取针对性措施，包括三个不同的用英文字母"ABCDE"代表的治疗方法。第一个"ABCDE"，A.阿司匹林；B.β受体阻滞剂；C.降胆固醇；D.合理饮食；E.运动。第二个"ABCDE"，A.血管紧张素转换酶抑制剂（ACEL）；B.控制血压；C.戒烟；D;控制糖尿病；E.教育。第三个"ABCDE"，A.血管紧张素受体拮抗剂（ARB）；B.体重指数控制；C.中药；D.复合维生素；E.情绪。在二级预防中，尤其要重视高危因素，目前已知，大多数冠心病的首发因素都是冠心病的高危因素，干预冠心病高危因素是预防冠心病心肌再梗死的有效措施。急性心肌梗死进入Ⅱ期康复，只是病变程度有不同程度地减轻，发生再梗死的危险因素依然存在，冠心病的一、二级预防仍然是预防心肌再梗死的主要措施，要在加强实施一级预防的同时，通过二级预防的办法治疗高血压、高脂血症、心肌缺血、糖尿病、心功能不全、心律失常来促进康复，目标是提高病人的生活质量，延长寿命。临床常用的药物有：①抗血小板制剂（阿司匹林，氯吡格雷），主要抑制血管内血栓形成预防心肌再梗死；②β受体阻滞剂（美托洛尔，比索洛尔），通过减慢心率，降低心肌耗氧，减少心室做功来预防心肌再梗死；③血管紧张素转换酶抑制剂或血管紧张素受体拮抗剂（卡托普利，缬沙坦），通过增加心肌供氧，减少心室重构，改善病人预后；④降脂药，他汀类最具代表性，主要是降低血中低密度脂蛋白胆固醇含量，稳定冠状动脉内已形成的粥样硬化斑块和降低粥样硬化斑块破裂危险预防心肌再梗死；⑤硝酸酯类（硝酸甘油，消心痛等),降低心脏前后负荷,减少心肌耗氧,防止冠状动脉痉挛降低心肌再梗死风险;⑥抗凝血药(肝素,低分子肝素),作用于凝血系统,通过抑制血栓形成,减少发生心肌再梗死的概率;⑦溶解血栓药(尿激酶,链激酶),通过溶解血栓,打通闭塞的冠状动脉血管,恢复血流灌注,起到治疗和预防心肌再梗死的作用;⑧中成药(复方丹参滴丸,苏冰滴丸,冠心苏合丸,麝香保心丸等),通过活血化瘀起预防心肌再梗死的作用。

(本章编写:高博)

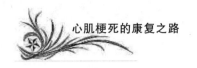

第二章　预防非冠心病因素
引起心肌再梗死

预防冠心病心肌再梗死，易被临床医生和冠心病人所重视，但心肌梗死康复病人又易因非冠心病因素诱发心肌再梗死，许多病人和基层医生却不知，下面我们介绍临床易见的非冠心病因素所致的心肌再梗死，提醒基层医护人员和心肌梗死康复病人及家属注意预防。

一、防糖尿病促发心肌再梗死

糖尿病时的高血糖对血管、心肌、心脏自主神经都有损伤，严重损伤时心肌会出现灶性坏死，临床上称为糖心病。

研究表明，糖尿病时的心肌坏死与血糖升高呈同步表现，也就是说，在糖尿病前期，血管、心肌、心脏自主神经损伤已经开始，由于糖尿病时心脏自主神经的副交感神经损伤在先，交感神经损伤在后，机体表现为安静时心率快，运动时心率不增快，卧位高血压，夜间高血压，而白天血压不升高，这样，心脏在夜晚也不能放松休息。

高血糖时，机体为了调节血糖水平，胰岛 β 细胞分泌较正常人高出几倍，甚至几十倍的胰岛素。研究显示，胰岛素本身就有促进动脉粥样硬化的作用。糖尿病时的糖代谢异常，引起血脂代谢紊乱，而高脂血症是冠心病发生与发展的基础。由于高胰岛素血症和高脂血症的并存，导致冠心病迅速发生或使已患冠心病急剧发展。当糖心病和冠心病并存时，发生急性心肌梗死的概率明显增高。心肌梗死康复病人若同时患糖尿病，就要实施更严格的冠心病一、二级预防措施，医生要指导病人家属强制改变病人的原有生活方式，千方百计地稳定病人情绪，督促患者参加有氧康复锻炼，坚持低糖、低脂肪、低盐饮食、戒烟戒酒、远离二手烟，多吃新鲜蔬果、豆类、鱼虾等高维生素及优质蛋白食物，忌饮含糖饮料，还要督促病人定期体检，让医生根据病人的血糖、血脂水平、心电图变化，调整治疗方案，防止糖尿病促发心肌再梗死。

二、防胆系疾病诱发心肌再梗死

有些心肌梗死康复病人同时患慢性胆道疾病，时好时坏的胆系病变使他们产生了麻痹心理，对治疗胆道疾病不怎么在意。

神经解剖学研究表明，胆道系统和心脏之间存在着千丝万缕的联系，胆绞痛时可通过内脏神经之间的神经纤维，反射性地引发冠状动脉痉挛，长期的胆系炎症或胆石刺激，使冠状动脉呈痉挛状态，导致血管内皮损伤，引起血小板聚集，久而久之引起管腔狭窄。患过一次心肌梗死的病人，冠状动脉病变已相当严重，粥样硬化、狭窄、闭塞可能并存，如同时患胆系疾病，长期炎症或胆石刺激引起的继发性冠状血管病变同原发性冠状动脉粥样硬化病变叠加且相互促进，并变得不可逆转，当遇胆道疾患突然发作时，通过神经反射机制引发冠状动脉痉挛，引起一些血管闭塞，导致心肌再梗死。

临床上对同时患有以上两种疾患的病人，要进行心血管和胆系两方面的系统治疗和预防，严防慢性胆道疾病发作诱发心肌再梗死。对突然发生的剧烈腹痛、胸痛、胸闷伴发热的病人，要及时送医院检查，明确两者的主次关系，针对主要矛盾进行治疗。对胆系疾病诱发的心绞痛，主要是治疗原发病，辅以心血管药物，胆道疾病治愈后，冠心病心绞痛症状自然缓解。如胆系疾病诱发了心肌再梗死，治疗就要双管齐下，吸氧、止痛、扩冠、溶栓、解痉、消炎等措施都要跟上。

三、防颈椎病激发心肌再梗死

文献记载，交感神经性颈椎病能引起胸前区疼痛，性质非常类似冠心病心绞痛，临床称为颈椎病类冠心病。

颈椎病类冠心病是由于颈椎间盘退变后钩椎关节增生，骨赘向外压迫

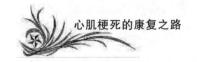

刺激通过横突孔的椎动脉上的交感神经所引起,除能产生头晕、头痛、颈部酸痛、恶心、呕吐、眼球酸胀、视力下降、耳鸣、听力减退、头、颈、面部、上肢末端麻木及发凉感觉外,还能引起胸痛、胸闷、气短、心率增快、心律不齐、血压升高等症状,这是因为支配心脏活动的交感神经源于颈交感神经丛,当骨赘压迫刺激椎旁交感神经时,支配心脏的交感神经受到累及,引起冠状动脉血管痉挛所致。近年的研究表明,颈源性病变还能激发冠状动脉内粥样斑块,使其变得不稳定,当某种原因引起颈椎病发作时激发冠状动脉内不稳定的粥样斑块,造成破裂或脱落,引发急性心肌再梗死或造成猝死。

心肌梗死康复病人同时患颈椎病者十分普遍,要在对冠心病实施严格的一、二级预防的同时积极治疗颈椎病,尤其是日常生活中要特别注意预防颈椎病的发作,白天不可过度屈伸脖子及快速转动头部,同时要减少伏案作业的时间(如看书、写字),不打电脑、不玩手机、不下棋打牌、少看电视。晚上睡觉时要枕好枕头,让颈部得到完全放松休息,尽量减少颈椎骨赘对椎旁交感神经刺激,防止因颈椎病激发心肌再梗死。

四、防高尿酸血症引起心肌再梗死

尿酸是人体组成物质嘌呤的代谢终末产物,是发生痛风的主因。研究表明,尿酸在人体内的生成增加或排出减少都会导致高尿酸血症的发生,当血尿酸浓度超过417nmol/L时便向血管内壁沉积,损伤血管内皮细胞,引起血小板聚积。尿酸还能促进低密度脂蛋白胆固醇的氧化和脂质过氧化,这些氧化的脂肪使血管内皮细胞功能失调,加速动脉粥样硬化的发生和发展。进一步的研究表明,血尿酸水平与动脉粥样硬化程度呈正相关,被认为是冠心病的独立危险因素。有调查表明,高尿酸血症的发病率约13.3%,目前全国约有1.7亿人患高尿酸血症。痛风病人发生急性心肌梗死者比正常人高出26%。

心肌梗死康复病人同时患高尿酸血症时,血液中的尿酸盐结晶持续向血管壁沉积,使冠状动脉粥样硬化斑块进行性增大,也使原有斑块变得松脆易脱落,进一步增加了发生心肌再梗死的风险。研究表明,高尿酸血症与饮食关系极为密切,也就是说,饮食不当极易使血尿酸升高,引起痛风发作,也使冠心病人发生心肌梗死风险增加。心肌梗死康复病人同时患高尿酸血症时即使没有症状,也要进行饮食调整,忌吃高嘌呤食物,如动物内脏、牛羊肉、带鱼、蛤蜊、牡蛎、菠菜、蘑菇,忌饮啤酒;少吃卷心菜、芹菜、胡萝卜、黄瓜、西红柿、花生、核桃,少喝牛奶;多吃一些富含维生素钙、钾、镁等微量元素的碱性食物;多饮白开水,每天 2000ml 以上;多参加有氧运动,增加对尿酸的排出。有痛风症状的,给别嘌醇治疗,每次 100mg,每日 3 次,严防高尿酸血症引起冠状动脉内粥样硬化斑块持续增大,堵塞血管,引发心肌再梗死。

五、防睡眠呼吸暂停综合征引起心肌再梗死

一次呼吸暂停持续时间超过 10 秒钟被界定为呼吸暂停。呼吸暂停综合征是指患者每晚在 7 小时的睡眠中,呼吸暂停反复发作超过 30 次,或每小时超过 5 次。反复发生的呼吸暂停引起一次次短暂的窒息,使肺组织无法进行有效的气体交换,导致严重的缺氧。当血氧饱和度下降到 90% 以下时,影响人体各系统的休整,直接导致血压升高,血管内皮细胞损伤,增加患心脏病的风险。调查表明,30 岁以上人群中患睡眠呼吸暂停综合征的占 4%。近年的研究表明,睡眠呼吸暂停综合征是冠心病的高危因素,在睡眠呼吸暂停综合征人群中 85% 有夜间心绞痛发作,78% 被确诊为冠心病。心肌梗死康复患者的冠状动脉尽管粥样斑块、狭窄、闭塞并存,但偶尔发生的呼吸暂停不影响血氧饱和度,因而对康复不构成障碍,可频繁发生的睡眠呼吸暂停极易因血氧饱和度降低和高碳酸血症使血液变得黏稠,流动缓慢,在凹凸不平和狭窄的血管内极易形成血栓,堵塞冠状动脉血管,引发心肌再梗死。临床医生要指导病人家属做好防护工作。

1. 减轻肥胖。心肌梗死康复病人中肥胖者居多,肥胖者上气道周围组织堆积,晚上睡觉时气道易陷闭,如再反复发生睡眠呼吸暂停极易引起严重的低氧血症,给病人带来直接威胁。减轻体重后上气道周围脂肪组织减少,气管、支气管腔径扩大,气流通畅,换气充分,能明显改善夜间睡觉时通

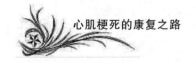

气与血流比值,因而能有效预防睡眠呼吸暂停综合征的发生。

2. 看护病人。患有睡眠呼吸暂停综合征的病人,每晚睡觉时家属一定要看护,尤其是要加强零点以后的看护,若发现病人出现呼吸暂停,大汗,颜面及四肢末梢发钳时,要立即唤醒病人,令其坐起,待恢复常态后再睡下。

3. 睡前饮水。夜晚人的血液变黏稠,晚睡觉前饮水能增加血容量,稀释血液,降低夜间血黏稠度,保证血流畅通,血氧交换充分,增加心肌供血。饮水还能使尿量增加,起床排尿次数增多,缩短睡眠时间,因而能减轻夜间发生睡眠呼吸暂停的次数。

4. 间断吸氧。晚上睡觉中频繁发生睡眠呼吸暂停,极易导致心肌梗死康复病人在凌晨发生心脏意外事件,有条件的家庭应自备吸氧装置,每晚由看护人员负责给病人用鼻导管吸氧 2~3 次,每次 30 分钟,每分钟 2~3 升流量,可有效预防睡眠呼吸暂停综合征的发生。

5. 治疗咽部疾病。心肌梗死康复病人伴患慢性咽疾者多见,而一些咽部疾病(如增生性扁桃体炎)造成上气道狭窄,严重影响通气,导致患有睡眠呼吸暂停的病人反复发生睡眠呼吸暂停,使心脑等器官供氧严重减少而危及病人的生命。对一些年龄较轻的患者,可手术切除肥大的扁桃体,对年事高者,晚上睡眠时可用机械通气的办法辅助呼吸,病情严重危及生命的,可进行气管切开术治疗。

6. 忌仰卧位睡觉。老年及肥胖人士呼吸道肌肉松弛,仰卧位睡觉时气道塌陷,造成通气障碍,极易诱发和加重睡眠呼吸暂停发作,要忌仰卧位睡觉,变换体位(如侧位)睡觉,能明显减少睡眠呼吸暂停发生的次数,有效预防睡眠呼吸暂停综合征的发生。

7. 忌用镇静药物。心肌梗死康复患者失眠者常见,有些病人可能同时有睡眠呼吸暂停现象,如用镇静或安神药物助眠,极易使上气道周围组织松弛,造成气道陷闭,引发通气障碍,诱发睡眠呼吸暂停综合征发生,给病人带来风险。

8. 积极治疗睡眠呼吸暂停综合征。睡眠呼吸暂停综合征目前尚无特效药物治疗,传统的治疗方法是应用呼吸中枢兴奋剂,如尼可刹米、乙酰唑胺等,但效果不理想。近年临床采用治标与治本相结合的办法(中西医术并用),可减少睡眠呼吸暂停发生的次数,降低睡眠呼吸暂停综合征引发心肌再梗死的概率。

六、防肺炎诱发心肌再梗死

近年的研究表明,患细菌性肺炎的病人15天内发生冠心病的概率增加7倍,一年内发生急性冠心病症状的概率增加45倍。研究人员认为,呼吸系统感染致病微生物后,首先引起体内炎性反应物质增多,这些炎性反应物质能对冠状动脉血管内皮细胞造成损伤,这在人体感染肺炎衣原体后表现得更为明显。冠状动脉血管内皮损伤后首先引起血小板聚集,继之单核细胞,血管平滑肌细胞向动脉内膜潜入,使局部逐渐演变为粥样硬化斑块。肺炎衣原体及其代谢物还能使这些斑块变得松散易脱落。

心肌梗死康复病人的冠状动脉粥样硬化病变严重,有些病人同时患慢性呼吸道疾病,每到冬春季节,易因受凉感冒引发肺炎。细菌或病毒感染引起的炎性反应物使冠状动脉血管内皮细胞进一步受损的同时导致原有的粥样硬化斑块松脆易脱落,当发热引起血流加快时造成斑块脱落,堵塞冠状动脉的一些分支血管,引发心肌再梗死。

心肌梗死康复病人要积极预防感冒,外出活动时要穿戴好衣帽,戴上口罩,尽量不去公共场所,适时接种流感疫苗,增加优质蛋白和新鲜蔬果的摄入,增加户外活动的时间和次数,提高机体的免疫力和抵抗力。如出现感冒发热、咳嗽咳痰、呼吸不畅应尽快去医院检查,已患肺炎者要积极彻底治疗,防止因肺炎诱发心肌再梗死。

七、防急性胃肠炎引发心肌再梗死

急性胃肠炎是临床常见病,常因食用被致病微生物污染的食物所引起,一年四季均可发病,以夏秋季节为多见,主要表现为频繁的呕吐和水样便为主的腹泻,伴发热,严重者引起机体急性失水及代谢性酸中毒,甚至发生

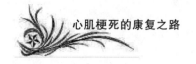

休克而危及生命。

心肌梗死康复病人患急性胃肠炎时,频繁的呕吐和泄泻使有效血循环量骤减,引起血压急剧下降,使血黏度增高,红细胞聚集性增强,血流缓慢,出现高黏滞状态,导致冠状动脉整体血液供应水平出现雪上加霜的情况,在急性胃肠炎尚未引发休克或酸中毒之前,冠状动脉循环就已血液凝滞,引发大面积心肌梗死。

心肌梗死康复患者平日要特别注意饮食卫生,尤其是夏秋季节要忌吃生冷、不洁及隔夜食物,一旦出现腹痛、腹泻、呕吐,疑患胃肠炎时要及时送医院治疗,严防急性胃肠炎引起心肌再梗死。

八、防牙周病引起心肌再梗死

研究表明,牙周病是冠心病的次要危险因素,牙周病和其他冠心病危险因素并存时,冠心病的发病率明显增加,而牙周病和冠心病并存时,心肌梗死的发病率明显上升,且与牙周病程度呈正相关。国外有报道称,患牙周病的冠心病人,心肌梗死的发病率是无牙周病冠心病人的 4 倍。近年的研究发现,患口腔疾病或在牙病的治疗过程中,潜伏在病灶部位的细菌、病毒等趁机向周围渗透进入各分支血管。研究人员用 DNA 探测技术从冠心病患者的血管壁上找到了与口腔细菌相关的脂肪多糖及毒素,并在冠状动脉粥样硬化斑块上找到了口腔细菌的 DNA 踪迹,这些细菌自身成分及分泌的毒素能使血管壁增厚使粥样斑块持续增大。

心肌梗死康复病人的冠状动脉粥样硬化、狭窄、闭塞并存,同时患牙周病时细菌及其毒素对动脉血管壁持续侵害,使血管壁增厚的同时粥样斑块增大,直至堵塞血管,引起心肌再梗死。日常生活中,心肌梗死康复病人要积极建立良好的生活行为习惯,坚持饭后刷牙漱口,坚持定期清洁牙齿表面的菌斑、牙垢、牙石,积极治疗牙周炎、牙周脓肿等慢性口腔疾病,防止因牙周病引发心肌再梗死。

九、防便秘诱发心肌再梗死

心肌梗死康复病人卧床休息时间较多,活动少,进食少,胃肠蠕动弱,易发生便秘,秘结的粪块造成肠腔不全堵塞,使气体排出不畅,引起腹胀、腹痛、烦躁,导致心脏自主神经活动增强,心率增快,心肌耗氧增加。每当排便时就屏气用力,引起机体两方面的急剧变化,一是血压急剧波动;二是腹压迅速升高。两种压力叠加,使心脏负荷骤增,引起冠状动脉内一些不稳定的粥样斑块破裂或脱落,引发心肌再梗死或室壁瘤破裂危及生命。

防便秘引起心肌再梗死,主要是饮食要清淡,粗粮细粮要搭配,多吃高纤维蔬果,多饮水,多活动,减少卧床休息时间,养成定时排便习惯,经常便秘者可用中药莱菔子或大黄煮水饮用,让大便顺畅地排出。如便秘系肛周疾病所致,应去专科医院治疗。

十、防应激反应引起心肌再梗死

医学研究表明,生活中的突发事件能给人的心理以剧烈的刺激,导致精神、神经、内分泌系统代谢出现急剧变化,甚至能危及生命。如地震、山洪、火灾、车祸、奇寒异热等造成亲人(配偶或子女)突然亡故。当遇突发恶性事件时,人体自主神经不受意志管控,交感神经会不自觉的兴奋,引起心率增快、血压上升、全身肌肉紧绷、浅表血管收缩痉挛、心肌耗氧增加、心脏负荷增大。一般来说,这种类型的意外事件对正常人不构成致命威胁,但如果发生在患有器质性心脏病人的身上,血管和心脏的反应更加敏感,心率增快,血压升高的同时反射性地引起交感神经过度兴奋,引发室上性或室性心动过速或室颤,使心脏失去射血功能,导致心脑等脏器的供血骤减,进一步促使中枢性交感兴奋,并形成恶性循环,引发昏厥、中风、心肌梗死或猝死。

日常生活中,心肌梗死康复病人要以平和心态处事,遇事要多宽慰自己,坦然对待一切。重要的是家属要有保护意识,尽可能地避免让病人知情与自己相关的突发恶性事件,防止因应激反应引起心肌再梗死。

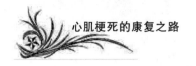

十一、防情绪突变引起心肌再梗死

调查发现,在心肌梗死患者人群中 B 型性格的病人较 A 型性格的病人病情易稳定,发生再梗死的风险也低。

流行病学研究表明,A 型性格的人有抱负、工作极具竞争性、性情急躁、易冲动、生活节奏快,看不惯他人的慢生活,易愤怒和敌视他人。有监测表明,A 型性格的人,其生命体征(T、P、R、BP)指数及心肌耗氧值高于同性别同年龄的正常 B 型性格的人。

不论是 B 型性格还是 A 型性格的病人,情绪都可能发生突变,比较而言,A 型性格的病人情绪更易发生变化,如 A 型性格的心肌梗死康复病人,虽在家休养,但始终心浮气躁,焦虑不安,心里惦念着自己的事业,每遇不顺心的事就冲动、发怒,导致心率骤升,血压急剧波动,心脏负荷急增,引起动脉血管内不稳定粥样斑块破裂脱落,造成中风或心肌再梗死。A 型性格的病人,要认识自己性格的两面性,进取心、创造性、工作狂对社会有利,但急躁、易怒、爱冲动对个人健康有害,有时会严重伤害自己。日常生活中要学会放松自己,培养耐心,遇事要冷静,对他人要平和,生活要稳当有序,还要避免看激烈、对抗性强的体育比赛,惊险、恐怖、血腥的影视剧片,防止因自己的情绪突变引发心肌再梗死。

十二、防饱餐引起心肌再梗死

监测表明,进食能引起人体交感神经兴奋,且与进食量成正比,即吃得越饱,交感神经兴奋性越高。交感神经兴奋时,心率增快,血压上升,心肌耗氧增多,心脏负荷增大。

进食后食物的消化吸收需要能量支撑,于是血液向胃肠转流,吃得越饱,向胃肠流转的血量越多,导致外周循环血量和冠状动脉供血减少;营养素吸收后血液中乳糜微粒增多,血液变得黏稠,流速缓慢,脂质向血管壁沉积加快(吃脂肪类食物后尤为明显);饱食引起膈肌抬高,胸腔容积因此变小,心肺受到挤压,使气血运行不畅。

心肌梗死康复患者如一次吃得过饱,由饱食引起的循环血量减少,血液黏稠,流速缓慢,脂质沉积加快及血液运行不畅在已有内皮细胞损伤、粥样硬化、斑块和狭窄的血管里极易形成血栓,引发心肌再梗死。心肌梗死康复病人忌饱食,每餐吃八分饱最适宜,谨防一次吃得过饱引发心肌再梗死。

十三、防性生活引起心肌再梗死

监测显示,成年人的性生活达到高潮时心率和呼吸每分钟分别升高达180次和40次,收缩血压和舒张血压分别增加50mmHg和25mmHg。患急性心肌梗死后初次恢复性生活时心率峰值平均每分钟107~118次。约20%的患者出现心律失常(室性早搏多见),心电图ST-T压低,表明性交能显著增加心肌耗氧和心脏负荷。

心肌梗死康复病人因冠心病和增龄导致的动脉粥样硬化、狭窄、闭塞、老化、退行性变并存,有些病人的心脏已形成纤维化或室壁瘤。性生活要消耗体力和能量,性生活时的性兴奋和体力劳作引起心率增快,血压上升,导致中枢交感兴奋,使心跳、呼吸、心肌耗氧、心脏负荷显著增加,而冠状动脉因病变严重(粥样硬化、斑块、狭窄、闭塞)无法通过较多的血液,使心肌供血严重不足,引发心绞痛、心律失常、心力衰竭、心肌再梗死或室壁瘤破裂,造成猝死。

心肌梗死康复患者病情尚未完全稳定者忌恢复性生活,已经恢复了性生活的病人一定要有节制地过性生活,防止因性交引起心肌再梗死。

十四、防大笑引起心肌再梗死

现代医学研究表明,笑有重要的生理功能,一是能改善情绪、提振精神、解除忧愁、增加信心、驱散疲劳;二是激发内分泌腺体功能、增加激素释放、促进新陈代谢、增强机体的免疫力、提高抗御疾病的能力;三是增强神经、血管、肌肉的运动,促进血液循环加速代谢废物排出。

心肌梗死康复病人的情志多郁闷忧愁,病机多气滞血瘀,部分病人的心脏存在房颤,生活中需要笑口常开来提振精神、增强代谢、疏通循环,为

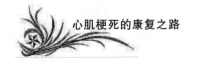

疾病的康复提供充足的氧和营养物质。但笑有多种,笑对心肌梗死康复病人有益也有害,有益的是发自内心的愉快微笑;有害的是放出声的哈哈大笑。现代研究表明,大笑能引起人体交感神经兴奋,儿茶酚胺分泌增加,使心跳增快,血压升高,心肌耗氧增多,还能通过神经反射引起冠状动脉痉挛,导致狭窄的血管闭塞或心房附壁血栓脱落,引发中风或心肌再梗死。

日常生活中,心肌梗死康复患者要笑口常开,但切忌大笑,严防大笑给患者带来灭顶之灾。

十五、防恶劣气候引起心肌再梗死

1. 寒冷。监测显示,当气温下降到零下 10℃时,人体全身的皮肤、肌肉、血管收缩,尤以小动脉的痉挛性收缩较为显著,导致外周阻力显著升高,迫使心脏加强收缩以克服阻力完成射血,这对正常成年人的心脏没有明显地影响,但心肌梗死康复病人则完全不同,由于自身动脉血管存在粥样硬化斑块、狭窄和闭塞,当寒冷刺激引起外周动脉血管强烈持续收缩或痉挛时,使血压急剧升高,心脏负荷骤然增大,极易诱发心律失常或心力衰竭。严寒刺激还可反射性地引起冠状动脉痉挛,使原来狭窄的血管出现闭塞,心肌因严重的缺血发生再梗死。因此,当气温下降到零下 10℃以下时,心肌梗死康复病人应停止在室外的活动,外出时要穿戴厚实、宽松的衣帽,尤其要注意对头、颈、腹部的保暖,防止因寒冷刺激引发心肌再梗死。

2. 酷热。炎夏的气候特点是高温高湿,湿热使人体表血管扩张,汗腺孔持续开放,汗液外溢。监测表明,当环境温度上升到 33℃时,人体在安静状态下也出汗,而且会随着气温上升而增加,大量出汗引起体液减少,使血液浓缩、黏度增大,黏稠和黏度大的血液在有粥样硬化和狭窄的血管里极易形成血栓,引发心肌再梗死。

心肌梗死康复病人的耐热能力低下,当室外温度达到 31℃时,应停止外出活动,多平卧休息,同时要将室内温度控制在 28℃以内,以降低耗能,有条件的家庭应给病人的卧室装上空调,装不了空调的居家可用电扇为室内降温,不具备电扇降温的人家可在室内地面反复洒水降温。暑天即便气温不太高机体也易出汗,病人要随时饮水,保持血液稀释,白开水或淡茶水最适宜。睡觉前及晨起时要饮足水,饮水能预防夜间心绞痛或心肌再梗死的发生。活动锻炼要避开高温时段,上午 10 时至下午 5 时前的一段时间应避免外出活动,最好将活动时间选在晚饭后,傍晚天气较凉,活动时一般不引起机体出汗。活动方式以散步为佳,时间不宜超过 30 分钟,这样不会显著增加心肌耗氧,病人一般都能耐受。

3. 雾霾。北京大学环境与健康研究中心的一份研究报告称,人吸入污染的空气后首先引起上呼吸道局部炎症,继之使交感神经和副交感神经功能降低,诱发全身性炎症反应和氧化损伤,导致呼吸、心血管、血液等系统发生一系列病理学改变,尤其是对患有心脑血管疾病的老年人群危害更大,常引起心肌梗死、脑溢血等。

监测表明,雾霾中含有对人体有害的化学物质、细颗粒尘埃及大量的致病微生物等。心肌梗死康复病人伴患呼吸道疾病者多见,如吸入混浊、湿冷、氧含量少的空气,极易引发气道高反应性疾患,使通气和换气功能障碍,既引起低氧血症,又使肺动脉压升高,增加心脏前负荷。研究表明,气道高反应易导致冠状动脉痉挛,引发心绞痛或心肌再梗死。

心肌梗死康复患者遇雾霾天时应紧闭门窗,停止外出在家休息,防止因雾霾引发心肌再梗死。

十六、防支架植入后心肌再梗死

急性心肌梗死时在冠状动脉狭窄或闭塞的部位植入支架,撑起狭窄或闭塞的血管,使血液恢复畅通,能起到"起死回生"的作用,但支架植入后还可能出现再狭窄,甚至发生再梗死。

冠状动脉内植入支架,常给局部血管带来创伤,主要是血管内皮被损伤,引起血小板积聚,就此形成血栓性斑块,随着血小板持续聚积,斑块越来越大,引起局部血管狭窄,这种现象多发生在支架植入后 3~12 个月内,当冠状动脉因某种原因痉挛时(生气、惊吓、寒冷刺激等)导致狭窄的部位闭塞或冠状动脉内血流动力急剧变化引起不稳定的粥样斑块破裂脱落,造

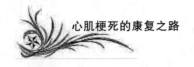

成栓塞,引发心肌再梗死或中风。

临床医学研究表明,放置支架的部位虽易形成血栓,但如进行抗血栓治疗(口服阿司匹林,氯吡格雷)就会降低血栓的发生率,起到预防心肌再梗死的作用。因此,冠状动脉内植入了支架的病人要全力保护血管的畅通,坚持抗血小板和调控日常行为治疗,并积极治疗原发病及相关性疾病(高血压、糖尿病、高脂血症、肥胖)使血压、血糖、血脂、体重指数达标,这样就能有效预防支架植入后心肌再梗死。

(本章编写:高博)

第三章　自然疗法预防心肌再梗死

一、春天喝姜汁预防心肌再梗死

中医学认为,生姜性温味辛,有温中散寒功效,临床常用其解表散寒,温中止呕,健胃解毒,化痰行水。现代研究表明,生姜主要含姜辣素,对人体有多种作用,能兴奋血管运动中枢,促进血液循环,降低血脂,抗动脉粥样硬化,抑制体内过氧化脂质产生。同时,生姜还含有丰富的镁等微量元素,镁能调节心脏电生理活动,稳定心肌细胞代谢,保护血管内皮细胞,降低心脏负荷。

春天的气候特点是阳气初升,万物生发,乍暖还寒,人体随气温变化,阳气向上向外发散,因寒仍存,体内阴气尚盛,故阳气不足,气血不能完全上浮于体表,此时如饮姜汁,生姜的温中散寒功效能使病人体内中焦阳气上升,驱寒邪向外散发,使气滞消,血脉通,气行血行,循环畅通,因而能起到预防心肌再梗死的作用。

制作方法:取鲜生姜100g,洗净,削去皮,切成小块,放入搅拌机,加水200ml,搅拌成汁,放在旺火上烧开,分早晚两次温服。

二、夏天喝山决茶预防心肌再梗死

取山楂15g、炒决明子15g、用300ml开水冲泡30分钟,分早、中、晚三次喝,每次约100ml。中医认为山楂味酸性温,有散瘀破气,消积导滞功效,自古以来被认为是健脾、消食、化滞、活血化瘀的良药,有"长寿果"的美誉。现代医学研究表明,山楂含黄酮类等多种生物活性物质及丰富的维生素,

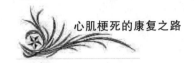

尤其是维生素 E 的含量居各种水果之首,被誉为维生素 E 之王。临床应用研究证实,常食山楂能降低血清总胆固醇含量,软化血管,增加冠状动脉血流,改善心肌缺血。中医认为,决明子性微寒,味甘,苦,有清肝明目、散风、清热、润肠通便功效。现代研究表明,决明子含大黄葡萄糖甙、大黄素蒽酮、大黄素甲醚,具有降低血清总胆固醇、降低甘油三酯、降低血压和促进肠蠕动,消除宿便的作用。

夏三月属火,火通心,火最易扰乱人的心神,引起心烦,出汗,大量出汗使体内水及盐等电解质丢失,引起血液浓缩,黏度增大,血小板聚集性增强。心肌梗死康复病人的冠状动脉粥样硬化病变严重,流速缓慢,黏度大,血小板聚积性强的血液在有粥样硬化斑块、狭窄的血管里极易形成血栓或血小板的迅速聚积使原斑块急剧增大堵塞血管,引起心肌再梗死。

上述两药合用,药性变凉,饮后能较快的改变人体内热环境,还能疏通循环,改善冠状动脉血供。实践证明,心肌梗死康复病人夏天常饮山决茶,能降低心肌再梗死的发病率。

三、秋天喝麦桃菠萝汤预防心肌再梗死

麦冬味甘、性微寒,有养阴、生津、清心、除烦、润肺功效。桃仁味苦、甘、性平,能破气行瘀,润肠通便。菠萝性平味甘。现代研究表明,麦冬含多种甾体皂甙、卜谷甾醇等物质,有促进人体产生抗体、升高白细胞、增加免疫力、提高机体耐缺氧能力及增强心肌收缩力的作用。桃仁能扩张血管、降低外周血管阻力、降低血黏度、增加冠状动脉血流量、改善心肌供血。菠萝含菠萝蛋白酶,菠萝蛋白酶有消散血凝、阻止血栓形成、促进消化、增强体质功效。

秋三月天气渐凉,阳消阴长,人体顺应自然变化,阳气逐渐内敛,阴气渐长。秋燥耗损人体津液,引起口干舌裂、皮肤粗糙、大便秘结。秋凉使人体表汗孔闭塞,浅表血管收缩,外周循环阻力上升。心肌梗死康复病人免疫力低,抵抗力差,秋燥秋凉易使人肺失宣降,引发咳嗽、喘息、胸痛等不适,也使肺动脉压上升,增大心脏前负荷。麦冬、桃仁、菠萝加水共煮使

药性变平和,但养阴生津、清心润肺、行血化瘀、润肠通便功效增强,经常饮用能预防燥气太过引起的伤津耗液,维持体液内环境稳定,起到预防心肌再梗死的作用。

制作方法:取麦冬 30g、桃仁 15g、菠萝 100g,先将菠萝洗净去皮,再切成小块,三种原料同入砂锅,加水 300ml,放在大火上烧开后再煮 30 分钟,待温后一次服下。

四、冬天吃香薷粥预防心肌再梗死

制作方法:取香菜根 30g、薤白 50g、粳米 100g,先洗净香菜及薤白然后切碎,粳米用自来水淘洗一遍,三种食材一同入砂锅,加水 300ml,大火烧开后小火慢煮 30 分钟。服用方法:分早晚两次温吃。据研究,香菜根所含的皂甙能扩张动脉血管,改善心肌供血。薤白性温味甘、辛,具有散寒通阳,理气开胸功效,粳米性平味甘,有补中益气作用。

冬天气温变化剧烈,据资料记载,每年的 12 月和 1 月的一段时间是急性心肌梗死的高发期,受气候的影响,人体阳气潜藏,全身小动脉收缩痉挛,外周循环阻力增大,血脉瘀滞,黏度增大,使气血内不能温通心阳,外不能到达肌肤。吃香薷粥后,中气得补,心阳得以畅通,寒散表解,外周血管阻力降低,血黏度下降,气行血畅,既促进了全身的血液循环,又改善了冠状动脉血供,起到预防心肌再梗死作用。

（本章编写：高望宗）

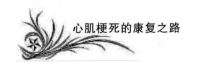

附：典型病例介绍并点评

例1. 张某，男，46岁，干部。因生气后出现胸骨后剧烈疼痛伴胸闷，气短出汗近1小时急诊住院。继往有烟酒史近20年。查体，T：36.7℃，P：112次/分钟；R：31次/分钟；Bp：108/66mmHg。神清、体胖、痛苦表情、口唇轻度发绀、双肺呼吸音清晰、心音钝、心律齐、各瓣膜区无杂音。腹饱满、肝脾未触及、全腹无压痛及反跳痛。辅助检查，WBC、$1.1×10$，N、81%，L、19%，胸腹透视未见异常。心电图示，窦性心动过速，V_2-V_5 呈 QS 波，V_4Q > V_5Q，ST.V_2-V_5 凸面向上抬高分别为 0.2，0.4，0.6，0.5mv，T波倒置。Ⅱ、Ⅲ、aVF、ST 段下移 0.1，0.15，0.2mv。按急性前壁心肌梗死给特护、吸氧、止痛、静卧休息、扩张冠状动脉、应用激化液、含镁能量治疗52天，心电图恢复正常后出院。

随访情况：出院后戒烟酒，减少了肥甘厚味，坚持以散步为主的康复运动，保持情绪稳定，口服丹参片，脉通，维生素C治疗。一年后恢复工作（单位档案管理），坚持参加一般性活动锻炼（散步、慢跑、骑自行车），坚持清淡饮食，控制体重，不定期体检，间断口服活心丸。60岁退休，从事家庭菜园活计，坚持打太极拳，口服阿司匹林，阿伐他汀，79岁出现心功能不全，死于心力衰竭，寿终81岁。

点评：急性心肌梗死进入Ⅱ期康复，标志着病情稳定，并不是对冠心病的治愈，还可能发生再梗死，但并不可怕，只要自己重视疾病，在合理用药的基础上坚持规范日常生活行为，在医生的指导下科学的自我调理和康复锻炼，平衡心理，就一定能带病延年，提高生命质量，该病人就是很好的例证。

例2.张某,男,农民,52岁。上腹持续性痛5小时。入院前在拉人力车时因身热口渴饮凉水约300ml,10余分钟后出现上腹痛伴胸闷、气短、心悸、出汗、恶心、呕吐、吐出水样液体约200ml。当地村医按胃痉挛肌肉注射硫酸阿托品1mg,维生素K38mg,1小时不缓解,急送医院,门诊以腹痛待查收住。查体,T:37.4℃;P:118次/分钟;R:37次/分钟;Bp:112/68mmHg。神志清、口唇发绀、双肺呼吸音增强、心音弱、节律规整、心尖部Ⅱ级收缩期吹风样杂音。腹平、肌软、肝脾未触及、全腹无压痛及跳痛、肠鸣音存在、腹内无移动性浊音。余无异常。辅检,WBC、$1.23×10$,N、83%,L、16%,E、1%,胸腹透视未见异常。心电图,窦性心动过速,P-R间期延长达0.22秒,Ⅱ、Ⅲ、aVF呈QS波,ⅢQ > aVF Q > ⅡQ,分别为0.06秒,0.04秒,0.03秒,ST段显著抬高呈单向曲线,T波与主波方向一致,ST、V_1-V_5,I、aVL压低0.15~0.3mv。心激酶正常。B超,肝胆脾胰肾未见异常。按急性下壁心肌梗死给吸氧、止痛、镇静、扩冠、应用激化液、能量合剂治疗34天好转出院。

随访情况:出院后自理生活,治疗时断时续,半年后的一天在扶犁耕地时晕倒,在送往医院的途中死亡。

点评:劳累中饮凉水后即上腹痛,伴恶心呕吐,疑急腹症是对的,但查体未发现急腹症体征,辅助检查也不支持,提示消化系统症状有它因。心电图支持下壁心肌梗死,按此治疗好转,表明诊断应为急性心肌梗死,其症状为隔面心肌梗死的特点。20世纪80年代当地农民生活困难,农村医疗条件差,康复保障跟不上,此患者在劳力后猝死,教训深刻。现阶段农民生活显著提高,但仍有一些地方未脱贫;基层医疗条件大有改善,但还不能满足民众需求;各级政府要在加速健康中国的建设中,加大对农村冠心病人的卫生科学普及教育,提高他们的健康意识。

例3.蔺某,男,农民,50岁。胸痛、气短、心悸、眩晕近4小时住院。入院前4小时猜拳饮酒(2小时内喝52度白酒约200ml),初感胸痛,继之胸闷、气短、心悸、眩晕、急诊就医,以胸痛待查住院。查体:T:36.6℃;P:108次/分钟;R:32次/分钟;Bp:102/64mmHg。体胖、神清、烦躁不安,双肺呼吸音粗,

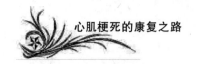

无干湿性啰音。心音弱,偶闻早搏,各瓣膜区无杂音。腹膨隆,肝脾未触及,余阴性。辅助检查,WBC、1.21×10,N、79%,L、21%,胸片阴性,B超肝胆胰脾肾未见异常。血脂四项,总胆固醇5.8mmol/L,甘油三酯3.2 mmol/L,低密度脂蛋白胆固醇5.6 mmol/L,高密度脂蛋白胆固醇1.2 mmol/L。心肌酶四项正常。心电图示窦性心动过速,V_1、V_2、V_3呈rS波,V_4、V_5、V_6呈QS波,ST、V_2~V_6升高单向曲线凸面向上。Ⅱ、Ⅲ、aVF呈病理性Q波。诊断,急性前壁心肌梗死。给特护、保暖、卧床休息、吸氧、止痛、应用激化液、含镁能量、低分子右旋醣酐加丹参滴治疗42天,病人自诉无任何不适,要求出院。出院后第21小时又急诊住院,急性病容、表情痛苦、躁动不安,T、37.9℃,Bp、90/54mmHg。心音弱,频闻早搏。双肺呼吸音增强。急查心电图示急性下壁心肌梗死,频发多形室性早搏。立即吸氧、止痛、镇静、双通道输液、升压、扩冠、应用利多卡因、含镁能量、迅速出现室颤,心跳呼吸相继停止,给胸外心脏按压,人工呼吸,心室内注射肾上腺素,5%碳酸氢钠,40分钟无心跳呼吸恢复迹象放弃抢救。

追问家属出院后情况,其妻诉,出院后即乘汽车回家,2小时到家,和来看望的邻居闲谈到晚上近21:00时,22:00时休息,睡后约2小时许行房,事后即胸痛、心慌、气短、出汗、继之恶心、呕吐、先后自服自带硝酸甘油片2片,凌晨6时急送医院。

点评:饮酒后胸痛,心电图示急性前壁心肌梗死,出院时心电图基本正常,表明恢复良好。出院当天坐车回家,到家后未很好休息,晚上又过性生活,属过劳引发心肌再梗死。中年人性欲仍旺盛,但性生活对心肌梗死病人有致命威胁,原则上急性心肌梗死后3个月内忌过性生活,此例有警示意义,临床医生一定要向心肌梗死康复病人及家属交代清楚。

例4. 沈某,男,62岁,村医。半夜憋醒后感到胸痛、胸闷、气喘、心悸、自测血压152/94mmHg,心率每分钟96次,服消心痛5mg,尼群地平10mg,丹参片3片,症状持续加重,急送医院,门诊以原发性高血压病,心绞痛可疑收住院。发病至入院约6小时。查体:T:37.2℃;P:102次/分钟;R:34次/分钟；Bp：136/90mmHg。神志清、体胖、双肺呼吸音增强。心音纯弱、律齐、心尖区Ⅲ级收缩期吹风样杂音。腹饱满，肝脾未触及，全腹无压痛及反跳痛，左下腹可触及一4×3cm的硬块，余阴性。自诉平素便秘，已4天未排便，吸烟史32年，偶尔饮酒。实验室检查，WBC、1.2×10，N、82%，L、18%，胸片阴性。B超，肝胆脾胰肾无异常。心电图，V_1、V_2、V_3呈QS波，ST段单向曲线向上抬高分别0.4、0.6、0.5mv，V_4、V_5、V_6呈RS型，ST抬高分别0.25、0.2、0.15mv，T波与主波方向一致。心肌酶四项，肌酸磷酸激酶206，肌酸激酶同工酶28，乳酸脱氢酶242，α-羟丁酸脱氢酶164。血脂四项：总胆固醇7.2mmol/L；甘油三酯3.1 mmol/L；低密度脂蛋白胆固醇5.3 mmol/L；高密度脂蛋白胆固醇1.14 mmol/L。按急性前壁心肌梗死治疗，给吸氧、止痛、镇静、溶栓、活血化瘀、营养心肌、对症、干预大便治疗32天出院。

随访情况：出院后戒烟，口服阿司匹林，辛伐他汀，丹参滴丸，每天泡服30克大黄，大便一直不畅。坚持散步活动，坚持低盐、低脂、低糖饮食，保持情绪稳定。出院后第93天晨起排便时晕倒、恶心、呕吐、大汗，家人发现后急送往医院。入院测血压86/50mmHg，心率每分钟126次，神志模糊，烦躁，颜面发绀，双肺阴性。心律不齐，心前区Ⅱ级收缩期杂音，腹阴性，余未查。急查心电图示，窦性心动过速，频发室性早搏，Ⅱ、Ⅲ、aVF病理性Q波，ST段凸面向上显著抬高，分别0.6、0.8、1.1mv，按急性下壁心肌梗死即刻吸氧、镇静、止痛、扩冠、升压、纠正心律失常，治疗中血压持续下降，继之出现室颤，心跳、呼吸相继停止，给胸外按压心脏，人工呼吸40分钟，无心跳恢复。

点评：对心肌梗死病人来说，排便不是小事，有人说，大便决定生死，这话一点不过分。冠心病人因便秘引起心肌梗死者有过报道，心肌梗死康复患者有便秘者要积极干预，让大便顺畅地排出，可有效预防心肌再梗死的发生。

例5. 董某，51岁，男性，装卸工人。搬运物体中突发胸骨后疼痛伴胸闷、气短、出汗、恶心、呕吐急诊就医，门诊查心电图示，P.I、Ⅱ、aVF、V_1-V_5直立，aVR倒置。Ⅱ、Ⅲ、aVF主波呈W形。ST段呈单向曲线弓背向上抬高

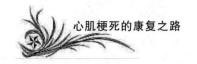

0.4、0.8mv。Ⅱ导联见提前出现的宽大畸形 RS-T 波群,T 波与主波方向相反,代偿间期不全。V$_2$-V$_6$ 呈 QS 波形,ST 段下移,T 波高耸,以急性后壁心肌梗死住院。住院后给特护、吸氧、止痛、溶栓、营养心肌、支持、对症治疗 4 周出院。

随访情况:出院后戒烟酒,忌肥甘厚味,坚持清淡饮食,坚持散步活动,保持情绪稳定,口服阿司匹林、复方丹参片、冠心苏合丸治疗。半年后恢复工作(单位收发)。出院后的第 15 个月的某天,得知其子在外地务工遇险身亡,失声痛哭,继之晕倒,再未唤醒,笔者应要求急出诊,因无心跳呼吸再未抢救。

点评:生活中的突发事件,能使人心理受到剧烈的创伤,引起交感神经亢奋,导致脏腑机能骤变,甚至危及生命。该例病患一年前患过一次心肌梗死,其冠状动脉粥样硬化、狭窄、闭塞病变可能已相当严重,此次应激反应引发冠状动脉痉挛,使有病变的冠状动脉血管急剧闭塞,引起大面积心肌再梗死,导致猝死。平日患有心脑血管病者家属要有保护意识,生活中尽量避免病人知情与自己有密切关联的突发恶性事件。

例 6. 何某,男,53 岁,教师。星期六骑自行车回家的路上突发胸疼伴呼吸困难、大汗,由同伴用自行车拖送到医院,发病至就诊近 4 小时。据同伴介绍,骑自行车途中发病,以胸痛为主。平日体健、性格急躁、爱发脾气、喜争强好胜、事业心强、嗜好烟酒。查体:T:36.8℃;P:114 次/分钟;R:36 次/分钟;Bp:136/70mmHg。神志清、急性痛苦表情、双肺呼吸音增强,无干湿性啰音。心音纯弱,节律齐、二尖瓣区Ⅲ级收缩期杂音。腹平、肌软、肝脾未触及、腹内无移动性浊音、肠鸣音存在。急诊胸腹透视未见异常。心电图示窦性心动过速,V$_1$-V$_5$ 呈 QS 波,I、aVL 病理性 Q 波。ST、V$_1$-V$_5$,I、aVL 呈单向曲线抬高,Ⅱ、Ⅲ、aVF 压低 0.25~2mv。按急性广泛前壁心肌梗死治疗,包括吸氧、止痛、镇静、卧床休息、扩张冠状动脉,用激化液、能量合剂,好转后自行出院。

随访情况:出院后即自理生活,间断口服丹参片、潘生丁、消心痛、冠心苏合丸,半年后恢复任教工作。出院后第9个月的某天,因邻里纠纷吵架后出现胸骨后剧烈疼痛,继之大汗,面部发绀,家人急送医院,到医院时因无呼吸、心跳未抢救。

点评:从病人平日性格看,该病人可能属A型性格。A型性格者,交感神经易过度兴奋,血中儿茶酚胺含量持续较高,脂质代谢紊乱,较B型性格的人易患冠状动脉粥样硬化性心脏病。该患者半年前初患心肌梗死,此次激动生气后引发冠状动脉痉挛,导致心肌再梗死引起猝死。A型性格的心肌梗死康复病人仅靠药物治疗收效差,主要靠自己平时训练放松心理,调理植物神经功能,达到逐渐稳定情绪及病情,方能促进心肌梗死康复。

（病历介绍编写:高望宗）

参考文献

[1、2]洪昭光. 心脑养生智慧. [M]. 长春:吉林科学技术出版社,2009:62~63

[3、5]高望宗. 冠心病防治宜与忌. [M]. 兰州:兰州大学出版社,2011:12~16

[4、7、16]李广智. 冠心病. [M]. 北京:中国医药科技出版社,2009:134~136

[6、8、9、10]陈灏珠. 实用内科学. [M]. 北京:人民卫生出版社,2002:1236~1382

[11、12]李少波等. 冠心病用药策略. [M]. 北京:人民军医出版社,2012:53~146

[13]张建等. 冠心病基础与临床. [M]. 北京:人民军医出版社,2008:34~188

[14、17、18、19]赵步长. 脑心同治. [M]. 北京:人民卫生出版社,2006:224~240

[15]周大勇. 循道悟医. [M]. 兰州:甘肃科学技术出版社,2010:192

[20]滕中华等. 冠心病家庭用药. [M]. 北京:北学工业出版社,2014:24